谨以此书献给尊敬的良师金秀英教授！

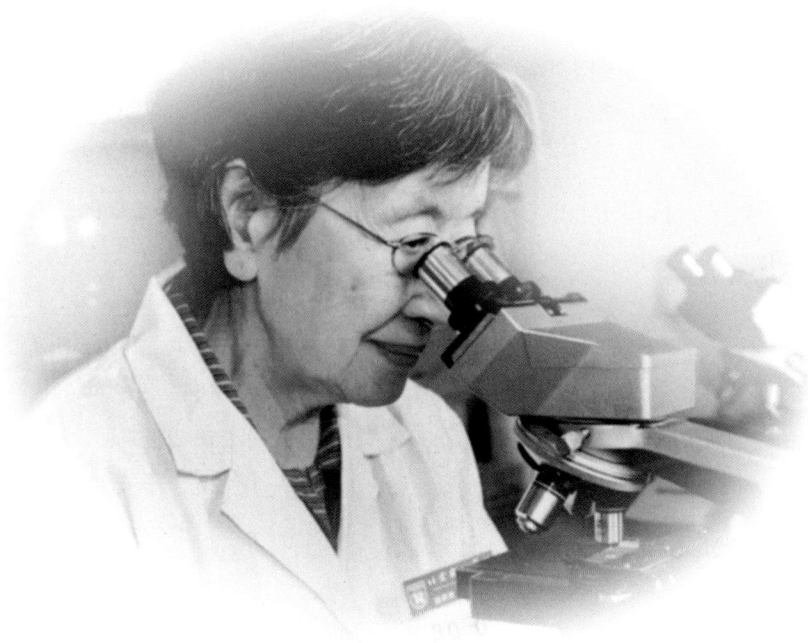

# 眼表疾病临床系列

## 总主编 孙旭光

　　"眼表疾病临床系列"是一套由我国著名眼表疾病专家编写,人民卫生出版社出版,面向基层眼科医生的实用性系列专著。系列秉承临床实用的宗旨,具有图文并茂、易懂好学、装帧"复古"的特点,对各类眼表疾病的基础知识(发病机制、流行病学、实验室检查等)和临床应用(症状、体征、诊断、治疗、典型病例等)进行具体阐释。其中单病种系列是国内首次以眼科亚专业学科作为系列方向推出的丛书,突出"专而精"的风格,一本小书写透一种眼表常见病,读者可从中借鉴作者之经验用于临床;图解及眼科检查系列以文字简明扼要,图片(视频)丰富精美为特色,用图解析,易于理解与掌握。

　　"眼表疾病临床系列"适合各级医疗机构的眼科医生、眼科研究生,尤其能为基层医生、年轻医生提供规范化指导。

## 单病种系列

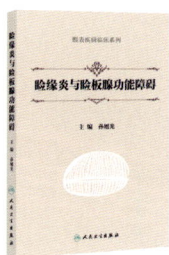

《睑缘炎与睑板腺功能障碍》
ISBN 978-7-117-21599-2
主编　孙旭光
定价　80.00 元
出版时间　2015-03

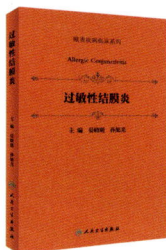

《过敏性结膜炎》
ISBN 978-7-117-25454-0
主编　晏晓明　孙旭光
定价　99.00 元
出版时间　2018-02

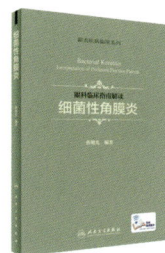

《眼科临床指南解读　细菌性角膜炎》
ISBN 978-7-117-24578-4
主编　孙旭光
定价　88.00 元
出版时间　2017-07

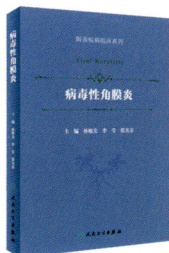

《病毒性角膜炎》
ISBN 978-7-117-29990-9
主编　孙旭光　李莹　张美芬
定价　108.00 元
出版时间　2020-06

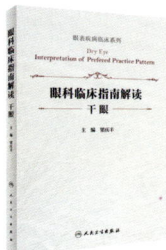

《眼科临床指南解读　干眼》
ISBN 978-7-117-32556-1
主编　梁庆丰
定价　78.00 元
出版时间　2022-05

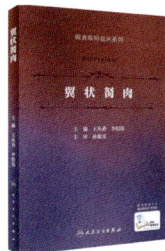

《翼状胬肉》
ISBN 978-7-117-30581-5
主编　王丛香　李绍伟
定价　99.00 元
出版时间　2020-11

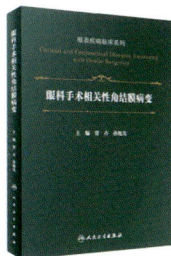

《眼科手术相关性角结膜病变》
ISBN 978-7-117-33120-3
主编　贾卉　孙旭光
定价　108.00 元
出版时间　2022-08

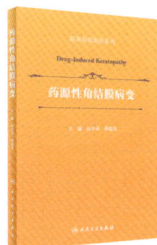

《药源性角结膜病变》
ISBN 978-7-117-33164-7
主编　赵少贞　孙旭光
定价　78.00 元
出版时间　2022-09

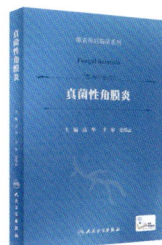

《真菌性角膜炎》
ISBN 978-7-117-34880-5
主编　高华
定价　118.00 元
出版时间　2023-06

## 图解及眼科检查

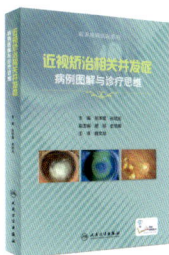

《近视矫治相关并发症病例
图解与诊疗思维》
ISBN 978-7-117-26910-0
主编　张丰菊　孙旭光
定价　78.00 元
出版时间　2018-07

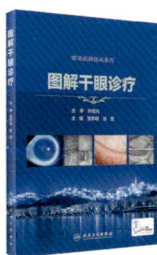

《图解干眼诊疗》
ISBN 978-7-117-30349-1
主编　晋秀明　徐雯
定价　128.00 元
出版时间　2020-10

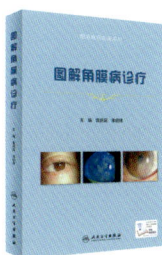

《图解角膜病诊疗》
ISBN 978-7-117-29785-1
主编　曾庆延　李绍伟
定价　238.00 元
出版时间　2020-05

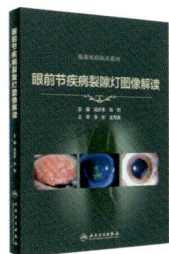

《眼前节疾病裂隙灯图像解读》
ISBN 978-7-117-33062-6
主编　梁庆丰　张阳
定价　152.00 元
出版时间　2022-07

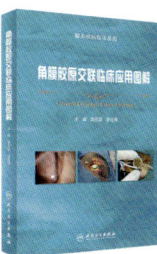

《角膜胶原交联临床应用图解》
ISBN 978-7-117-34656-6
主编　曾庆延　李绍伟
定价　198.00 元
出版时间　2023-04

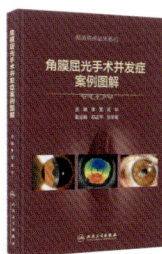

《角膜屈光手术并发症案例图解》
ISBN 978-7-117-35269-7
主编　李莹　高华
定价　158.00 元
出版时间　2023-11

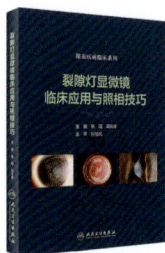

《裂隙灯显微镜临床应用
与照相技巧》
ISBN 978-7-117-36109-5
主编　张阳　梁庆丰
定价　198.00元
出版时间　2024-08

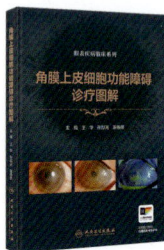

《角膜上皮细胞功能障碍诊疗图解》
ISBN 978-7-117-37171-1
主编　王华　孙旭光　陈佑祺
定价　138.00元
出版时间　2024-11

眼表疾病临床系列

Amoebic Keratitis

# 阿米巴角膜炎

主　编　孙旭光　王智群

编　者　（以姓氏笔画为序）

王智群　首都医科大学附属北京同仁医院，
　　　　北京市眼科研究所

邓世靖　首都医科大学附属北京同仁医院

刘丽娟　首都医科大学附属北京同仁医院，
　　　　北京市眼科研究所

孙旭光　首都医科大学附属北京同仁医院，
　　　　北京市眼科研究所

李炜炜　天津市眼科医院

张　阳　首都医科大学附属北京同仁医院，
　　　　北京市眼科研究所

张　琛　天津医科大学眼科医院

陈　威　空军特色医学中心

罗时运　首都医科大学附属北京同仁医院，
　　　　北京市眼科研究所

姜　超　复旦大学附属眼耳鼻喉科医院

高　敏　首都医科大学附属北京朝阳医院

人民卫生出版社
·北京·

**图书在版编目（CIP）数据**

阿米巴角膜炎 / 孙旭光，王智群主编 . -- 北京：人民卫生出版社，2025. 4. --（眼表疾病临床系列）. ISBN 978-7-117-37829-1

　I. R772.21

中国国家版本馆 CIP 数据核字第 2025UZ1539 号

| 人卫智网 | www.ipmph.com | 医学教育、学术、考试、健康，购书智慧智能综合服务平台 |
| 人卫官网 | www.pmph.com | 人卫官方资讯发布平台 |

眼表疾病临床系列

**阿米巴角膜炎**

Yanbiaojibing Linchuang Xilie

Amiba Jiaomoyan

主　　编：孙旭光　　王智群
出版发行：人民卫生出版社（中继线 010-59780011）
地　　址：北京市朝阳区潘家园南里 19 号
邮　　编：100021
E - mail：pmph @ pmph.com
购书热线：010-59787592　010-59787584　010-65264830
印　　刷：北京盛通印刷股份有限公司
经　　销：新华书店
开　　本：710×1000　1/16　　印张：14
字　　数：267 千字
版　　次：2025 年 4 月第 1 版
印　　次：2025 年 5 月第 1 次印刷
标准书号：ISBN 978-7-117-37829-1
定　　价：108.00 元

打击盗版举报电话：010-59787491　E-mail：WQ @ pmph.com
质量问题联系电话：010-59787234　E-mail：zhiliang @ pmph.com
数字融合服务电话：4001118166　　E-mail：zengzhi @ pmph.com

# 主 编 简 介

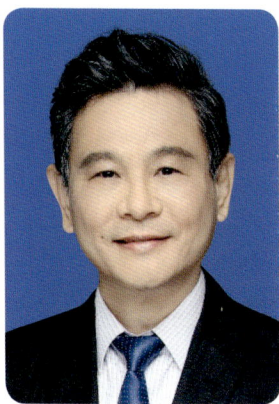

## 孙旭光

  首都医科大学附属北京同仁医院眼科、北京市眼科研究所眼微生物室原主任、教授,长期从事角膜病及感染性眼病的临床与研究工作。

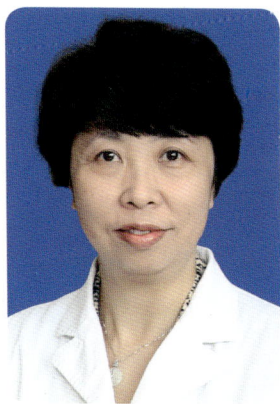

## 王智群

  首都医科大学附属北京同仁医院眼科、北京市眼科研究所眼微生物室副主任技师,长期从事感染性眼病的临床实验室检查与研究工作。

# 前　言

早在 1755 年,科学家 Rosel von Rosenhof 就详细描述了自生生活阿米巴的形态学特征,但是,在之后 200 余年中,没有人注意到这类生物与人类疾病的关系。直到 1958 年,Culbertson 教授等在一次疫苗安全试验中,意外发现自生生活阿米巴可以导致动物中枢神经系统感染,当时 Culbertson 教授就预言此类生物将会成为导致人类疾病的病原体,他的预言在 1965 年被澳大利亚的 Fowler M 等所证实,Fowler M 及其研究小组首次在国际上报道了自生生活阿米巴引起人类感染的病例。

1974 年,Nagington 报告了世界上首例棘阿米巴角膜炎病例。1992 年,北京市眼科研究所的金秀英教授及其研究小组在《眼科》杂志上发表了中国首篇棘阿米巴角膜炎病例的文章。在此后的 30 余年中,北京市眼科研究所眼微生物室一直致力于棘阿米巴角膜炎相关的基础与临床研究,目前已经积累了大量经过病原学诊断的棘阿米巴角膜炎病例,实验室保留了上百株致病性棘阿米巴虫株,并对棘阿米巴病原生物学特性、病理及免疫机制、临床与实验室诊断,以及相关药物和手术治疗等方面进行了系列研究。

虽然,迄今为止在导致化脓性角膜感染的病原体中,棘阿米巴所占比例不足 5%,仍属于少见的角膜感染,但是,由于其病原体在自然界分布广泛,早期临床表现不典型容易误诊,且一旦病情进入进展期感染往往难以用药物控制,手术后易复发等,棘阿米巴角膜炎一直被认为是一种难治性感染性角膜炎,严重威胁患者的视功能。

随着我国角膜接触镜的应用愈来愈广泛,尤其是角膜塑形镜的普遍应用,棘阿米巴角膜炎患者的数量可能会呈上升趋势,故有必要让广大眼科医生对此类感染的病原生物学特征、危险因素、临床表现,以及诊断与治疗等方面有较全面的了解。本著力图用简洁的文字、丰富的临床病例、典型的图片资料、实用性的诊断与治疗方案,为临床眼科医生和相关研究人员提供具体的指导与参考。

值此专著出版之际,对首都医科大学附属北京同仁医院眼科中心、北京市眼科研究所已故的金秀英教授与张文华教授表示深深的敬意!对眼微生物室罗时运老师表示诚挚感谢！感谢她们及其研究小组在棘阿米巴角膜炎研究中所做出的重要工作和成果，是她们的付出为此后进行深入与持续的研究奠定了扎实的基础。

衷心感谢首都医科大学附属北京同仁医院眼科中心角膜病专科的各位同仁在提供病例及患者手术处理方面给予的有力支持！

衷心感谢北京市眼科研究所眼病理室李彬教授及其研究小组在角膜病理学诊断方面给予的热忱帮助！

对北京市眼科研究所研究生张爱雪、高瑞、张晓玉、曲景灏及黎黎等在本著文字校对以及数据统计复核方面做出的努力表示感谢！

最后，要诚挚地感谢所有我们经治的棘阿米巴角膜炎患者，感谢他们对我们研究工作的理解和配合。

孙旭光　王智群

2025 年 2 月于北京

# 目　　录

# 引　言

棘阿米巴是自生生活的阿米巴原虫,广泛存在于自然界的土壤、水和腐败物等中,作为一种单细胞生物,它不需要寄生在宿主体内,依靠自己的生物代谢系统即可生存与繁殖。

1965 年,澳大利亚的 Fowler M 等[1]首次报告了自生生活阿米巴引起人类感染的病例。1984 年,我国方军等[2]首次报告了国内棘阿米巴脑膜脑炎病例。1974 年,Nagington 等[3]发表文章报道了首例棘阿米巴角膜炎病例,该患者为美国南得克萨斯州的一位 59 岁牧民,其在 1973 年由于角膜外伤,并接触污染的水源而发病,在此病例报告之后,国际上棘阿米巴角膜炎报道的病例数量逐年增多。

我国眼科学者在 20 世纪 80 年代初开始关注此病。1981 年,周道伐等[4]在当时的《角膜病杂志》上翻译发表了美国学者报道的一例棘阿米巴角膜炎病例,患者为男性,27 岁,不明原因的视力下降,先被诊断为"虹膜睫状体炎",后修改诊断为"单纯疱疹病毒性角膜葡萄膜炎",以及"可疑霉菌感染",虽然经过相应药物治疗,最后还是因角膜坏死穿孔和剧烈眼痛而行眼球摘除,经病理学检查发现,在角膜组织内有多量棘阿米巴包囊,由此明确了棘阿米巴角膜炎的病因诊断。

1987 年,张廷钺[5]发表了国外有关棘阿米巴角膜炎研究的综述,文中对该病的发现过程进行如下表述:在 1972 年,Hamburg 曾经报道了一例伴有前房积脓、继而穿孔的角膜溃疡,其将在眼前部炎症组织中发现的囊性小体,归类为"未知的微生物";1973 年,在华盛顿举行的一次军事病理研究所会议上,报道了第一例棘阿米巴角膜炎病例。

1988 年,北京市眼科研究所经宝隆和张晓楼等[6]在一篇名为《棘阿米巴角膜炎梗概》的综述中指出:我国虽还未见报道,但角膜接触镜已在各地相继采用,因而很有必要加深对棘阿米巴角膜炎的认识。

1992 年,夏德昭[7]在《实用眼科杂志》的专题笔谈中,就棘阿米巴角膜炎评述道:有棘阿米巴广泛生存于淡水及土壤中,国人配戴角膜接触镜者日见增多,预测今后这种病例一定不会少见。

另外,在 1987 年至 1992 年间,国内医学杂志上还发表了多篇介绍国外棘阿米巴角膜炎研究的综述和病例报告的文章[8-12]。

1991 年,金秀英等[13]首次从临床与病原学方面确诊了我国第一例棘阿米巴角膜炎,并在 1992 年全国眼科大会上报告了棘阿米巴角膜炎系列病例,同年在《眼科》杂志上发表了首篇有关我国棘阿米巴角膜炎病例的文章《棘阿米巴角膜炎的诊断和防治》,文中报告了 1991—1992 年诊治的 5 例患者,并对棘阿米巴病原学、临床表现特征、实验室诊断以及防治进行了较完整的阐述。

金秀英等诊治的首例患者为女性,38 岁,10 余天前理发后当晚出现右眼红痛、视力逐渐减退,治疗后病情加重,1991 年 5 月 23 日就诊。既往视力正常,无眼病史。查体:右眼视力光感,中度混合充血,刺激症状明显,角膜中央盘状溃疡(图 0-0-1),角膜知觉减退;先按单纯疱疹病毒性角膜炎给予阿昔洛韦、环胞苷、庆大霉素滴眼液等治疗,病情未见好转,之后加用咪康唑、对羟基苯甲酸烷酯(俗称尼泊金)滴眼液等抗真菌治疗,仍未控制病情进展;首次进行角膜溃疡区刮片镜检未见到细菌、真菌或病毒包涵体,而且细菌培养、真菌培养均为阴性。

1991 年 6 月 14 日患者出现了环形角膜炎合并前房积脓,加服甲硝唑,病情迁延,溃疡略有缩小;重复角膜刮片检查发现许多棘阿米巴包囊(图 0-0-2);之后患者角膜溃疡发生穿孔,虹膜前后粘连,角膜致密混浊,并继发青光眼,在施行抗青光眼手术后,眼压基本控制,但最终视力仅有光感。

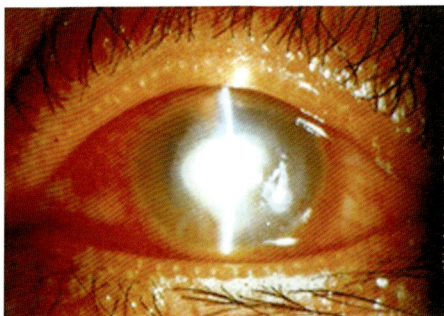

图 0-0-1　右眼角膜中央盘状溃疡
(金秀英,罗时运,张文华,1992)

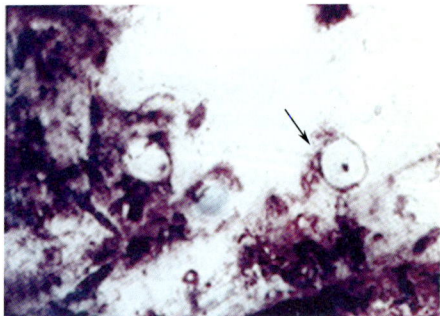

图 0-0-2　右眼角膜刮片,发现许多棘阿米巴包囊(箭头所示)

1993 年,邓新国等[14]在《眼科研究》上报道了一例国内"非接触镜使用者的棘阿米巴角膜炎",患眼出现环形角膜溃疡,对手术切除角膜材料进行培养,成功地分离出棘阿米巴原虫,培养物经 10% 氢氧化钾湿封片,显微镜下观察可见棘阿米巴原虫的双层壁包囊,该患者经角膜板层切除、结膜瓣遮盖手术以及术后药物治疗,痊愈出院。

　　1995 年以后,国内对此病的病例报告数量逐渐增加,迄今为止,国内单篇文献报告病例数最多的是 2015 年姜超等报告的 259 例棘阿米巴角膜炎[15]。

　　目前,虽然棘阿米巴角膜炎仍被认为是少见的感染性角膜病,但是,如果不能及时正确地诊治,其对角膜以及视功能的危害十分严重,因此,积极研究有关棘阿米巴角膜炎的早期诊断与有效防治措施十分重要。

　　本著集北京市眼科研究所眼微生物室、首都医科大学附属北京同仁医院眼科中心,以及著者多年的临床经验,并汇总国内外最新研究的文献报道编著而成,希冀与同道们分享。

（孙旭光　刘丽娟）

参 考 文 献

1. FOWLER M, CARTER RF. Acute pyogenic meningitis probably due to *Acanthamoeba* sp.: A preliminary report. Br Med J, 1965, 2 (5464): 740-742.

2. 方军, 程云方. 原发性棘阿米巴脑膜脑炎附一例临床病理报告. 上海第一医学院学报, 1984, 1: 69-72.

3. NAGINGTON J, WATSON PG, PLAYFAIR TJ, et al. BIC infection of the eye. Lancet, 1974, 304 (7896): 1537-1540.

4. 周道伐, 朱志中. Castellani 氏棘阿米巴角膜炎 (译文). 角膜病杂志, 1981, 2 (3): 190-191.

5. 张廷钺. 棘阿米巴角膜炎. 国外医学眼科学分册, 1987, 11 (6): 333-336.

6. 经宝隆, 张晓楼. 棘阿米巴角膜炎梗概. 国外医学眼科学分册, 1988, 12 (6): 321-324.

7. 夏德昭. 有棘阿米巴角膜炎. 实用眼科杂志, 1992, 5: 258-259.

8. 陈绮龄. 棘阿米巴角膜炎混淆角膜同种移植排斥. 海南卫生, 1988, 1 (2): 73.

9. 蒋雄万, 徐大麟. 软性隐形眼镜配戴者发生的棘阿米巴角膜炎. 国外医学眼科学分册, 1987, 11 (5): 310.

10. 陈文玉, 庞国祥. 棘阿米巴角膜炎的药物和手术治疗. 国外医学眼科学分册, 1988, 12 (5): 304-305.

11. 侯家敏. 口服 Itraconazole 和双氯苯咪唑滴眼联合清创术治疗棘阿米巴角膜炎. 国外医学眼科学分册, 1991, 15 (3): 183-184.

12. 刘家英. 自生生活棘阿米巴感染的流行病学. 国外医学寄生虫病分册, 1991,(6): 251-254.

13. 金秀英, 罗时运, 张文华. 棘阿米巴角膜炎的诊断和防治. 眼科, 1992, 1 (2): 67-71.

14. 邓新国, 孙秉基, 王丽娅, 等. 非接触镜使用者的棘阿米巴角膜炎一例. 眼科研究, 1993, 11 (4): 302-304.

15. JIANG C, SUN X, WANG Z, et al. *Acanthamoeba* keratitis: Clinical characteristics and management. Ocul Surf, 2015, 13 (2): 164-168.

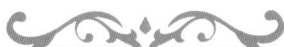

# 第一章
## 流行病学

### 第一节　棘阿米巴角膜炎的发病率

1974 年,Nagington 等发表文章报道了首例棘阿米巴角膜炎[1]。在 20 世纪 80 年代之前,该病一直被视为罕见的角膜感染性疾病。然而,随着对棘阿米巴角膜炎临床表现认知程度的加深、相关病原学诊断水平的不断提高,以及角膜接触镜配戴人群的迅速增加等,全球报道的病例数量显著增多,目前棘阿米巴角膜炎已经不再被视为罕见病。

在不同国家,甚至同一国家的不同地域,棘阿米巴角膜炎的发病率都不尽相同,其原因主要与配戴角膜接触镜人群数量多少、眼外伤种类、地理气候差异、水卫生质量的不同,以及棘阿米巴虫株的分布范围与毒力等多种因素相关[2]。

迄今为止,尽管文献中曾有在某些地区群发性病例的报道,但是大多数病例为散发病例,而且相对于常见的细菌及真菌引起的角膜感染而言,棘阿米巴角膜炎仍为少见的角膜感染性疾病。

北京市眼科研究所 1989—2006 年的数据分析表明,在导致化脓性角膜炎(包括细菌、真菌及棘阿米巴角膜炎)的病原体中,棘阿米巴所占比例为 4.59%[3](表 1-1-1)。

表 1-1-1　1989—2006 年北京市眼科研究所化脓性角膜炎病原体分布

| 致病病原体 | 送检标本数 / 例 | 培养阳性例数 / 例 | 培养阳性率 /% | 百分比 /% |
|---|---|---|---|---|
| 细菌 | 5 995 | 1 161 | 19.37 | 40.09 |
| 　非结核分枝杆菌 | - | 13 | 0.22 | 0.45 |
| 　放线菌 | - | 21 | 0.35 | 0.73 |
| 　厌氧菌 | - | 1 | 0.02 | 0.03 |
| 真菌 | 4 735 | 1 602 | 33.83 | 55.32 |
| 棘阿米巴 | 572 | 133 | 23.25 | 4.59 |
| 合计 | 11 302 | 2 896 | | 100.0 |

## 一、发达国家与地区的发病率

2003 年,日本眼科感染协会对日本 24 家医疗机构进行的年度调查结果显示,在 261 例感染性角膜炎患者中,有 133 例的病原学检查为阳性,其中 2 例为棘阿米巴,仅占 1.5%[4]。

美国 1989 年统计资料显示,棘阿米巴角膜炎的发病率为 1.36 例 / 百万人 /年[5];英格兰和威尔士的发病率分别为 1.26 例 / 百万成人(1997 年 10 月—1999年 9 月)和 1.13 例 / 百万成人(1997 年 10 月—1999 年 9 月),在角膜接触镜配戴人群中的发病率较高,分别为 31 例 / 百万人和 27 例 / 百万人,而其中 88% 的患者为软性角膜接触镜配戴者[6-7]。

新西兰统计结果表明,棘阿米巴角膜炎的发病率为 1/40 000(1995 年)[8]。以色列调查结果显示,2008—2012 年棘阿米巴角膜炎发病率估算值为 1/1 668 552,并且多数与配戴角膜接触镜相关[9],部分发达国家与地区发病率情况汇总如表1-1-2 所示。

表 1-1-2 部分发达国家与地区的棘阿米巴角膜炎发病率

| 国家或地区 | 发病率 | 统计年代 |
| --- | --- | --- |
| 美国 | 1.36 例 / 百万人 | 1989 年 |
| 英格兰 | 1.26 例 / 百万成人 | 1997 年 10 月—1999 年 9 月 |
| 威尔士 | 1.13 例 / 百万成人 | 1997 年 10 月—1999 年 9 月 |
| 新西兰 | 1/40 000 | 1995 年 |
| 以色列 | 1/1 668 552 | 2008—2012 年 |

在发达国家与地区,配戴角膜接触镜是棘阿米巴角膜炎最主要的危险因素。自 1995 年后,随着角膜接触镜护理知识的普及和新型护理液的推广应用,角膜接触镜相关的棘阿米巴角膜炎的病例报告数量在不断减少[10]。日本 48 所大学附属医院的调查结果显示,从 2007 年到 2011 年共诊断棘阿米巴角膜炎 524 例,2009 年之后,每年的病例数逐渐下降,研究者认为导致这种变化的原因与普遍使用抛弃型软性角膜接触镜有关[11]。

## 二、发展中国家与地区的发病率

印度南部地区的调查结果表明,在老年性角膜病患者中,棘阿米巴角膜炎发病率为 1.4%,且均与配戴角膜接触镜无关;对整个印度次大陆的统计分析资料表明,只有 4.5% 的棘阿米巴角膜炎与角膜接触镜配戴相关[12-13]。

1992 年北京市眼科研究所金秀英等报道了我国第一例棘阿米巴角膜炎病

例,之后的文献统计结果显示,截至 2008 年,国内报道的病例数为 300 余例[14];王智群等总结分析 2007—2016 年北京市眼科研究所 104 例儿童化脓性角膜炎微生物培养阳性患者的资料发现,细菌所占比例为 81.4%,真菌为 15.7%,棘阿米巴所占比例为 2.9%[15]。目前为止,我国尚缺乏棘阿米巴角膜炎发病率的流行病学调查资料的报道。

---

**本节要点**

1. 与细菌性角膜炎及真菌性角膜炎相比,棘阿米巴角膜炎仍然为少见的角膜病,占到化脓性角膜炎的 4.59%。

2. 在不同国家,甚至同一国家的不同地域,该病的发病率不尽相同。

3. 目前为止,我国尚缺乏该病发病率的流行病学调查资料的报道。

---

(孙旭光)

## 参 考 文 献

1. NAGINGTON J, WATSON PG, PLAYFAIR TJ, et al. Amoebic infection of the eye. Lancet, 1974, 2 (7896): 1537-1540.

2. IBRAHIM YW, BOASE DL, CREE IA. Factors Affecting the Epidemiology of *Acanthamoeba* Keratitis. Ophthalmic Epidemiology, 2007, 14 (2): 53-60.

3. 黎黎, 梁艳闯, 张琛, 等. 化脓性角膜炎病原学分析. 眼科新进展, 2008, 28 (10): 749-752.

4. National Surveillance of Infectious Keratitis in Japan National Surveillance of Infectious Keratitis in Japan—current status of isolates, patient background, and treatment. Nippon Ganka Gakkai Zasshi, 2006, 110 (12): 961-972.

5. POGGIO EC, GLYNN RJ, SCHEIN OD, et al. The incidence of ulcerative keratitis among users of daily-wear and extended-wear soft contact lenses. N Engl J Med, 1989, 321 (12): 779-783.

6. SEAL DV. *Acanthamoeba* keratitis update-incidence, molecular epidemiology and new drugs for treatment. Eye (Lond), 2003, 17 (8): 893-905.

7. RADFORD CF, MINASSIAN DC, DART JK. *Acanthamoeba* keratitis in England and Wales: incidence, outcome, and risk factors. Br J Ophthalmol, 2002, 86 (5): 536-542.

8. MURDOCH D, GRAY TB, CURSONS R, et al. *Acanthamoeba* keratitisin New Zealand, including two cases with in vivo resistance to polyhexamethylene biguanide. Aust N Z J Ophthalmol, 1998, 26 (3): 231-236.

9. GRAFFI S, PERETZ A, JABALY H, et al. *Acanthamoeba* Keratitis: Study of the 5-year incidence in Israel Br J Ophthalmol, 97 (11): 1382-1383.

10. MORLET N, DUGUID G, RADFORD C, et al. Incidence of *Acanthamoeba* keratitis associ-

ated with contact lens wear. Lancet, 1997, 350 (9075): 414.

11. TORIYAMA K, SUZUKI T, OHASHI Y. Survey of the number of *Acanthamoeba* keratitis cases in Japan. Nippon Ganka Gakkai Zasshi, 2014, 118 (1): 28-32.

12. SHARMA S, GOPALAKRISHNAN S, AASURI MK, et al. Trends in contact lens-associated microbial keratitis in Southern India. Ophthalmology, 2003, 110 (1): 138-143.

13. KUNIMOTO DY, SHARMA S, GARG P, et al. Corneal ulceration in the elderly in Hyder-abad, South India. Br J Ophthalmol, 2000, 84 (1): 54-59.

14. 高敏, 孙旭光. 我国致病性自生生活阿米巴性角膜炎的研究进展. 中华眼科杂志, 2006, 42 (1): 64-67.

15. 王智群, 张阳, 孙旭光. 2007 至 2016 年儿童感染性角膜炎病原学分析. 中华眼科杂志, 2022, 58 (6): 433-440.

# 第二节　棘阿米巴角膜炎的危险因素

棘阿米巴角膜炎的发生多数都存在危险因素,因此,在临床上就有"没有危险因素,就没有棘阿米巴角膜炎"的提法。虽然实际工作中的情况不可能那样绝对,但危险因素的有无确实是棘阿米巴角膜炎临床诊断中极为重要的参考因素。

虽然棘阿米巴角膜炎已经成为全球性的角膜病,然而世界各个国家及地区的主要危险因素却不尽相同。从总体上看,与棘阿米巴角膜炎发生相关的危险因素主要为:配戴角膜接触镜和外伤(主要包括植物性外伤、污水溅入伤、异物伤等)。

## 一、配戴角膜接触镜

迄今为止,许多国家,尤其是发达国家报道的病例资料均显示,配戴角膜接触镜为棘阿米巴角膜炎的首要危险因素,其中包括软性角膜接触镜、硬性角膜接触镜(RGP 和巩膜镜)、角膜塑形镜,以及美容性角膜接触镜。

1. **欧洲的资料**　西班牙的报道显示,10 年间确诊的 10 例棘阿米巴角膜炎患者均为角膜接触镜配戴者[1]。意大利报道的 43 例棘阿米巴角膜炎中,95% 为角膜接触镜配戴者[2]。奥地利的一项回顾性分析发现,20 年间的 154 例棘阿米巴角膜炎患者中,近 89% 为角膜接触镜配戴者[3]。

2. **美洲的资料**　巴西对 28 例棘阿米巴角膜炎的病例分析发现,危险因素均为配戴角膜接触镜,而 66.7% 的患者为软性角膜接触镜配戴者,其中 85.7% 的患者使用多功能护理液,另外有 64.0% 的患者为戴角膜接触镜游泳或沐浴而导致感染[4]。研究发现,用于治疗圆锥角膜的硬性角膜接触镜同样可导致棘阿

7

米巴角膜炎,其原因可能与角膜上皮细胞相对缺氧,以及使用被污染的生理盐水清洗镜片等有关[5]。

美国对 28 州 116 例棘阿米巴角膜炎进行以人口为基础的系列病例分析,结果发现 93.3% 的患者为角膜接触镜配戴者[6];另一项系列病例资料分析表明,除了配戴角膜接触镜(占 89.7%)以外,暴露于污染水源(占 27.6%)是引起棘阿米巴角膜炎的第二位常见危险因素[7-10]。

**3. 大洋洲的资料**　新西兰对棘阿米巴角膜炎病例资料分析发现,96% 的患者均为角膜接触镜配戴者[11-12]。澳大利亚报道表明,86.1%(31/36)的病例与角膜接触镜配戴相关[13]。

**4. 亚洲的资料**　我国一项 259 只眼棘阿米巴角膜炎的系列病例报道结果显示,第一位的危险因素为外伤,占 53.1%;第二位是配戴角膜接触镜,占 29.8%[14];李炜炜等在系列病例分析中发现,64 例角膜接触镜相关棘阿米巴角膜炎中,32.8%(21/64)为软性角膜接触镜配戴者,67.2%(43/64)为夜戴型角膜塑形镜配戴者,患者多为学生或年轻人[15]。值得注意的是,近年来我国配戴角膜接触镜的人数达到近千万,其安全性问题不容小觑。我国香港一项回顾性分析发现,92.3%(12/13)的棘阿米巴角膜炎患者为角膜接触镜配戴者[16]。

日本 Dokkyo 医科大学附属医院对 9 例(9 只眼)棘阿米巴角膜炎病例进行分析发现,所有患者均为角膜接触镜配戴者,并均有用自来水清洗镜片及镜盒的病史[17]。

印度的报道显示,外伤和污水溅入为棘阿米巴角膜炎的主要危险因素,仅有 4.5% 的棘阿米巴角膜炎与角膜接触镜配戴相关[18-20]。

随着角膜塑形镜在我国国内的普遍应用,对于角膜接触镜相关棘阿米巴角膜炎需要特别加以关注,相关研究发现,用自来水清洗镜片是导致棘阿米巴感染的重要因素,因此应避免用自来水清洗镜片。

**5. 非洲的资料**　埃及的报道发现,棘阿米巴角膜炎的重要危险因素为配戴角膜接触镜,其中睡眠时配戴更为危险;第二位危险因素为接触被污染的水源(包括用自来水冲洗镜片、戴镜游泳和/或沐浴,以及使用水槽中的水源),另外,该研究者还认为,在戴镜时擦揉眼也是重要的附加危险因素[21];来自突尼斯的资料显示,71.4%(10/14)的患者为角膜接触镜配戴者[22]。

值得注意的是,近年来,有关美容性角膜接触镜相关棘阿米巴感染的病例报道逐渐增多[23-26]。

## 二、眼外伤

土耳其一项回顾性分析发现,棘阿米巴角膜炎的主要危险因素为眼外伤,占 50%(13/26),眼表疾病占 46%(12/26)[27];突尼斯报道 28.5%(4/14)的病例与眼外伤相关[22]。

在我国,棘阿米巴角膜炎最常见的危险因素为外伤,配戴角膜接触镜次之。来自我国南部的一项病例分析报道显示,眼外伤相关的患者比例占到80%(12/15)[28]。北京市眼科研究所对267例病例资料分析发现,53.8%的棘阿米巴角膜炎的发病与外伤相关,29.1%的患者与配戴角膜接触镜相关,其中包括软性角膜接触镜、硬性角膜接触镜及角膜塑形镜等。

与棘阿米巴角膜炎发生相关的眼外伤种类包括:

**1. 植物性外伤** 统计分析表明,来自务农人员的病例多以外伤为主要危险因素,其中植物性外伤最多,主要是由于缺乏眼部保护措施,在农业劳作中被农作物叶茎(如玉米、小麦、水稻叶茎及果树枝叶等)意外划伤导致感染。

**2. 非植物性外伤** 主要包括铁屑、煤渣等异物入眼、污水溅入、飞虫溅入或灰尘溅入等,而且当异物、污水或飞虫溅入后,患者用不洁物品擦拭眼睛的现象较为常见。

## 三、眼部手术

眼部手术后发生角膜棘阿米巴感染亦有少数病例报道,其中主要为角膜屈光手术后棘阿米巴感染[29-30];印度Prasad眼科中心报道,532例圆锥角膜患者在接受加速角膜胶原交联术(accelerated corneal collagen cross-linking)后,有7例发生感染性角膜炎,其中有1例为金黄色葡萄球菌合并棘阿米巴感染[31];印度Aravind眼科医院曾报道过一例白内障术后棘阿米巴眼内炎的病例[32]。

在我国,曾有倒睫术后、角膜放射状切开术后,以及准分子激光上皮瓣下角膜磨镶术后发生棘阿米巴角膜炎的病例报道[33]。美国最近报道了一例圆锥角膜行板层角膜移植术后发生棘阿米巴角膜炎的病例[34]。

---

**本节要点**

1. 棘阿米巴角膜炎的发生多数都存在危险因素。

2. 在发达国家及地区,主要危险因素为配戴角膜接触镜。我国最常见的危险因素为外伤,第二位危险因素为配戴角膜接触镜。

3. 外伤因素中包括:植物性外伤和非植物性外伤两大类;眼部手术后发生角膜棘阿米巴感染的病例也有报道。

（高　敏　孙旭光）

─────●●●─────────────── 参 考 文 献 ───────────────●●●─────

1. ALFONSO-MUÑOZ EA, ROIG-REVERT MJ, FERNÁNDEZ-LÓPEZ E, et al. A report of 10 patients with *Acanthamoeba* keratitis. Arch Soc Esp Oftalmol (Engl Ed), 2018, 93 (10): 497-502.

2. PINNA A, PORCU T, BOSCIAF, et al. Free-living amoebaekeratitis. Cornea, 2017, 36 (7): 785-790.

3. WALOCHNIK J, SCHEIKL U, HALLER-SCHOBER EM. Twenty years of Acanthamoeba diagnostics in Austria. J Eukaryot Microbiol, 2015, 62 (1): 3-11.

4. DOS SANTOS DL, KWITKO S, MARINHO DR, et al. *Acanthamoeba* keratitis in Porto Alegre (southern Brazil): 28 cases and risk factors. Parasitol Res, 2018, 117 (3): 747-750.

5. STICCA MP, CARRIJO-CARVALHO LC, SILVA IMB, et al. *Acanthamoeba* keratitis in patients wearing scleral contact lenses. Cont Lens Anterior Eye, 2018, 41 (3): 307-310.

6. ROSS J, ROY SL, MATHERS WD, et al. Clinical characteristics of *Acanthamoeba* keratitis infections in 28 states, 2008 to 2011. Cornea, 2014, 33 (2): 161-168.

7. QIAN Y, MEISLER DM, LANGSTON RH, et al. Clinical experience with *Acanthamoeba* keratitis at the cole eye institute, 1999—2008. Cornea, 2010, 29 (9): 1016-1021.

8. TANHEHCO T, COLBY K. The clinical experience of *Acanthamoeba* keratitis at a tertiary care eye hospital. Cornea, 2010, 29 (9): 1005-1010.

9. NAU A, DHALIWAL DK. Exposure to tap water puts a contact lens wearer at greater risk of exposure to Acanthamoeba. Eye Contact Lens, 2018, 44 (2): 136.

10. COPE JR, COLLIER SA, SCHEIN OD, et al. Acanthamoeba keratitis among rigid gas permeable contact lens wearers in the United States, 2005 through 2011. Ophthalmology, 2016, 123 (7): 1435-1441.

11. MCKELVIE J, ALSHIAKHI M, ZIAEI M, et al. The rising tide of *Acanthamoeba* keratitis in Auckland, New Zealand: A 7-year review of presentation, diagnosis and outcomes (2009—2016). Clin Exp Ophthalmol, 2018, 46 (6): 600-607.

12. PATELV, RAYNER, MCGHEECN. Resurgence of *Acanthamoeba* keratitis in Auckland, New Zealand: A 7-year review of presentation and outcomes. Clin Exp Ophthalmol, 2010, 38 (1): 15-20.

13. LEE MH, ABELL RG, MITRA B, et al. Risk factors, demographics and clinical profile of Acanthamoeba keratitis in Melbourne: An 18-year retrospective study. Br J Ophthalmol, 2018, 102 (5): 687-691.

14. JIANG C, SUN X, WANG Z, et al. *Acanthamoeba* keratitis: Clinical characteristics and management. Ocul Surf, 2015, 13 (2): 164-168.

15. WEIWEI LI, ZHIQUN WANG, JINGHAO QU, et al. *Acanthamoeba* keratitis related to contact lens use in a tertiary hospital in China. BMC Ophthalmol, 2019, 19 (1): 202.

16. CHIN J, YOUNG AL, HUI M, et al. Acanthamoeba keratitis: 10-year study at a tertiary eye

care center in Hong Kong. Cont Lens Anterior Eye, 2015, 38 (2): 99-103.

17. MUTOH T, ISHIKAWA I, MATSUMOTO Y, et al. A retrospective study of nine cases of *Acanthamoeba* keratitis, Clin Ophthalmol, 2010, 4: 1189-1192.

18. SHARMA S, GOPALAKRISHNAN S, AASURI MK, et al. Trends in contact lens-associated microbial keratitis in Southern India. Ophthalmology, 2003, 110 (1): 138-143.

19. KUNIMOTO DY, SHARMA S, GARG P, et al. Corneal ulceration in the elderly in Hyderabad, South India. Br J Ophthalmol, 2000, 84 (1): 54-59.

20. GARG PKALRA PJOSEPH J. Non-contact lens related *Acanthamoeba* keratitis. Indian J Ophthalmol, 2017, 65 (11): 1079-1086.

21. TAHER EE, MÉABED EMH, ABDALLAH I, et al. *Acanthamoeba* keratitis in noncompliant soft contact lenses users: Genotyping and risk factors, a study from Cairo, Egyp. J Infect Public Health, 2018, 11 (3): 377-383.

22. ZBIBAW, ABDESSLEM NB. *Acanthamoeba* keratitis: An emerging disease among microbial keratitis in the Cap Bon region of Tunisia. Exp Parasitol, 2018, 192: 42-45.

23. MCKELVIE J, PATEL D, MCGHEE C. Cosmetic contact lens-related *Acanthamoeba* keratitis. Clin Exp Ophthalmol, 2009, 37 (4): 419-420.

24. KERR NM, ORMONDE S. *Acanthamoeba* keratitis associated with cosmetic contact lens wear. N Z Med J, 2008, 121 (1286): 116-119.

25. LEE JS, HAHN TW, CHOI SH, et al. *Acanthamoeba* keratitis related to cosmetic contact lenses. Clin Exp Ophthalmo, 2007, 35 (8): 775-777.

26. SNYDER RW, BRENNER MB, WILEY L, et al. Microbial keratitis associated with planotinted contact lenses. CLAO J, 1991, 17 (4): 252-255.

27. ERDEM E, EVCIL Y, YAGMUR M, et al. Non-contact lens use related Acanthamoeba keratitis in southern Turkey: Evaluation of risk factors and clinical features. Eur J Ophthalmol, 2014, 24 (2): 164-172.

28. ZHONG J, LI X, DENG Y, et al. Associated factors, diagnosis and management of *Acanthamoeba* keratitis in a referral Center in Southern China. BMC Ophthalmol, 2017, 17 (1): 175.

29. GARG P, CHAURASIA S, VADDAVALLI PK, et al. Microbial keratitis after LASIK. J Refract Surg, 2010, 26 (3): 209-216.

30. KARP CL, TULI SS, YOO SH, et al, Infectious keratitis after LASIK. Ophthalmology, 2003, 110 (3): 503-510.

31. MAHARANA PK, SAHAY P, SUJEETH M, et al. Microbial keratitis after accelerated corneal collagen cross-linking in keratoconus. Cornea, 2018, 37 (2): 162-167.

32. RAGHAVAN A, VEERAPPAN S, RANGARAJAN V, et al. Fulminant acanthamoeba endophthalmitis after cataract surgery-a case report. Cornea, 2020, 39 (8): 1055-1058.

33. 高敏, 孙旭光. 棘阿米巴角膜炎的发病相关因素. 国际眼科纵览, 2021, 45 (5): 393-339.

34. MATTHEW S WARD, SNEHA BONTU, TANISHA MARTHESWARAN, et al. Case report: Suspected donor transmission of acanthamoeba keratitis after deep anterior lamellar keratoplasty. Cornea, 2021, 40 (7): 903-906.

## 第三节 棘阿米巴角膜炎的人口学资料分析

### 一、患者年龄分布

突尼斯的统计资料显示,棘阿米巴角膜炎患者多为年轻人,占 92.8%[1];然而,近期美国费城的研究发现,棘阿米巴角膜炎患者的年龄分布已发生了改变,与以往相比,患者的年龄偏大,且眼部临床表现更为严重,视力预后更差[2]。美国另一项病例对照研究发现,年龄大于 53 岁为罹患棘阿米巴角膜炎的重要危险因素[3];奥地利 20 年间共确诊的 154 例棘阿米巴角膜炎患者,年龄范围从 8 岁到 82 岁(平均年龄为 37.8 岁)[4]。日本报道的一组临床资料显示,老年是重度棘阿米巴角膜炎的可能危险因素[5]。

我国棘阿米巴角膜炎患者的年龄分布主要集中在成年(占 63.3%)和青少年(占 24%),14 岁及小于 14 岁的儿童患者占 2.2%。北京市眼科研究所对 267 例棘阿米巴角膜炎的统计结果分析发现,患者的年龄分布范围在 7~82 岁之间,平均年龄为 42 岁 ± 14 岁(表 1-3-1)。

表 1-3-1 267 例棘阿米巴角膜炎患者年龄分布

| 年龄 / 岁 | 例数 | 百分比 /% |
|---|---|---|
| ~14 | 6 | 2.2 |
| 15~30 | 64 | 24.0 |
| 31~60 | 169 | 63.3 |
| 61~ | 28 | 10.5 |
| 合计 | 267 | 100.0 |

### 二、患者性别分布

突尼斯的统计资料显示,棘阿米巴角膜炎患者多见于年轻女性[1];来自埃及的统计资料同样发现,女性为重要危险因素[6]。巴西报道的资料分析发现,67.9% 患者为女性[7]。然而,美国一项包括 14 家眼科中心和 1 家临床实验室的病例对照研究发现,男性为罹患棘阿米巴角膜炎的显著危险因素[3]。奥地利 154 例棘阿米巴角膜炎分析发现,男性占 58%[4]。

北京市眼科研究所的资料显示,我国棘阿米巴角膜炎患者中,男女比例为 1.3∶1,男性比例高于女性(表 1-3-2)。

表 1-3-2 267 例棘阿米巴角膜炎患者性别分布

| 性别 | 例数 | 百分比 /% |
|---|---|---|
| 男 | 151 | 56.6 |
| 女 | 116 | 43.4 |
| 合计 | 267 | 100.0 |

然而,在我国报道的角膜接触镜相关的棘阿米巴角膜炎中,女性患者所占比例大于男性,李炜炜等在 2019 年报道的 61 例患者(64 只眼)角膜接触镜相关棘阿米巴角膜炎中,女性患者占 60.7%(37 例 /61 例),男性占 39.3%(24 例 / 61 例)[8]。

## 三、发病季节

美国的调查分析发现,夏季棘阿米巴角膜炎的患病人数明显多于其他季节,冬季发生率最低[9-10];加拿大报道的资料显示,棘阿米巴角膜炎多发于夏秋季[11];对环境中自生生活阿米巴的调查研究发现,在干燥季节环境中棘阿米巴的检出率明显增高[12-13]。

北京市眼科研究所的资料分析显示,我国棘阿米巴角膜炎发病的季节性分布特征并不明显,夏季发病的患者稍多(表 1-3-3)。

表 1-3-3 267 例棘阿米巴角膜炎发病季节分布

| 季节 | 例数 | 百分比 /% |
|---|---|---|
| 春(3 月—6 月) | 65 | 24.34 |
| 夏(6 月—9 月) | 81 | 30.34 |
| 秋(9 月—12 月) | 63 | 23.60 |
| 冬(12 月—3 月) | 58 | 21.72 |
| 合计 | 267 | 100.0 |

一项对澳大利亚悉尼市自来水的研究中发现,水中自生生活阿米巴检出率高出预期,而且并不受季节变化的影响,由此,研究者提示眼科医生每个季节都需要注意棘阿米巴角膜炎发生的可能性[14];西班牙的调查研究也显示了类似的结果[15]。

## 四、地域和职业分布

### 1. 地域分布

在突尼斯棘阿米巴角膜炎病例中,农村患者占比为 78.6%(11/14),而且来自潮湿气候地区的居多[1]。

截至 2023 年 4 月,在我国,除西藏自治区及海南省外,我国各省、自治区、直辖市(包括香港地区及台湾地区),均有棘阿米巴角膜炎的病例报道或会诊患者。

2. **职业分布**

巴西南部的研究发现,在 28 例棘阿米巴角膜炎患者中,66.6% 接受过高等教育[4]。在印度南部,患者主要散发于农村地区[16]。

我国一项研究分析发现,在棘阿米巴角膜炎患者中,务农人员占第一位(50.8%),其次为学生(23.8%)[17]。一项对 194 例棘阿米巴角膜炎的统计结果表明,务农人员占 50.0%,学生占 23.7%,工人及职员各占 8.8% 和 10.3%,值得注意的是,其中有 4 例为医护人员,并且均是在医院工作中感染(分别为工作时间配戴角膜接触镜和被医用石膏屑溅伤眼部)[18-19](表 1-3-4)。

表 1-3-4 194 例棘阿米巴角膜炎患者职业分布

| 职业 | 例数 | 百分比 /% |
| --- | --- | --- |
| 农民 | 97 | 50.0 |
| 工人 | 17 | 8.763 |
| 学生 | 46 | 23.711 |
| 医护人员 | 4 | 2.062 |
| 职员 | 20 | 10.309 |
| 其他 | 10 | 5.155 |
| 合计 | 194 | 100.0 |

**本节要点**

1. 在我国,棘阿米巴角膜炎患者主要为成年人和青少年。

2. 患者的男女比例为 1.3:1,但在角膜接触镜相关的患者中,女性占60.7%。

3. 在我国,发病的季节性并不明显,夏季发病的患者稍多。

4. 患者中务农人员占 50.8%,学生占 23.8%。

5. 截至 2023 年 4 月,除西藏自治区及海南省外,我国其他各省、自治区、直辖市(包括香港地区及台湾地区),均有病例报道或会诊患者。

(高 敏 孙旭光)

# 参 考 文 献

1. ZBIBAW, ABDESSLEMNB. *Acanthamoeba* keratitis: An emerging disease among microbial keratitis in the Cap Bon region of Tunisia. Exp Parasitol, 2018, 192: 42-45.

2. ROOZBAHANI M, HAMMERSMITH KM, RAPUANO CJ, et al. *Acanthamoeba* Keratitis: Are recent cases more severe？ Cornea, 2018, 37 (11): 1381-1387.

3. BROWN AC, ROSS J, JONES DB, et al. Risk factors for *Acanthamoeba* keratitis-a multistate case-control study, 2008—2011. Eye Contact Lens, 2018, 44 Suppl 1: S173-S178.

4. WALOCHNIK J, SCHEIKL U, HALLER-SCHOBER EM. Twenty years of *Acanthamoeba* diagnostics in Austria. J Eukaryot Microbiol, 2015, 62 (1): 3-11.

5. SHIMMURA-TOMITA M, TAKANO H, KINOSHITA N, et al. Risk factors and clinical signs of severe *Acanthamoeba* keratitis. Clin Ophthalmol, 2018, 12: 2567-2573.

6. TAHER EE, MÉABED EMH, ABDALLAH I, et al. *Acanthamoeba* keratitis in noncompliant soft contact lenses users: Genotyping and risk factors, a study from Cairo, Egyp. J Infect Public Health, 2018, 11 (3): 377-383.

7. DOS SANTOS DL, KWITKO S, MARINHO DR, et al. *Acanthamoeba* keratitis in Porto Alegre (southern Brazil): 28 cases and risk factors. Parasitol Res, 2018, 117 (3): 747-750.

8. LI WEIWEI, WANG ZHIQUN, QU JINGHAO, et al. *Acanthamoeba* keratitis related to contact lens use in a tertiary hospital in China. BMC Ophthalmology, 2019, 19 (1): 202.

9. YODER JS, VERANI J, HEIDMAN N, et al. *Acanthamoeba* keratitis: The persistence of cases following a multistate outbreak. Ophthalmic Epidemiol, 2012, 19 (4): 221-225.

10. CHEW HF, YILDIZ EH, HAMMERSMITH KM, et al. Clinical outcomes and prognostic factors associated with *Acanthamoeba* keratitis. Cornea, 2011, 30 (4): 435-441.

11. MCALLUM P, BAHAR I, KAISERMAN I, et al. Temporal and seasonal trends in *Acanthamoeba* keratitis. Cornea, 2009, 28 (1): 7-10.

12. RODRIGUEZ-ZARAGOZA S, RIVERA F, BONILLA P, et al, Amoebological study of the atmosphere of San Luis Potosi, SLP, Mexico. J Expo Anal Environ Epidemiol, 1993, 3 (Suppl 1): 229-241.

13. RODRIGUEZ-ZARAGOZA S, MAGANA-BECERRA A. Prevalence of pathogenic *Acanthamoeba* (Protozoa: Amoebidae) in the atmosphere of the city of San Luis Potosi, Mexico. Toxicol Ind Health, 1997, 13 (4): 519-526.

14. CARNT NA, SUBEDI D, LIM AW, et al. Prevalence and seasonal variation of *Acanthamoeba* in domestic tap water in greater Sydney, Australia. Clin Exp Optom, 2020, 103 (6): 782-786.

15. MAGNET A, FENOY S, GALVÁN AL, et al, A yearlong study of the presence of free living amoeba in Spain. Water Res, 2013, 47 (19): 6966-6672.

16. LALITHA P, LIN CC, SRINIVASAN M, et al. *Acanthamoeba* keratitis in South India: A longitudinal analysis of epidemics. Ophthalmic Epidemiol, 2012, 19 (2): 111-115.

17. JIANG C, SUN X, WANG Z, et al. *Acanthamoeba* keratitis: Clinical characteristics and

management. Ocul Surf, 2015, 13 (2): 164-168.

18. 田蓓, 孙旭光, 金秀英. 真菌及阿米巴混合感染性角膜溃疡一例. 中华眼科杂志, 2000, 36 (4): 298.

19. 金秀英, 罗时运, 张文华. 棘阿米巴角膜炎的诊断和防治. 眼科, 1992, 1 (2): 67-71.

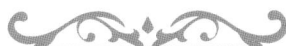

# 第二章
# 病　原　学

　　自生生活阿米巴是一类不需要在宿主体内寄生,依靠自身生物代谢系统即可以生存与繁殖的原虫。自然界中存在的自生生活阿米巴多数并不导致疾病,仅有少数属种,在一定条件下可在昆虫、动物以及人类体内生存与繁殖(也称兼性寄生虫),并导致动物和人类的某些疾病,医学上也将其称为致病性自生生活阿米巴[1]。

　　根据生物分类学,阿米巴属于原生动物门、叶足纲、阿米巴目,为生物结构简单的单细胞原虫,与医学相关的阿米巴主要包括寄生性阿米巴和自生生活阿米巴两大类,导致眼部感染的为自生生活阿米巴。

　　自生生活阿米巴在自然界分布非常广泛,在各种自然水源(如湖水、河水,以及海水等)、土壤、灰尘、污物、腐败植物,以及空气的悬浮颗粒中等均有存在。另外,从昆虫、鱼类、两栖动物、爬行动物,以及哺乳动物身上都曾经分离出自生生活阿米巴。

　　除自然界外,自生生活阿米巴也存在于游泳池水、污水管道、瓶装水、自来水处理系统,以及空调系统中,甚至从牙科诊所、医院、透析中心,以及角膜接触镜片和镜盒中也曾分离出自生生活阿米巴[2-3]。

　　与眼科感染有关的致病性自生生活阿米巴包括:棘阿米巴科的棘阿米巴属和非棘阿米巴属的阿米巴。

- 棘阿米巴属(*Acanthamoeba spp*),临床最为常见。
- 非棘阿米巴属阿米巴(non-*Acanthamoeba* Amoeba),其导致的角膜感染的病例也曾有报道[4]。

# 第一节 棘阿米巴的生物学特征

棘阿米巴是导致角膜感染最常见的自生生活阿米巴原虫,多分布于受污染的土壤或水源中,棘阿米巴有滋养体(trophozoite)和包囊(cyst)两种生存形式,在一定条件下,两种形式可以相互转化(图 2-1-1)。

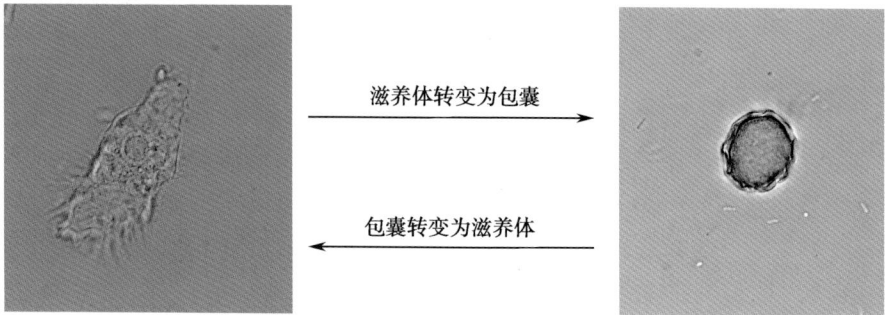

**图 2-1-1 棘阿米巴有滋养体和包囊两种生存形式示意图**
两种形式可以相互转化:在生存条件不适宜时,滋养体转化为包囊;
当生存条件适宜时,包囊又转化为滋养体。

## 一、滋养体

滋养体是棘阿米巴原虫运动、繁殖及导致感染的形式,由于滋养体在不断运动,其形态极易变化,因此在显微镜下观察,可见滋养体呈现多种多样的形态。

### 1. 光学显微镜下形态

在光学显微镜下,滋养体一般呈长椭圆形,由于其不断运动,所以形态多变。滋养体大小为 15~45μm,平均 20μm。滋养体表面被有一层很薄的细胞膜,细胞质内清晰可见多量脂滴、食物泡、液泡及线粒体等颗粒状物。

滋养体的细胞核多居中,直径约 6μm,核中央可见一个圆形致密的核仁,直径约 2.4μm,核仁周围有透明带状区围绕。致密的核仁及其周围透明带状区为棘阿米巴的特征性细胞结构之一[5],是临床微生物形态学诊断中重要的标志性细胞结构(图 2-1-2)。

在适宜生存的环境下,滋养体运动与代谢十分活跃,细胞膜表面不断伸出许多棘状突起,称为棘突,棘突是棘阿米巴属区别于耐格里属阿米巴原虫的重要结构之一。在沿运动方向的一侧,滋养体常形成类似扇形的伪足,称为叶状伪足(lobopodium)。在光学显微镜下,叶状伪足呈透明状,其中无颗粒状物质;液泡是棘阿米巴代谢过程中形成的水泡或收缩泡。

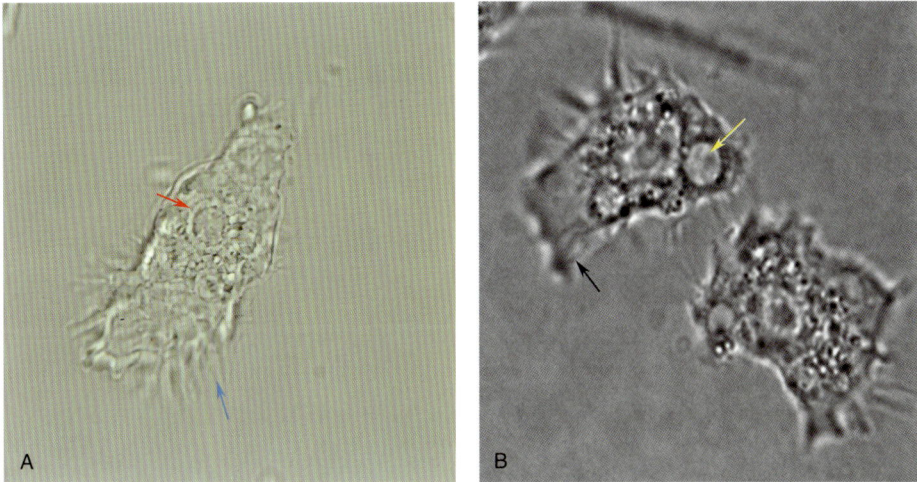

**图 2-1-2 棘阿米巴滋养体**

A、B. 细胞核(红色箭头所示),叶状伪足(黑色箭头所示),棘突(蓝色箭头所示),
液泡(黄色箭头所示)形态结构特点(光镜,1 000×)。

### 2. 电子显微镜下形态

(1)在透射电子显微镜下,滋养体细胞膜又可被细分为三层;胞质中可见游离分布的核糖体、细管结构、聚集的原纤维、数量不等的高尔基体、光面与粗面内质网、吞噬泡,以及水泡或收缩泡;同时也可见到胞质内存在多量的线粒体、脂滴、溶酶体及糖原颗粒等;有时,胞质中可见到共生的细菌等其他微生物[2]。

(2)在扫描电子显微镜下,滋养体大小为 15~45μm,呈类圆形、椭圆形或不规则形状。滋养体表面粗糙,见多量锥形、棘状突起,沿运动方向前端伸出叶状伪足(图 2-1-3)。

### 3. 繁殖方式

滋养体以二分裂方式进行繁殖(图 2-1-4),平均分裂繁殖周期约为 10 小时(8~24 小时)。在分裂前期,核仁首先出现断裂,之后逐渐消失;进入分裂中期后,染色质在赤道区形成带状,再一分为二;到分裂间期,靠近细胞核的胞质中出现中心体,呈致密的长柱形,并与微管结构相附着;到分裂后期,染色质到达两极区,呈密集的细小纤维状;进入分裂末期后,细胞核膜重新出现,首先将两个新形成的细胞核包绕在一起,之后随细胞分裂,形成两个单独的细胞核,并形成两个子滋养体(图 2-1-5)[3,6]。

滋养体生长繁殖的适宜条件为:pH 呈中性、温度 30℃、渗透压 50~80mOsmol[7]。

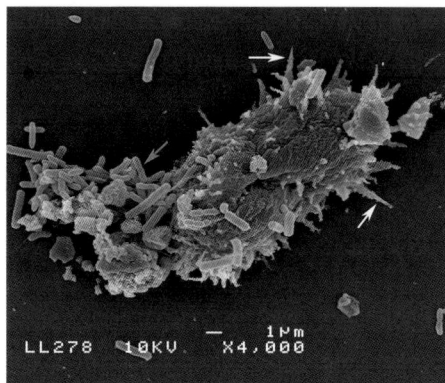

**图 2-1-3 滋养体呈类圆形、椭圆形或不规则形状**
虫体体表粗糙,见多量锥形、棘状突起(白色箭头所示);虫体表面可见培养时加入的多量大肠杆菌(红色箭头所示)(4 000×)。

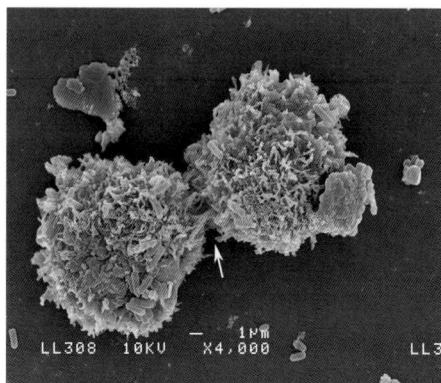

**图 2-1-4 滋养体以二分裂方式繁殖**
图示刚完成分裂的两个子滋养体尚未完全分离(白色箭头所示)(4 000×)。

#### 4. 运动与摄食

棘阿米巴沿叶状伪足方向缓慢移动,在水介质中,其运动速度平均为每分钟50μm。滋养体通常以细菌、真菌及其他原虫或海藻类等为食物生存。其摄食主要通过两种方式:①食盘(food cup)吸食,②胞饮,吞噬液态物质(图 2-1-6)。

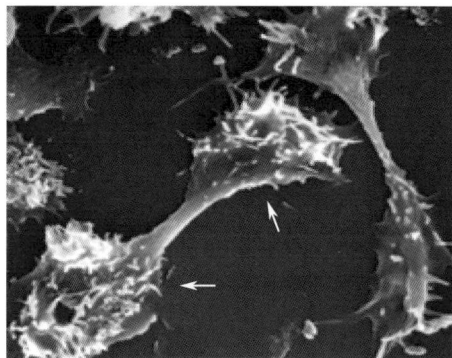

**图 2-1-5 棘阿米巴滋养体的二分裂状态**
两个子滋养体即将形成(白色箭头所示)(3 000×)。

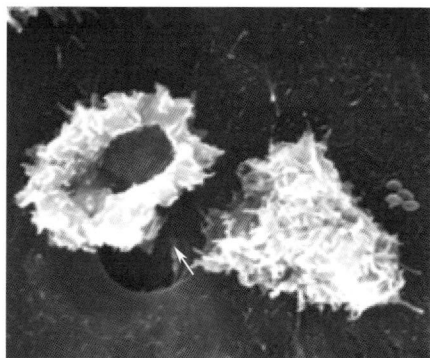

**图 2-1-6 棘阿米巴滋养体巨大的"吞饮泡"(白色箭头所示)(4 000×)**

### 二、包囊

在周围生存环境条件不适宜时,棘阿米巴滋养体逐渐转化成包囊,包囊为棘阿米巴代谢相对静止的状态,并且对外界的抵抗力极强。

### 1. 包囊转化过程

当生存环境条件不适宜时,如干燥、营养物质缺乏或缺氧等,滋养体体积会逐渐变小、变圆(也称滋养体的圆化),其活动性也同时变得缓慢或停止,胞质物质逐渐脱水、减少,并开始逐渐分泌生成较厚的囊壁结构,之后经过包囊前期(或称未成熟期包囊),最后转化为具有典型双壁结构的成熟包囊(图 2-1-7A、B)。

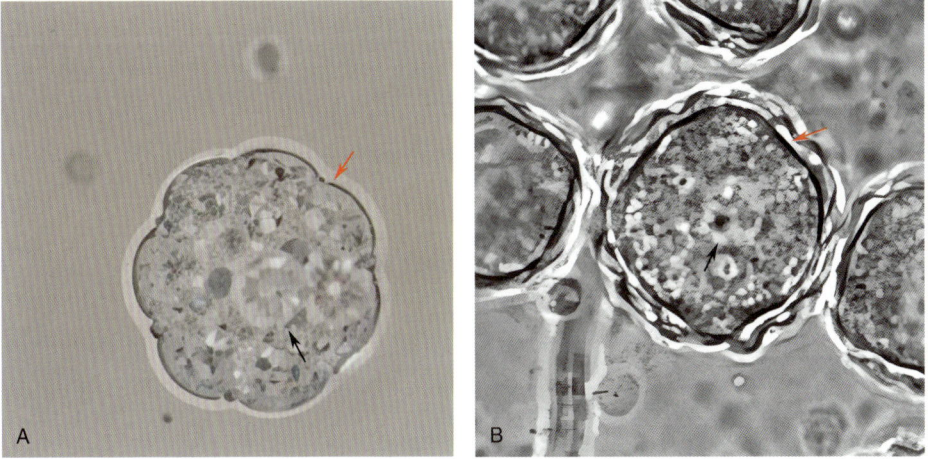

**图 2-1-7　包囊转化过程**

A. 未成熟期包囊,伪足及棘突均消失;胞浆致密,单层薄壁形成(红色箭头所示),可见细胞核(黑色箭头所示)(光镜,1 000×)。

B. 成熟期包囊,可见典型双壁结构(红色箭头所示)。细胞核(黑色箭头所示)(光镜,1 000×)。

### 2. 光学显微镜下形态

包囊一般呈圆形或类圆形,直径在 10~25μm 之间,典型的成熟包囊具有较厚的双层囊壁,外壁常呈皱缩状,而内壁光滑,并呈多种形态,如多边形、圆形、星形或三角形,内外壁之间有透明带相隔(图 2-1-8A~G)。

包囊内外壁在某些部位融合形成单层较薄的圆形壁膜,为棘孔的部位,不同种的棘阿米巴,其棘孔结构、数量及分布不同。棘孔为包囊代谢物与外界交换的通道,当包囊转化成滋养体时,初始形成的幼稚型滋养体就是从棘孔处脱囊而出,逐渐形成成熟的滋养体,并遗留无内容物的空囊壁(图 2-1-8H)。

包囊的胞质呈致密颗粒状,含有丰富的食物颗粒、脂滴、糖原和线粒体等。细胞核区境界不明显,但仍可见到明显的斑状核仁。在实验室条件下,包囊转换成滋养体约需要 10~24 小时,目前,对包囊转化为滋养体的启动因素及机制尚不明确。

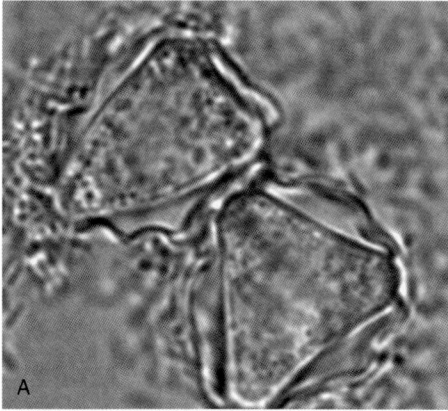

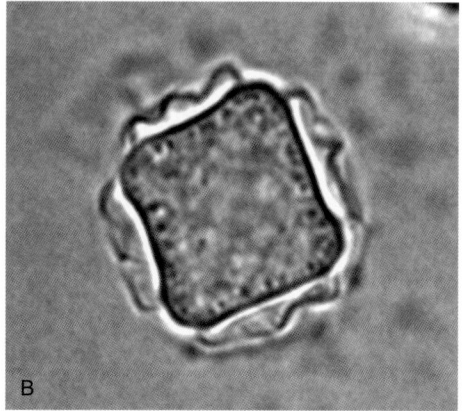

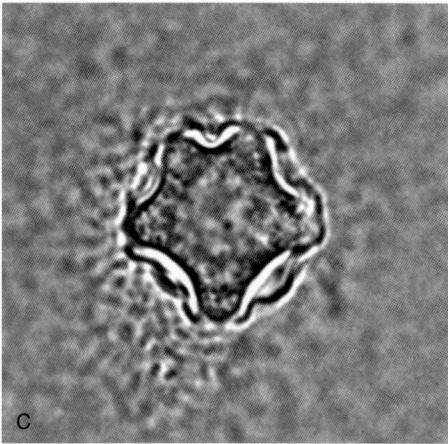

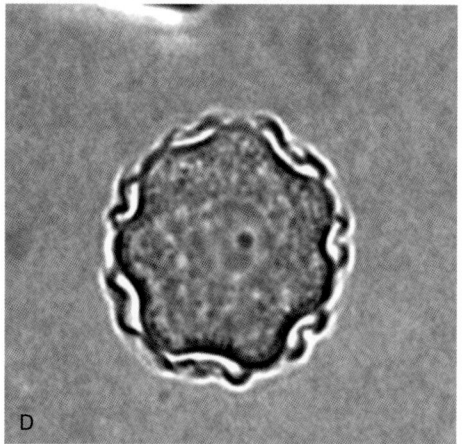

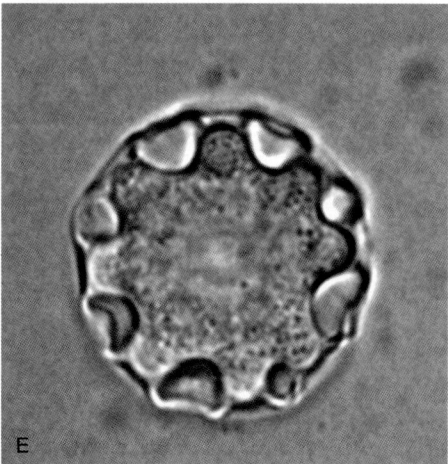

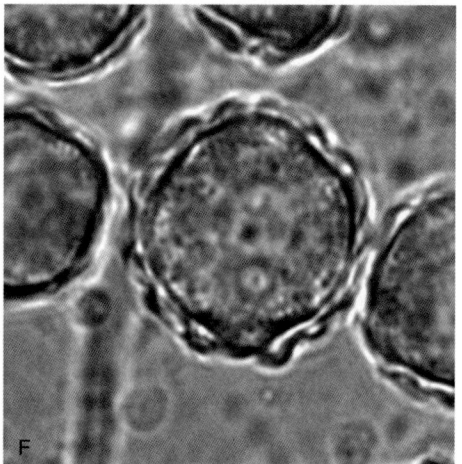

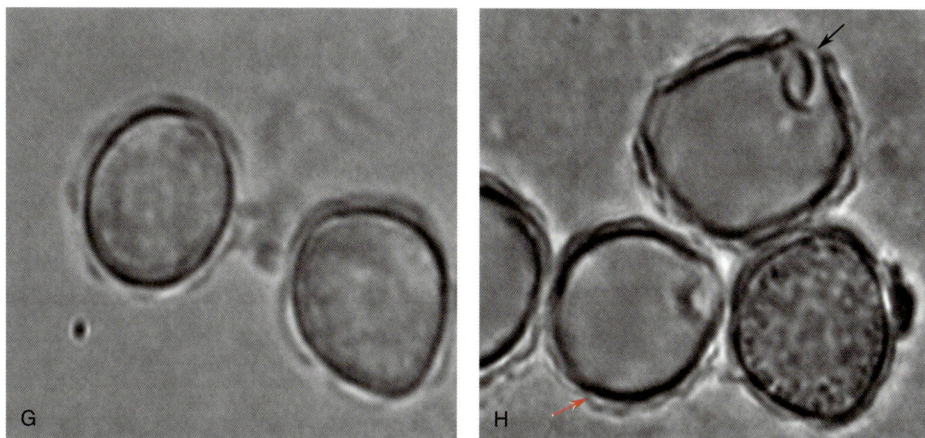

图 2-1-8　棘阿米巴包囊的不同形态表现

A~G. 包囊一般呈圆形或类圆形,直径在 10~25μm,具有较厚的双层囊壁,外壁常呈皱缩状,而内壁光滑,呈多种形态,如 A 为三角形;B~E 为多边形 4~8 个角;F、G. 为圆形,内外壁之间有透明带相隔;H. 当包囊转化成滋养体时,滋养体从棘孔处脱囊而出,遗留无内容物的空囊(红色箭头所示),空囊壁上可见滋养体移出后留下的裂孔(黑色箭头所示)(1 000×)。

### 3. 电子显微镜下形态

(1)在透射电子显微镜下,包囊壁为典型的双壁结构,外壁为纤维素性的皱纹状,为平行排列的网状结构;内壁为光滑的多面体,由纤细的原纤维组成,内外壁之间由无结构的透明带相隔;内外壁相互融合形成的棘孔多排列在包囊赤道区,致病性棘阿米巴包囊的棘孔多为凹陷型(图 2-1-9A、B)。

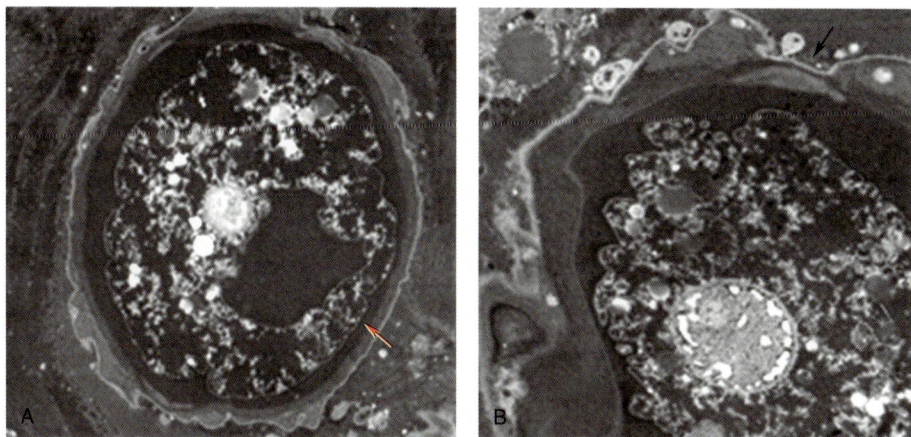

图 2-1-9　棘阿米巴透射电镜观察

A. 包囊典型的双壁结构,外壁为纤维素性的皱纹状,为平行排列的网状结构;内壁为光滑的多面体,由纤细的原纤维组成,内外壁之间由无结构的透明带相隔(红色箭头所示);B. 内外壁在某些部位融合形成棘孔(黑色箭头所示)(透射电子显微镜,4 000×)。

(2)在扫描电子显微镜下,包囊大小为 10~25μm,呈球形,表面皱褶状、波浪状或蜂窝状皱襞。囊壁表面相隔一定间距,即可见数个环形略凹陷的棘孔,孔区内有圆形帽状孔盖,棘孔为棘阿米巴滋养体脱囊时的出口(图 2-1-10)。

当滋养体从包囊中脱囊时,棘孔盖会发生融解,之后滋养体自棘孔处逸出,逐渐转变为成熟滋养体(图 2-1-11);滋养体脱囊后遗留下无任何内容物的空囊,囊壁上见孔洞(图 2-1-12)。

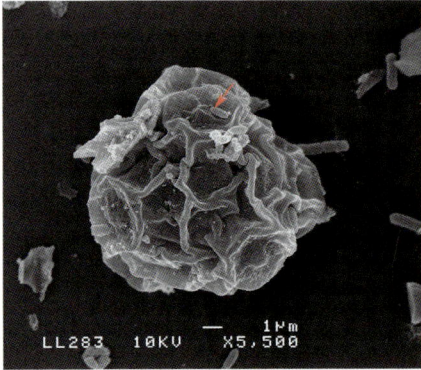

图 2-1-10 包囊表面皱褶状、波浪状或蜂窝状皱襞,红色箭头所示为棘孔(扫描电子显微镜,5 500×)

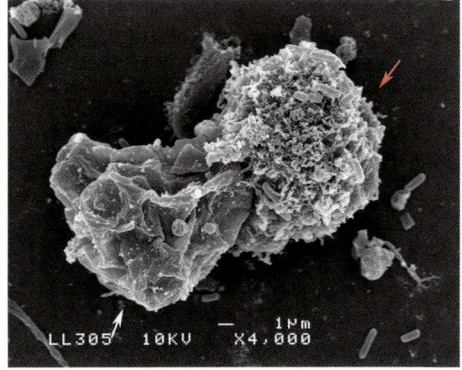

图 2-1-11 脱囊时棘孔盖融解,棘阿米巴自棘孔处逸出,转变成滋养体(红色箭头所示),脱囊后残留空包囊(白色箭头所示)(扫描电子显微镜,4 000×)

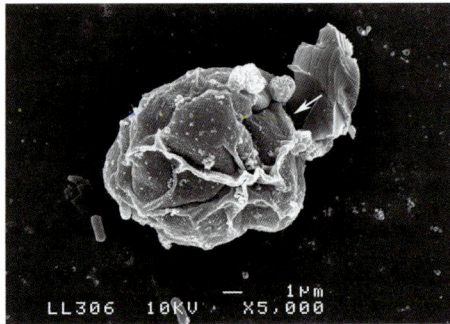

图 2-1-12 脱囊后遗留空囊,囊壁见孔洞(白色箭头所示)(扫描电子显微镜,5 000×)

4. **生物抗性** 处于包囊期的棘阿米巴,代谢率极低,几乎处于"冬眠状态",对环境中的各种理化因素、多种含氯消毒剂,以及一般抗菌药物等有极强抵抗力。研究表明,在 pH 3.9~9.75,以及 –20~42℃条件下,包囊仍能存活[8]。

个别致病棘阿米巴种株,如 *A. castellanii* 的包囊可耐受 65℃,5 分钟,并在反复冻融 5 个循环仍能生存。包囊可抵抗 250K 拉德伽马射线照射(此照射剂量超过人类致死量的 100 多倍)和 800mJ/mm$^2$ 紫外线 B 段的照射。

在自然环境下,包囊一般可以存活 1 年左右,最长可存活达 3 年之久[9];在室温、无食物情况下,棘阿米巴包囊能够存活 20 年[10]。

> **本节要点**
> 　　1. 自生生活阿米巴在自然界分布非常广泛。
> 　　2. 棘阿米巴有滋养体(trophozoite)和包囊(cyst)两种生存形式,在一定条件下,两种形式可以相互转化。
> 　　3. 滋养体大小为 15~45μm,平均 20μm,包囊直径在 10~25μm。
> 　　4. 滋养体以二分裂方式进行繁殖,平均周期约为 10 小时(6~24 小时)。
> 　　5. 在自然环境下,包囊一般可以存活 1 年左右,最长可存活达 3 年之久;在室温、无食物情况下,棘阿米巴包囊能够存活 20 年。

(王智群　孙旭光)

## 参 考 文 献

1. 张岩. 棘阿米巴的分型及鉴定研究进展. 国外医学 (眼科学分册), 2002, 26 (4): 214-217.
2. MARCIANO-CABRAL F, CABRAL G. *Acanthamoeba spp.* as agents of disease in humans. Clin Microbiol Rev, 2003, 16 (2): 273-307.
3. A JULIO MARTINEZ. Free-living amebas: Natural history, prevention, diagnosis, pathology, and treatment of disease. CRC Press Inc, 1985.
4. 孙旭光, 金秀英. 致病性自生生活阿米巴性角膜炎. 眼科, 2002, 11 (1): 4-6.
5. AURAN JD, STARR MB, JAKOBIEC FA. *Acanthamoeba* keratitis. A review of the literature. Cornea, 1987, 6 (1): 2-26.
6. 罗时运, 金秀英, 王智群, 等. 棘阿米巴角膜炎致病虫株的超微结构观察. 中华眼科杂志, 2008, 44 (11): 1020-1024.
7. BAND RN, MOHRLOK S. The cell cycle and induced amitosis in *Acanthamoeba*. J Protozool, 1973, 20 (5): 654-657.
8. 高敏, 张琛, 肖扬, 等. 温度及酸碱度对角膜分离棘阿米巴虫株活性影响的实验研究. 眼科研究, 2009, 27 (8): 685-687.
9. 陈威, 孙旭光. 棘阿米巴性角膜炎发病机制及免疫反应研究的进展. 国外医学 (眼科学分册), 2004, 28 (3): 175-178.
10. MAZUR T, HADAS E, IWANICKA I. The duration of the cyst stage and the viability and virulence of *Acanthamoeba* isolates. Trop Med Parasitol, 1995, 46 (2): 106-108.

## 第二节　棘阿米巴分类

目前,已经发现的棘阿米巴有 25 个种,其中至少有 10 个种可导致人类角膜炎,包括: *A. polyphaga*、*A. castellanii*、*A. culbertsonii*、*A. hatchetti*、*A. rhysodes*、*A. lugdunensis*、*A. quina*、*A. griffini*、*A. astronyxis*、*A. triangularis*。

研究发现,最常见致病的棘阿米巴种为 *A. castellanii* 和 *A. polyphaga*,而 *A. culbertsonii* 的致病性最强,推测其原因与不同种株棘阿米巴对组织黏附性、繁殖速率及特异性酶活性的差异有关[1]。

### 一、棘阿米巴的形态学分类

由于棘阿米巴滋养体的形态多变,难以将其作为分类依据,而包囊的结构形态相对稳定、种群之间的形态又存在一定差异,并具有某些规律性可循,因此,以往棘阿米巴的形态学分类主要依据包囊形态。

1967 年,Page 将棘阿米巴分为独立的属[2]。1977 年,Pussard 和 Pons 根据包囊形态将其分为 18 个种和 3 个类群,见表 2-2-1[1]。

表 2-2-1　三个类群形态的棘阿米巴

| 分类 | 形态 |
| --- | --- |
| 类群 I | 包囊较大,平均直径一般 ≥18μm,内外壁之间间隔较宽,外壁比较光滑或轻微皱褶,内壁呈星形,内外壁在内壁突起处相接,棘孔盖偏在内壁一侧(图 2-2-1) |
| 类群 II | 包囊平均直径<18μm,内外壁间隔距离不一,外壁常为波浪状或乳头状。内壁常可为星形、多边形或三角形,有时也可为圆形或椭圆形,无明显的突起形成,棘孔盖位于内外壁交界处(图 2-2-2) |
| 类群 III | 包囊平均直径<18μm,外壁薄,有或无皱褶,内壁为圆形(图 2-2-3),内壁向内有 3~5 个突起 |

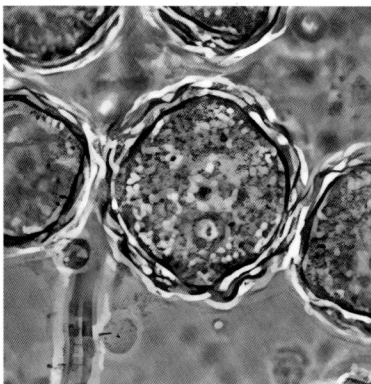

**图 2-2-1　类群 I**

包囊较大,平均直径一般 ≥18μm,内外壁之间间隔较宽,外壁比较光滑或轻微皱褶,内壁呈星形,内外壁在内壁突起处相接,棘孔盖偏在内壁一侧(1 000 ×)。

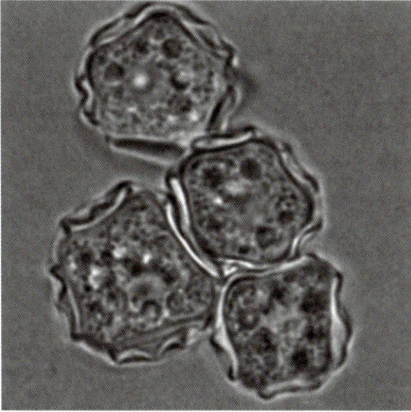

图 2-2-2 类群 Ⅱ

包囊平均直径<18μm,外壁常为波浪状或乳头状,内壁常可为星形、多边形或三角形,无明显的突起形成,棘孔盖位于内外壁交界处(1 000×)。

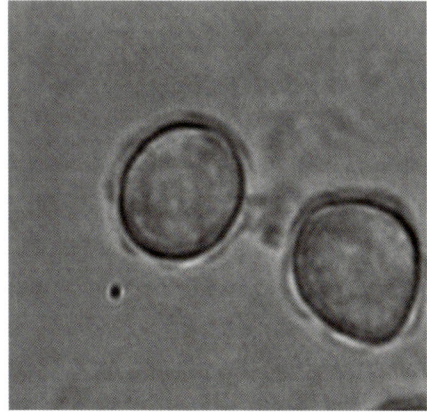

图 2-2-3 类群 Ⅲ

包囊平均直径<18μm,外壁薄有或无皱褶,内壁圆形,内壁向内有 3~5 个突起(1 000×)。

　　根据棘阿米巴形态学分型的三个类群中,致病性棘阿米巴种主要属于类群 Ⅱ,另外,类群 Ⅲ 中的 *A. culbertsonii* 也有致病性(表 2-2-2[3])。

表 2-2-2　Pussard 和 Pons 提出的棘阿米巴分类

| 类群 | 种名称 |
| --- | --- |
| 类群 Ⅰ | *A. astronyxis* |
| | *A. comandoni* |
| | *A. echinulata* |
| | *A. tubiashi* |
| 类群 Ⅱ | *A. castellanii* |
| | *A. mauritaniensis* |
| | *A. polyphaga* |
| | *A. lugdunensis* |
| | *A. quina* |
| | *A. rhysodes* |
| | *A. divionensis* |
| | *A. paradivionensis* |
| | *A. griffini* |
| | *A. triangularis* |
| | *A. hatchetti* |

续表

| 类群 | 种名称 |
|---|---|
| 类群Ⅲ | *A. palestinensis* |
| | *A. culbertsonii* |
| | *A. lenticulata* |
| | *A. pustulosa* |
| | *A. royreba* |

注:红色标注的棘阿米巴种可导致角膜炎。

## 二、棘阿米巴的基因型分类

### 1. 基因分型方法

根据基因类型进行分类,为目前最常用的棘阿米巴属以下的确切分类学方法,它主要根据棘阿米巴属内各虫株 DNA 序列的差异进行分型。目前研究较深入、且常应用的棘阿米巴基因分型方法主要有以下两种。

(1)18S rDNA(ribosomal DNA)测序分型;
(2)mtDNA- 限制性内切酶片段长度多态性(mtDNA-RFLP)分型。

其中以 18S rDNA 基因测序分型应用最为广泛[4]。目前,利用 18S rDNA 基因分型方法,可将棘阿米巴分为 23 个基因型 T1~T23[5]。

Booton 等通过优化 JDP1-JDP2 PCR 扩增产物内测序位置,得到了较可靠,且简便的分型方法[6]。18S rDNA 测序分型中,利用 PCR 引物 JDP1-JDP2 对棘阿米巴 18S rDNA 扩增后,所得产物序列中包括区位 29 和 29-1,其中区位 29 为高度保守序列,29-1 为高度变异序列,区位 29-1 现已经被命名为 DF3(diagnosis fragment 3),DF3 提供了基因分型信息,用于棘阿米巴的基因型鉴定。

棘阿米巴形态学类群与 18S rDNA 基因分型之间的关系见表 2-2-3。

表 2-2-3 棘阿米巴形态学类群与 18S rDNA 基因序列分型的关系

| 类群 | 基因型 |
|---|---|
| 类群Ⅰ | T7~T9、T17 |
| 类群Ⅱ、Ⅲ | T1~T6、T10~T16 |

### 2. 棘阿米巴基因型及其分布

(1)国际上报道的棘阿米巴基因型种类与地域分布

1)基因型种类:最近研究发现,在已经确定的棘阿米巴23个基因型中,至少有12个基因型可引起人类角膜感染,按报道例数多少排序,分别为T4、T3、T15、T11、T5、T2、T12、T7、T8、T10、T9和T13,其中T4型是引起棘阿米巴角膜炎的最常见基因型,占85.92%,其他基因型所占比例为T3(5.92%)、T15(2.22%)、T11(2.07%)、T5(1.33%)、T2(0.88%)、T12(0.44%)、T7(0.29%)、T8(0.29%)、T10(0.29%)、T9(0.15%)和T13(0.15%)[5]。

2)基因型地域分布:目前,全球各大洲,除大洋洲以外,均有眼部感染相关的棘阿米巴基因型研究的报道(表2-2-4)。

表2-2-4　眼部感染的棘阿米巴基因型在各大洲的分布

| 地区 | 最常见基因型 | 其他基因型 |
|---|---|---|
| 亚洲 | T4 | T3、T11、T15、T2、T12、T10、T5、T9 |
| 非洲 | T4 | T5、T3 |
| 欧洲 | T4 | T3、T15、T11、T8、T5、T2、T6 |
| 美洲 | T4 | T3、T5、T11、T2 |

(2)我国报道的棘阿米巴基因型

1)2000年北京市眼科研究所张岩等,对我国自角膜炎分离的棘阿米巴虫株进行了18S rDNA基因分型,结果发现致病虫株绝大多数为T4基因型,极个别为T3基因型[7]。

2)2010年谢立信等对14株致角膜炎棘阿米巴虫株进行了基因分型研究,经鉴定均为T4型[8]。

3)2014年北京市眼科研究所姜超等用18S rDNA基因分型方法,对100株临床致角膜炎棘阿米巴虫株进行基因型鉴定,发现99株为T4型(99%),1株为T11型(1%);同时发现T4型有27个亚型,以T4/31和T4/41亚型最为常见,各为18株,各占18%。姜超等的研究还发现,在27个T4亚型中,有4个亚型在国际基因库中未曾报道,为新发现的亚型,分别被命名为T4/42、T4/43、T4/44和T4/45。

我国香港地区报道的棘阿米巴基因型为T4和T3型[6]。

总之,我国导致角膜感染的棘阿米巴虫株基因型有T4、T11及T3,其中,T4型为最主要的致病基因型;在T4基因亚型中,以T4/31和T4/41最为常见。

## 三、自然环境分离的棘阿米巴基因型

自生生活阿米巴普遍存在于环境、动物和人体内,对各种环境样本进行棘阿米巴基因型鉴定能有效追踪感染源,帮助明确棘阿米巴角膜炎的危险因素。

**1. 国外研究结果**

国外研究表明,从自来水、河水、温泉水、土壤、灰尘、空气、各种动物体内等均分离出了棘阿米巴,而且 T4 型是主要基因型[9-18]。

**2. 我国研究结果**

(1)水源样本的检测:2014 年北京市眼科研究所采集北京地区部分自来水的水样 42 个(每个水样 500mL)和自然湖水的水样 30 个(每个水样 500mL)进行阿米巴检测。经过过滤、残渣培养 14 天,光镜观察发现 42 个自来水样本中14 个有阿米巴生长,阳性率为 33.3%;30 个湖水样本中 14 个有阿米巴生长,阳性率为 46.7%。

利用阿米巴通用引物,棘阿米巴属、哈特曼属和耐格里属特异性引物,对阿米巴虫株进行 PCR 扩增测序,结果分析发现:

- 自来水样本中有 1 株为耐格里属、1 株棘阿米巴属(T4 基因型)、8 株哈特曼属(*Hartmannellidae*)。
- 对自然湖水样本的分析发现,1 株为简变虫属(*Vahlkampfia*)、2 株棘阿米巴属(T4 基因型)、11 株哈特曼属(*Hartmannellidae*)。

研究结果提示,北京地区自来水和自然湖水中均存在自生生活阿米巴,其中以哈特曼属(*Hartmannellidae*)为主,其次为棘阿米巴属,另外,还存在少量耐格里属和其他属阿米巴;自然湖水的阿米巴阳性率要高于自来水,因此,可以推测水源是北京地区棘阿米巴角膜炎重要的感染源之一,因此,作者认为配戴角膜接触镜的人群,应特别注意避免用自来水清洗角膜接触镜。

我国江苏省无锡市水源阿米巴检测发现,该地区自来水中存在 T4 型致病性自生生活阿米巴[19]。中国台湾地区饮用水源调查结果发现棘阿米巴的 T4 和 T2 基因型,其中以 T4 基因型最为常见[20]。

(2)土壤样本的检测:2006 年郑善子从吉林延边地区土壤中分离的两株棘阿米巴,经过 PCR 扩增测序后分析发现,均属 T4 基因型[21],而从北京市区土壤中分离的棘阿米巴虫株基因型为 T5 型[22]。2007 年王月华等从广东地区土壤中分离的棘阿米巴虫株,分析鉴定为 T5 型[23],因此,土壤是棘阿米巴另一个重要感染源。

除了形态学及基因分型方法之外,还有应用棘阿米巴同工酶谱、单克隆抗体、线粒体 DNA 序列等方法对棘阿米巴进行分型,但是,这些方法主要应用于科研,而在临床诊断分型中较少应用。

近年来,宏基因技术在棘阿米巴角膜炎临床病原学诊断方面得到了应用,其不仅可以提高诊断率,而且可以做基因型鉴定,但是,在实际临床应用中也需要注意其假阳性的可能性。

综上所述,在世界范围内导致角膜感染的棘阿米巴基因型主要为 T4 型,但是也有报道发现,非 T4 基因型棘阿米巴导致的角膜炎病情更加严重,而且预后更差[24]。

利用分子生物学方法,对棘阿米巴进行基因分型研究,可以为深入研究棘阿米巴致病性及药物敏感性提供重要的分子生物学依据,同时也可作为临床病原体溯源的重要手段之一。未来通过开展棘阿米巴全基因组研究,寻找致病毒力因子相关基因,有望为临床应用靶向治疗棘阿米巴感染提供实验研究基础。

---

**本节要点**

1. 棘阿米巴分型主要有两种方法:包囊形态学分型和基因分型方法,最常使用的是基因分型方法。

2. 目前,已经发现的棘阿米巴有 25 个种,其中至少有 10 个种可导致人类角膜炎。

3. 根据包囊形态将棘阿米巴分为 18 个种和 3 个类群。

4. 已经确定的棘阿米巴 23 个基因型(T1~T23)中,至少有 12 个基因型可引起人类角膜感染。

5. 在世界范围内,导致角膜感染的棘阿米巴基因型主要为 T4 型,而且 T4 型也是饮用水源中分离出的主要基因型之一。

---

(姜 超 孙旭光)

## 参 考 文 献

1. 张岩. 棘阿米巴的分型及鉴定研究进展. 国外医学 (眼科学分册), 2002, 26 (4): 214-217.

2. 陈威, 孙旭光. 棘阿米巴性角膜炎发病机制及免疫反应研究的进展. 国外医学 (眼科学分册), 2004, 28 (3): 175-178.

3. ILLINGWORTH CD, COOK SD. *Acanthamoeba* keratitis. Surv Ophthalmol, 1998 42 (6): 493-508.

4. 姜超, 梁庆丰, 孙旭光. 棘阿米巴角膜炎的病原体基因分型及临床意义. 国际眼科纵览, 2011, 35 (4): 232-236.

5. OTERO-RUIZ A, GONZALEZ-ZUÑIGA LD, RODRIGUEZ-ANAYA LZ, et al. Distribution and current state of molecular genetic characterization in pathogenic free-living amoebae. Pathogens, 2022, 11 (10): 1199.

6. BOOTON GC1, KELLY DJ, CHU YW, et al. 18S ribosomal DNA typing and tracking of *Acanthamoeba* species isolates from corneal scrape specimens, contact lenses, lens cases, and home water supplies of *Acanthamoeba* keratitis patients in Hong Kong. J Clin Microbiol, 2002, 40 (5): 1621-1625.

7. ZHANG Y, SUN X, WANG Z, et al. Identification of 18S ribosomal DNA genotype of *Acanthamoeba* from patients with keratitis in North China. Invest Ophthalmol Vis Sci, 2004, 45 (6): 1904-1907.

8. ZHAO G, SUN S, ZHAO J, et al. Genotyping of *Acanthamoeba* isolates and clinical characteristics of patients with *Acanthamoeba* keratitis in China. J Med Microbiol, 2010, 59 (Pt 4): 462-466.

9. ABE N, KIMATA I. Genotype of *Acanthamoeba* isolates from corneal scrapings and contact lens cases of *Acanthamoeba* keratitis patients in Osaka, Japan. Jpn J Infect Dis, 2010, 63 (4): 299-301.

10. NUPRASERT W, PUTAPORNTIP C, PARIYAKANOK L, et al. Identification of a novel t17 genotype of *Acanthamoeba* from environmental isolates and t10 genotype causing keratitis in Thailand. J Clin Microbiol, 2010, 48 (12): 4636-4640.

11. HUANG SW, HSU BM. Isolation and identification of *Acanthamoeba* from Taiwan spring recreation areas using culture enrichment combined with PCR. ActaTropica, 2010, 115 (3): 282-287.

12. NIYYATI M, LORENZO-MORALES J, RAHIMI F, et al. Isolation and genotyping of potentially pathogenic *Acanthamoeba* strains from dust sources in Iran. Trans R Soc Trop Med Hyq, 2009, 103 (4): 425-427.

13. LORENZO-MORALES J, ORTEGA-RIVAS A, MARTÍNEZ E, et al. *Acanthamoeba* isolates belonging to T1, T2, T3, T4 and T7genotypes from environmental freshwater samples in the Nile Delta region, Egypt. Acta Tropica, 2006, 100 (1-2): 63-69.

14. DE JONCKHEERE JF. Molecular identification of free-living amoebae of the Vahlkampfiidae and Acanthamoebidae isolated in Arizona (USA). Eur J Protistol, 2007, 43 (1): 9-15.

15. BING-MU HSU, PO-HUA, TAI-SHENG LIOU, et al. Identification of 18S ribosomal DNA genotype of *Acanthamoeba* from hot spring recreation areas in the central range, Taiwan. J Hydrol, 2009, 367: 249-254.

16. NIYYATI M, LORENZO-MORALES J, REZAIE S, et al. Genotying of *Acanthamoeba* isolates from clinical and environmental specimens in Iran. ExpParasitol, 2009, 121 (3): 242-245.

17. LORENZO-MORALES J, LÓPEZ-DARIAS M, MARTÍNEZ-CARRETERO E, et al. Isolation of potentially pathogenic strains of *Acanthamoeba* in wild squirrels from the Canary Islands and Morocco. ExpParasitol, 2007, 117 (1): 74-79.

18. RODRIGUEZ-ZARAGOZA S, MAGANA-BECERRA A. Prevalence of pathogenic *Acanthamoeba* (Protozoa: Amoebidae) in the atmosphere of the city of San-Luis Potosl, Mexico. Toxicol Ind Health, 1997, 13 (4): 519-526.

19. WANG M, SUN G, SUN Y, et al. Korean identification and genotypic characterization of potentially pathogenic *Acanthamoeba* isolated from tap water in Wuxi, China. J Parasitol, 2018, 56 (6): 615-618.

20. KAO PM, HSU BM, HSU TK, et al. Seasonal distribution of potentially pathogenic *Acan-*

*thamoeba* species from drinking water reservoirs in Taiwan. Environ Sci Pollut Res Int, 2015, 22 (5): 3766-3773.

21. 郑善子, 玄英花, 王月华, 等. 从土壤中分离的棘阿米巴属 CJY/S1 和 CJY/S2 株的 18S rDNA 基因型鉴定. 中国寄生虫学与寄生虫病杂志, 2006, 24 (5): 391-392.

22. 郑善子, 玄英花, 王月华. 棘阿米巴土壤分离株 CB/S1 的 18S rDNA 基因型鉴定. 中国人兽共患病学报, 2006, 22 (11): 1039-1041.

23. 王月华. 广东地区土壤中分离的棘阿米巴 CG/S1 株的 18S rDNA 基因分析. 延边大学医学学报, 2007, 4: 244-246.

24. ARNALICH-MONTIEL F, LUMBRERAS-FERNANDEZ B, MARTIN-NAVARRO CM, et al. Influence of *Acanthamoeba* genotype on clinical course and outcomes for patients with *Acanthamoeba* keratitis in Spain. J Clin Microbiol, 2014, 52 (4): 1213-1216.

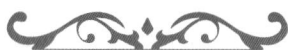

# 第三章
# 病理机制与免疫反应

## 第一节　病　理　机　制

在自然界中,自生生活阿米巴不需要寄生于宿主体内,它以细菌、真菌及其他原虫为食物即可存活。致病性自生生活阿米巴导致的人类感染为偶然接触感染,也称为机会性感染[1]。

棘阿米巴导致角膜感染常与以下因素密切相关。

> ➢ 危险因素:如外伤或不合理地配戴角膜接触镜等。
> ➢ 特异性黏附:与角膜上皮细胞膜特异性黏附是棘阿米巴感染角膜的首要步骤。
> ➢ 角膜上皮屏障的破坏:棘阿米巴产生的毒素可直接或间接损伤角膜上皮屏障,以利于其侵入角膜组织;其分泌的酶类,尤其是胶原酶类,可以降解角膜基质的胶原组织,导致角膜溃疡形成,并诱发一系列炎症反应。
> ➢ 抗宿主免疫反应:通过分泌相关因子,抑制宿主的免疫功能,从而逃逸免疫功能对其的防御作用。
> ➢ 对常用抗菌药物的耐受性:临床常用的氨基苷类及氟喹诺酮类抗菌药对棘阿米巴均无抑制作用。

## 一、对角膜上皮的黏附作用

1. **宿主的特异性**　棘阿米巴滋养体黏附至角膜上皮细胞表面是导致角膜炎的首要步骤。研究发现,棘阿米巴滋养体对角膜上皮细胞的黏附力具有明显的宿主特异性[1-2],其对人、猪和中国仓鼠的角膜上皮细胞具有较强的黏附选择性[3]。棘阿米巴原虫通过与细胞膜的脂多糖结合,黏附在角膜上皮细胞表面,之后释放活性酶类如神经氨酸酶,或毒素,使角膜上皮细胞膜变薄并发生坏死,进而导致上皮屏障的破坏,使棘阿米巴侵入角膜基质层;另外,棘阿米巴还可分泌黏附素(adhesins),以辅助其与角膜上皮细胞黏附[4]。

2. **温度依赖性** Panjwani 等研究发现,棘阿米巴对人角膜上皮细胞的黏附力是其对兔角膜上皮细胞黏附力的 1.4 倍,而且实验证明滋养体对兔角膜上皮细胞的黏附力具有温度依赖性,当温度在 25~35℃之间时,滋养体对角膜上皮细胞的黏附力随温度升高而持续增加,当温度达到 35℃后,其黏附力处于一个平台期,不再增加,而当温度下降到 4℃时,几乎不发生黏附[5]。

3. **黏附位点** 角膜上皮细胞膜表面的复合多糖分子被认为是感染早期棘阿米巴的黏附位点,糖蛋白和糖脂使滋养体易于黏附到角膜上皮细胞表面。Yang 等发现一种 136KD 的甘露糖 - 连接蛋白能够在致病性棘阿米巴虫株(如 *A. castellanii*)的细胞膜表面表达,并可增强其对角膜上皮细胞的黏附能力[6];进一步研究发现,该蛋白具有促进滋养体伪足伸展活动的作用[7]。另外,研究发现,棘阿米巴对上皮细胞的基底膜成分,如层粘连蛋白和Ⅳ型胶原具有更强的黏附性[8]。国内李晶等研究发现,卡氏棘阿米巴的肌动蛋白 1(Actin1)介导了虫体黏附宿主细胞,并参与入侵的作用,而利用重组抗肌动蛋白 1 特异性多克隆抗体,可有效阻断滋养体与 Vero 细胞的黏附[9]。

## 二、蛋白酶诱导的非接触性细胞融解作用

棘阿米巴感染角膜的过程可以划分为两个阶段。

第一阶段:滋养体黏附到角膜上皮细胞表面,导致上皮细胞损伤,此时病变主要局限于角膜上皮层;

第二阶段:滋养体侵入上皮下或基质层,引起严重的炎症反应和胶原组织的破坏。

滋养体侵入基质层可能与其释放多种蛋白溶解酶的作用有关,其中包括富含丝氨酸的蛋白酶、金属蛋白酶、半胱氨酸蛋白酶、弹性蛋白酶、胶原酶,以及特异性凝血酶原激活物等,然而,这些酶在角膜感染发病机制中所起的确切作用尚不完全清楚[10-11]。

体外实验发现,当处于甘露糖环境中达 48 小时以上时,滋养体会释放一种 100KD 的丝氨酸蛋白酶,该酶在体外能介导非接触性角膜上皮细胞融解,并且发现配戴角膜接触镜可上调角膜上皮细胞的甘露糖基化酶活性,有利于棘阿米巴滋养体黏附。

致病性棘阿米巴与非致病性棘阿米巴的蛋白酶谱不同,如致病性的 *A. castellanii* 虫株,可分泌 45~50kDa 的血浆酶原激活物,使滋养体易于向角膜上皮下和基质层中侵入,而这种激活物只存在于致病性虫株中[12-13]。

Maschio VJ 等对棘阿米巴滋养体表达的可溶性以及表面富集蛋白组分进行分析发现,在鉴定出的 503 种蛋白中,有 308 种为可溶性蛋白,119 种为细胞表面富集蛋白,并认为这些蛋白可以用作棘阿米巴的免疫学诊断与鉴定[14]。

## 三、接触性细胞融解作用

除了通过蛋白酶的作用侵入角膜组织之外,棘阿米巴还可通过接触依赖性的细胞融解作用破坏角膜上皮细胞,尽管接触性细胞融解作用机制尚不清楚,但是,研究发现,滋养体及包囊在有地塞米松存在的条件下,其接触性细胞融解作用会明显增强;另外,还发现在角膜基质中的滋养体可直接吞噬角膜基质细胞[15-18]。

棘阿米巴可以通过三种方式损伤角膜上皮细胞:

> ➢ 胞吞作用:类似吞噬细胞,直接吞噬部分细胞膜成分;
> ➢ 自发性胞泌作用:在没有激活过程存在的条件下,棘阿米巴自发性释放溶解酶,导致上皮细胞膜损伤;
> ➢ 膜激活的胞泌作用:棘阿米巴与角膜上皮细胞膜表面的受体或配体相结合,激活酶释放,造成上皮细胞的损伤。

## 四、棘阿米巴介导的细胞凋亡

利用培养的人和兔角膜单层融合细胞进行体外实验,在单层细胞存在的条件下,棘阿米巴包囊可脱囊转变为活跃的滋养体,并导致单层细胞完全破坏,其破坏作用机制与诱导细胞发生凋亡有关;实验观察发现,凋亡细胞的细胞膜出现空泡,核 - 浆比升高,核小体形成,并产生 180~200bp 的 DNA 片段。

将滋养体与 Hela 细胞共同孵育,利用光学显微镜观察,以及 MTT 法 [3-(4,5- 二甲基噻唑 -2)-2,5- 二苯基四氮唑溴盐法 ] 检测,可发现滋养体产生了明显的细胞毒作用,而且 Hela 细胞呈现典型的细胞凋亡征象。利用黑色素瘤细胞 B16 作为靶细胞,在接触棘阿米巴滋养体后,B16 细胞贴壁异常、形态变圆、细胞膜出现泡状突起、细胞核质固缩呈块状,细胞发生典型的凋亡过程[19-22]。

## 五、酶与细胞因子的作用

1. **基质金属蛋白酶** 通过角膜病理学研究发现,角膜感染棘阿米巴后的第 1 个月,角膜组织的病理改变以坏死和炎性细胞浸润为主(图 3-1-1)。在角膜组织中,可见大量棘阿米巴病原体,包括活跃的、有增殖能力的滋养体和处于代谢停滞状态的包囊。同时角膜组织内基质金属蛋白酶 13(MMP13)呈强阳性表达

（图 3-1-2），而组织内与修复相关的成纤维细胞生长因子 2（FGF2）呈弱阳性表达。

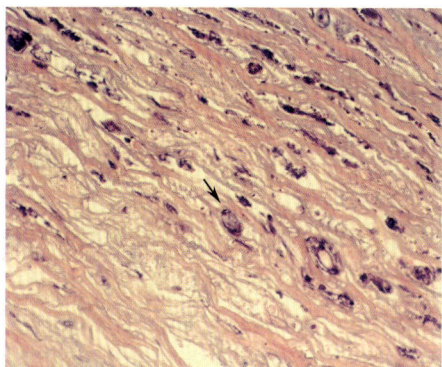

图 3-1-1 角膜感染棘阿米巴 1 个月，角膜组织的病理改变以坏死和炎性细胞浸润为主；组织中存在大量棘阿米巴病原体（箭头所示）（HE 染色，400×）

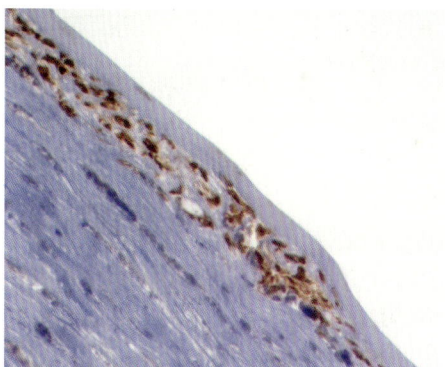

图 3-1-2 角膜感染棘阿米巴 1 个月，免疫组化染色 MMP13 呈强阳性表达（400×）

随着病情发展，在病程大于 1 个月至半年的患者中，可以观察到在角膜组织内仍然存在具有活性的棘阿米巴病原体，并且组织内炎症反应仍然存在，此观察研究结果支持临床上抗棘阿米巴治疗需要持续到半年以上的治疗方案。

2. **成纤维细胞生长因子（FGF）** 在治疗疗程达半年以上患者的角膜组织内，基本上观察不到有炎性细胞浸润（图 3-1-3），角膜组织呈现修复状态，组织病理检查中未见到包囊或滋养体；角膜组织内可见大量新生血管，FGF2 表达增强（图 3-1-4），而 MMP13 在角膜组织内的表达减弱[23]。

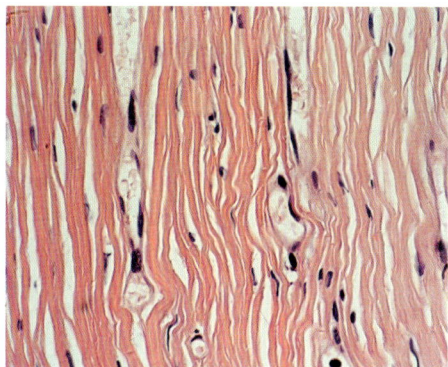

图 3-1-3 角膜感染棘阿米巴 6 个月，角膜组织内基本无炎性细胞浸润，角膜呈现修复状态（400×）

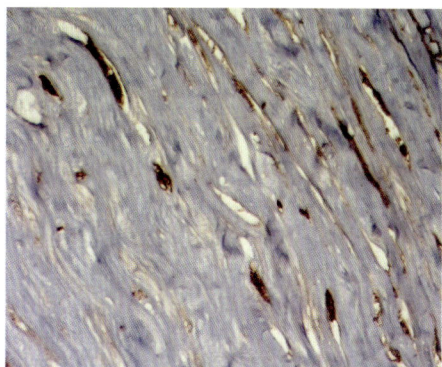

图 3-1-4 角膜感染棘阿米巴 6 个月，免疫组化染色 FGF2 表达增强（400×）

3. **巨噬细胞炎症蛋白 -1 与白细胞介素 -1β** 国内林秀丽等通过动物实验研究发现,在兔棘阿米巴角膜炎中,巨噬细胞炎症蛋白 -1 为重要的防御和保护性因素,而白细胞介素 -1β 则反映角膜局部炎症反应的程度[24]。

## 六、抗氧化酶的作用

超氧化物歧化酶(superoxide dismutase)的主要功能是催化超氧化物转化为氧和过氧化氢,是体内重要的抗氧化酶。目前研究发现,在棘阿米巴细胞中有两种超氧化物歧化酶,一种是铁超氧化物歧化酶(分子量约 50kDa),另一种是铜 -锌超氧化物歧化酶(分子量约 38kDa),两种酶均具有抗炎和抗氧化的双重作用,但同时也是潜在致病因素[25],如铁超氧化物歧化酶不仅在防止棘阿米巴细胞自身内部氧化损伤中起到重要作用,同时可减轻宿主免疫细胞对棘阿米巴的杀伤作用[26]。

研究发现,在体外培养的棘阿米巴滋养体转换成包囊的过程中,其细胞内呼吸过程减弱,伴随着有膜结构形成减少及线粒体氧耗量降低,同时,超氧化物歧化酶活性的降低,提示棘阿米巴抵御氧化作用的能力也在降低[27]。

## 七、生物膜形成

1. **生物膜增强对环境的抵抗性** 生物膜是由微生物及其细胞外基质形成的相对稳固的结构,其主要在液体以及人工材料表面形成,譬如静脉导管内壁、角膜接触镜表面、巩膜扣带表面、手术缝线周围及人工晶状体表面等。生物膜形成有利于帮助棘阿米巴获取食物和抵抗不利环境,例如,棘阿米巴更易于附着在有假单胞菌生物膜包裹的水凝胶晶状体表面。

2. **生物膜有利于棘阿米巴转化与增殖** 生物膜给棘阿米巴提供了丰富的营养物质,有助于包囊转化为具有感染性的滋养体。研究认为,角膜接触镜表面的生物膜可作为载体,有利于致病性棘阿米巴滋养体转移到角膜表面,从而导致角膜感染,另外,有动物实验研究显示,由于角膜接触镜可改变角膜表面的结构特征,使棘阿米巴更容易黏附,因此,预防角膜接触镜镜片被生物膜污染,是防止棘阿米巴角膜炎的重要环节之一[28-29]。

## 八、共生微生物的作用

1. **与细菌共生** 研究发现,棘阿米巴细胞内存在共生菌,而且某些种类的共生菌为导致人类疾病的细菌,如放线菌、军团菌属、假单胞菌[30]。研究发现,约 25% 的棘阿米巴细胞内存在共生菌,共生菌的存在既可为棘阿米巴提供食物,又可增强其致病性以及抗药性[31],譬如,眼表存在的干燥棒状杆菌,其细胞壁上含有丰富的甘露糖,而甘露糖可上调棘阿米巴滋养体蛋白酶分泌水平,增强其对角膜上皮细胞的破坏性[32]。

2. **与其他微生物共生**　研究发现,棘阿米巴细胞内还可共生衣原体、真菌以及病毒等[33-35]。

---

**本节要点**

　　导致角膜棘阿米巴感染的病理机制主要包括:

➢ 对角膜上皮的黏附作用

➢ 蛋白酶诱导的非接触性细胞融解作用

➢ 接触性细胞融解作用

➢ 诱导细胞凋亡

➢ 酶与细胞因子的作用

➢ 抗氧化酶的作用

➢ 生物膜形成

➢ 共生微生物的作用

---

（陈　威　孙旭光）

## 参 考 文 献

1. NIEDERKORNJY, ALIZADEH H, LEHER H, et al. The pathogenesis of *Acanthamoeba* keratitis. Microbes Infect, 1999, 1 (6): 437-443.

2. NIEDERKORN JY, UBELAKER JE, MCCULLEY JP, et al. Susceptibility of corneas from various animal species to in vitro binding and invasion by *Acanthamoeba castellanii*. Invest Ophthalmol Vis Sci, 1992, 33 (1): 104-112.

3. CLARKE DW, NIEDERKORN JY. The pathophysiology of *Acanthamoeba* keratitis. Trends Parasitol, 2006, 22 (4): 175-180.

4. LORENZO-MORALES J, KHAN NA, WALOCHNIK J. An update on *Acanthamoeba* keratitis: Diagnosis, pathogenesis and treatment. Parasite, 2015, 22: 10.

5. PANJWANI N, ZHAO Z, BAUMJ, et al. *Acanthamoebae* bind to rabbit corneal epithelium in vitro. Invest Ophthalmol Vis Sci, 1997, 38 (9): 1858-1864.

6. YANG Z, CAO Z, PANJWANI N. Pathogenesis of *Acanthamoeba* keratitis: Carbohydrate-mediated host-parasite interactions. Infect Immun, 1997, 65 (2): 439-445.

7. HUTH S, REVEREY JF, LEIPPE M, et al. Adhesion forces and mechanics in mannose-mediated *Acanthamoeba* interactions. PLoS ONE, 2017, 12 (5): e0176207.

8. PIÑA-VÁZQUEZ, MAGDA REYES-LÓPEZ, GUILLERMO ORTÍZ-ESTRADA, et al. Host-parasite interaction: Parasite-derived and -induced proteases that degrade human extracellular matrix Carolina Mireya de la Garza. J Parasitol Res, 2012, 2012: 748206.

9. 李晶, 杨舒越, 赵佳欣, 等. 卡氏棘阿米巴肌动蛋白 1 的免疫学特性和细胞黏附功能. 吉林大学学报: 医学版, 2023, 49 (2): 308-314.

10. KAY EP, HE YG. Post-transcriptional and transcriptional control of collagen gene expression in normal and modulated rabbit corneal endothelial cells. Invest Ophthalmol Vis Sci, 1991, 32 (6): 1821-1827.

11. LARKIN DF, EASTY DL. External eye flora as a nutrient source for *Acanthamoeba*. Graefes Arch Clin Exp Ophthalmol, 1990, 228 (5): 458-460.

12. MITRA MM, ALIZADEH H, GERARD RD, et al. Characterization of a plasminogen activator produced by *Acanthamoeb castellanii*. Mol Biochem Parasitol, 1995, 73 (1-2): 157-164.

13. KHAN NA, JARROLL EL, PANJWANI N, et al. Proteases as markers for differentiation of pathogenic and nonpathogenic species of *Acanthamoeba*. J Clin Microbiol, 2000, 38 (8): 2858-2861.

14. MASCHIO VJ, VIRGINIO VG, FERREIRA HB, et al. Comparative proteomic analysis of soluble and surface-enriched proteins from *Acanthamoeba castellanii* trophozoites. Mol Biochem Parasitol, 2018, 225: 47-53.

15. MC CLELLANK, HOWARD K, NIEDERKORN JY, et al. Effect of steroidson *Acanthamoeba cysts* and *trophozoites*. Invest Ophthal mol Vis Sci, 2001, 42 (12): 2885-2893.

16. PARK DH, PALAY DA, DAYA SM, et al. The role of topical corticosteroids in the management of *Acanthamoeba* keratitis. Cornea, 1997, 16 (3): 277-283.

17. JOHN T, LIN J, SAHM D, et al. Effects of corticosteroids in experimental *Acanthamoeba* keratitis. Rev Infect Dis, 1991, 13 (Suppl 5): S440-442.

18. PETTITDA, WILLIAMSON J, CABRAL GA, et al. In vitro destruction of nerve cell Cultures by *Acanthamoeba spp*: A transmission and scanning electron microscopy study. J Parasitol, 1996, 82 (2): 769-777.

19. LARKIN DF, BERRYM, EASTY DL. In vitro corneal pathogenicity of *Acanthamoeba*. Eye (Lond), 1991, 5 (Pt 5): 560-568.

20. ALIZADEHH, PIDHERNEY MS, MCCULLEY JP, et al. Apoptosis as amechanism of cytolysis of tumor cells by a pathogenic free-living amoeba. Infect Immun, 1994, 62 (4): 1298-1303.

21. 钱晖, 张秀华, 梅兵, 等. 棘阿米巴滋养体对 HeLa 细胞的细胞毒性作用. 中国寄生虫学与寄生虫病杂志, 2001, 19 (1): 37-40.

22. 钱负, 严正, 章平, 等. 棘阿米巴滋养体致黑色素瘤细胞损伤的初步研究. 寄生虫与医学昆虫学报, 2002, 9 (1): 7-11.

23. 陈威, 孙旭光, 梁庆丰, 等. 兔棘阿米巴角膜炎的组织病理学研究. 眼科研究, 2009, 27 (1): 27-31.

24. 林秀丽, 朱学军, 胡建章, 等. 兔棘阿米巴角膜炎 IL-1β 和 MIP-1 的表达. 眼科新进展, 2012, 32 (9): 827-830.

25. CHOI DH, NA BK, SEO MS. Purification and characterization of iron superoxide dismutase and copper-zinc superoxide dismutase from *Acanthamoeba castellanii*. J Parasitol, 2000, 6 (5):

899-907.

26. KIM JY, NA BK, SONG KJ, et al. Functional expression and characterization of an iron containing superoxide dismutase of *Acanthamoeba castellanii*. Parasitology Research, 2012, 111 (4): 1673-1682.

27. CZARNA M, SLUSE FE, JARMUSZKIEWICZ W. Mitochondrial function plasticity in *Acanthamoeba castellanii* during growth in batch culture. J Bioenerg Biomembr, 2007, 39 (2): 149-157.

28. BEATTIE TK, TOMLINSON A, MCFADYEN AK, et al. Enhanced attachment of *Acanthamoeba* to extended-wear silicone hydrogel contact lenses: a new risk factor for infection？ Ophthalmology, 2003, 110 (4): 765-771.

29. ZEGANS ME, BECKER HI, BUDZIK J, et al. The role of bacterial biofilms in ocular infections. DNA and Cell Biology, 2002, 21 (5-6): 415-420.

30. FRITSCHE TR, GAUTOM RK, SEYEDIRASHTI S, et al. Occurrence of bacterial endosymbionts in *Acanthamoeba* spp isolated from corneal and environmental specimens and contact lenses. J Clin Microbiol, 1993, 31 (5): 1122-1126.

31. IOVIENO A, LEDEE DR, MILLER D, et al. Detection of bacterial endosymbionts in clinical *acanthamoeba* isolates. Ophthalmology, 2010, 117 (3): 445-452.

32. ALIZADEH H, NEELAM S, HURT M, et al. Role of contact lens wear, bacterial flora, and mannose-induced pathogenic protease in the pathogenesis of amoebic keratitis. Infect Immun, 2005, 73 (2), 1061-1068.

33. KARSENTI N, PURSSELL A, LAU R, et al. Surveillance of amoebic keratitis-causing acanthamoebae for potential bacterial endosymbionts in Ontario, Canada. Pathogens, 2022, 11 (6): 661.

34. RAYAMAJHEE B, SHARMA S, WILLCOX M, et al. Assessment of genotypes, endosymbionts and clinical characteristics of Acanthamoeba recovered from ocular infection. BMC Infect Dis, 2022, 22 (1): 757.

35. HAJIALILO E, REZAEIAN M, NIYYATI M, et al. Molecular characterization of bacterial, viral and fungal endosymbionts of Acanthamoeba isolates in keratitis patients of Iran. Exp Parasitol, 2019, 200: 48-54.

# 第二节　免　疫　反　应

  由于绝大多数正常人曾有过与棘阿米巴的接触史,因此机体内均存在特异性体液免疫反应,从血清中可查到特异性抗棘阿米巴抗体,然而,实际上只有极少数人会在接触棘阿米巴后真正患病。人体对棘阿米巴的免疫反应包括:

> ➢ 非特异性免疫反应
> ➢ 特异性免疫反应
> ➢ 预防性免疫反应

## 一、非特异性免疫反应

1. **眼表屏障**　正常角结膜具有对外界微生物侵入的保护性屏障功能,能够阻止致病微生物的感染。角膜上皮细胞是角膜抵抗病原体感染的第一道屏障,也是角膜天然免疫防御系统的主要组成细胞,其免疫功能有赖于模式识别受体(pattern recognition receptors,PRRs)对特定病原体的快速识别,通过产生丰富的炎性因子、炎性介质及抗菌肽等,激活防御系统清除病原[1]。

棘阿米巴与角膜细胞表面的哪种受体结合及其确实的机制尚不清楚,研究认为,Toll样受体(Toll like receptors,TLRs)是棘阿米巴黏附的对接位置。Toll样受体4(TLR4)是最早被发现、主要表达于免疫细胞,如淋巴细胞、单核巨噬细胞等的Toll样受体,其通过识别许多病原微生物共有的特殊相关分子与之结合[2-3]。

2. **泪液的抗菌成分**　正常泪液内含多种抗致病微生物的物质,如补体、免疫球蛋白、溶菌酶、乳铁蛋白,以及干扰素等,具有非特异性融解、杀死致病微生物的功能。

3. **单核吞噬细胞**　主要包括巨噬细胞和多形核中性粒细胞,可非特异性地吞噬致病微生物,并参与介导特异性免疫应答。体外实验研究证实,中性粒细胞和巨噬细胞都携有抗棘阿米巴滋养体的特异性抗体[4-5]。巨噬细胞,特别是被γ-干扰素激活的巨噬细胞,可杀死棘阿米巴滋养体;多形核中性粒细胞可有效杀死棘阿米巴滋养体和包囊。

动物实验研究发现,棘阿米巴可以穿透角膜后弹力层进入前房,但是,房水具有抗微生物作用,可导致棘阿米巴死亡以及诱导滋养体包囊化。给中华仓鼠的前房注入1百万个棘阿米巴滋养体,可迅速导致前房内中性粒细胞的反应,15天后绝大多数滋养体被清除[6]。

4. **补体系统的作用**　补体系统由30多个蛋白或多肽组成,它衔接了天然免疫与获得性免疫,并且是抗多种细菌的关键成分之一。补体通过融解细胞膜,杀死细菌和原虫。棘阿米巴表面的甘露糖基化酶,可通过补体旁路途径激活补体;抗体与微生物抗原结合,可激活补体经典途径,与获得性免疫功能建立连接。

研究发现,致病性棘阿米巴虫株能够抵御补体的细胞融解作用,原因是其通过分泌补体调节蛋白,从而灭活补体的级联反应[7]。

## 二、特异性免疫反应

机体对棘阿米巴的特异性免疫反应主要包括体液免疫和细胞免疫。由于T细胞和B细胞的增殖需要一定时间,所以特异性免疫(即获得性免疫)的启动具有一定滞后性,不像非特异性免疫(即天然免疫)那样反应迅速,但是特异性免疫具有更长时效的免疫功能,而且,当再次遇到相同抗原时,特异性免疫记忆功能会做出迅速且有针对性的反应。

1. **抗原提呈细胞** 朗格汉斯细胞(Langerhans cell,LC)是一种高效的抗原提呈细胞。实验发现,通过诱导周边区角膜组织内的朗格汉斯细胞向角膜中央区移行,可促发特异性迟发型超敏反应,在一定程度上能防止棘阿米巴角膜炎的发生,其作用机制可能与影响了棘阿米巴对角膜上皮细胞的黏附,或朗格汉斯细胞直接破坏滋养体有关[8-9]。

2. **体液免疫反应**

(1)免疫球蛋白 G 和 M:调查发现,正常人血清中抗棘阿米巴抗体的阳性率较高,主要为免疫球蛋白 G 和 M,滴度为 1∶20 至 1∶80 之间,同时也存在抗棘阿米巴的特异性中和因子。特异性抗体与棘阿米巴表面抗原结合后,通过经典途径激活补体系统,可导致虫体融解。

(2)免疫球蛋白 A:体外实验发现,给中国地鼠口服棘阿米巴抗原,所产生的 IgA 虽不能影响棘阿米巴的活性,但可明显抑制其对角膜上皮的黏附。棘阿米巴角膜炎患者血清 IgG 和 IgA 的免疫反应明显减弱,并且其 IgA 缺乏 29KD 及 47KD 条带,说明在患有棘阿米巴角膜炎时,宿主免疫系统可能发生了异常改变[10-12]。

棘阿米巴可以通过破坏机体的免疫效应分子,从而逃避宿主的免疫反应。滋养体释放的可溶性代谢物及其复合物能够诱导人单核细胞形态和功能发生改变;通过诱导细胞凋亡、刺激释放促炎性细胞因子、分泌蛋白酶降解免疫球蛋白、释放蛋白酶抑制剂,以及释放其他代谢产物,可导致人单核细胞死亡;通过释放特异性蛋白酶,可以降解分泌型免疫球蛋白 A(sIgA)、IgG 和 IgM,而且,此酶的活性不但不能被内源性蛋白酶抑制剂所抑制,反而可降解这些抑制剂。

3. **细胞免疫反应** 角膜环形浸润(ring infiltration,RI)是棘阿米巴角膜炎病程中最具有特征性的临床体征之一,其发生机制为针对角膜上皮下或角膜基质层的棘阿米巴原虫抗原所诱发的细胞免疫反应(图 3-2-1,图 3-2-2)。研究证实,棘阿米巴抗原使人的外周血 T 淋巴细胞出现显著增殖。

棘阿米巴包囊同时具有抗原性和免疫原性,可以诱导产生细胞免疫反应。在体外实验中,用包囊抗原免疫小鼠后,其脾脏 T 淋巴细胞出现增殖反应,而用滋养体抗原免疫小鼠,却未诱导产生此类反应,提示滋养体抗原可能逃逸细胞介导的免疫反应,由此可解释在棘阿米巴角膜炎早期,角膜组织中有滋养体存在,但淋巴细胞浸润较少的原因[13-14]。

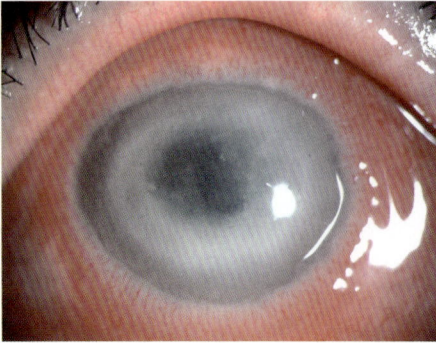

图 3-2-1　棘阿米巴角膜炎,角膜环形浸润

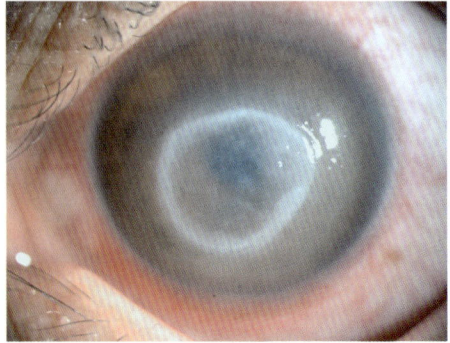

图 3-2-2　棘阿米巴角膜炎,角膜环形浸润

国内柳晓辉等对 15 例棘阿米巴角膜炎患者的角膜组织病理观察发现,其中 12 例(12/15)角膜基质层部分区域呈化脓性炎性反应,部分中性粒细胞浸润;3 例(3/15)角膜基质层纤维坏死变性,未见明显的中性粒细胞浸润;10 例(10/15) 角膜标本中同样存在无炎性细胞浸润区,并且虫体周围的基质层纤维无明显的 炎性细胞[15]。

由于棘阿米巴能够逃避免疫系统的杀伤,因而可持续存在于受感染的组织 中(图 3-2-3A、B)。研究证实,棘阿米巴包囊在角膜组织中存留时间可长达 31 个月,甚至更长,且仍有生物活性,以导致棘阿米巴角膜炎的复发。

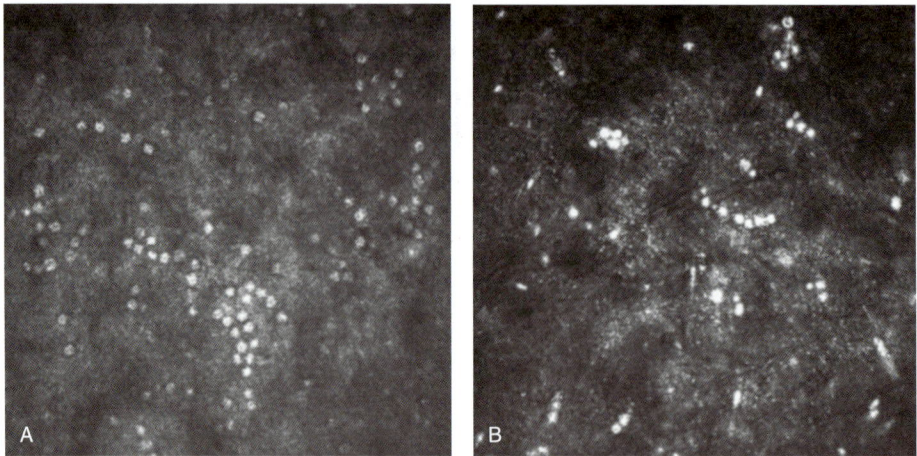

图 3-2-3　角膜激光共聚焦显微镜观察,A 和 B:棘阿米巴角膜炎
患者角膜基质内可见多量棘阿米巴包囊

棘阿米巴抗原在组织中存留时间会更长,能够导致迁延不愈的角膜及巩膜 炎症,临床上某些棘阿米巴角膜炎病例的后期持续性炎症,即与机体对棘阿米巴

抗原的免疫反应有关[16]。

棘阿米巴感染后,淋巴细胞产生的 IL-17A 对宿主抵御寄生虫入侵具有重要作用,相关研究发现,IL-17A 在棘阿米巴感染的角膜组织中表达明显上调,给野生型小鼠结膜下注射抗 IL-17A 单抗,或敲除 IL-17 基因,小鼠感染棘阿米巴后,其角膜混浊程度以及角膜炎症程度均明显加重[17]。

### 三、预防性免疫反应

1. **口服抗原** 棘阿米巴角膜炎可在治疗过程中复发,说明机体没有产生持久的获得性免疫。利用口服棘阿米巴抗原(与霍乱毒素混合)免疫动物,发现可显著降低感染率;经口服抗原免疫的动物,其黏膜、粪便及泪液中可以查到特异性抗棘阿米巴抗体 IgA。但是,在给猪口服棘阿米巴抗原的试验中发现,虽然抗原免疫后动物可产生明显的体液和细胞免疫反应,并检测到大量的 Th1 细胞和血清 IgG 抗体,但仍不能完全保护其不发生棘阿米巴角膜炎。

2. **结膜下注射抗原** 用同样剂量的棘阿米巴抗原,经结膜下注射免疫动物后,可有效地使 50% 的动物产生其对棘阿米巴的免疫力,提示结膜相关淋巴组织(CALT)的激活,通过经典途径产生多量黏膜分泌型 IgA 抗体,可阻止棘阿米巴对角膜上皮细胞的黏附,从而预防角膜炎的发生[18-20]。

---

**本节要点**

棘阿米巴角膜感染涉及的免疫反应主要包括:

1. 非特异性免疫 眼表屏障、泪液抗菌成分、单核吞噬细胞及补体作用;

2. 特异性免疫 体液免疫及细胞免疫;

3. 预防性免疫 口服及结膜下注射抗原,可部分有效预防棘阿米巴角膜炎的发生。

---

(陈 威 孙旭光)

## 参 考 文 献

1. KAROLINA KOT, NATALIA A, ŁANOCHA-ARENDARCZYK, et al. Amoebas from the genus *Acanthamoeba* and their pathogenic. Properties Annals of Parasitology, 2018, 64 (4): 299-308.

2. REN M, GAO L, WU X. TLR4: the receptor bridging *Acanthamoeba* challenge and intracellular inflammatory responses in human corneal cell lines. Immunology and Cell Biology, 2010, 88 (5): 529-536.

3. REN MY, WU XY. Toll-like receptor 4 signaling pathway activation in a rat model of *Acanthamoeba* keratitis. Parasite Immunology, 2010, 33 (1): 25-33.

4. NIEDERKORN JY. The biology of *Acanthamoeba* keratitis. Exp Eye Res, 2021, 202: 108365.

5. STEWARTGL, KIM I, SHUPEK, et al. Chemotactic response of macrophages to *Acanthamoeb acastellanii* antigen and antibody-dependent macrophage-mediated killing of the parasite. J Parasitol, 1992, 78 (5): 849-855.

6. CLARKE DW, ALIZADEH H, NIEDERKORN JY. Failure of *Acanthamoeba* castellanii to produce intraocular infections. Invest Ophthalmol Vis Sci, 2005, 46 (7): 2472-2478.

7. TONEY DM, MARCIANO-CABRAL F. Resistance of *Acanthamoeba* species to complement lysis. Journal of Parasitology, 1998, 84 (2): 338-344.

8. VAN KLINK F, LEHER H, JAGER MJ, et al. Systemic immune response to *Acanthamoeba* keratitis in the Chinese hamster. Ocul Immunol Inflamm, 1997, 5 (4): 235-244.

9. VAN KLINK F, ALIZADEH H, HEY, et al. The role of contact lenses, trauma, and Langerhans cells in a Chinese hamster mode of *Acanthamoeba* keratitis. Invest Ophthalmol Vis Sci, 1993, 34 (6): 1937-1944.

10. CURSONS RT, BROWN TJ, KEYS EA, et al. Immunity to pathogenic free-living amoebae: Role of humoral antibody. Infect Immun, 1980, 29 (2): 401-407.

11. WALOCHNIK J, OBWALLE RA, HALLER-SCHOBER EM, et al. Anti-*Acanthamoeba* IgG, IgM and IgA immunoreactivities in correlation to strain pathogenicity. Parasitol Res, 2001, 87 (8): 651-656.

12. MATTANA A, CAPPAI V, ALBERTIL, et al. ADP and other metabolites released from *Acanthamoeba castellanii* lead to human monocytic cell death through apoptosis and stimulate the secretion of pro-inflammatory cytokines. Infect Immun, 2002, 70 (8): 4424-4432.

13. 孙秉基, 贺燚, 朱磊, 等. 环形浸润在棘阿米巴角膜炎诊断与治疗中的临床价值. 美国医学会眼科杂志中文版, 2000, 12: 40-42.

14. MCCLELLAN K, HOWARD K, MAYHEW E, et al. Adaptive immune responses to *Acanthamoeba* cysts. Exp Eye Res, 2002, 75 (3): 285-293.

15. 柳晓辉, 李晶, 尹瑞杰, 等. 棘阿米巴角膜炎的组织病理学特点与临床预后相关关系分析. 中华眼科杂志, 2021, 57 (12): 939-943.

16. YANG YF, MATHESON M, DART JK, et al. Persistence of *Acanthamoeba* antigen following *Acanthamoeba* keratitis. Br J Ophthalmol, 2001, 85 (3): 277-280.

17. AMOL SURYAWANSHI, ZHIYI CAO, JAMES F, et al. IL-17 a-mediated protection against *Acanthamoeba* keratitis. J Immunol, 2015, 194 (2): 650-663.

18. LEHER HF, ALIZADEH H, TAYLOR WM, et al. Role of mucosal IgA in the resistance to *Acanthamoeba* keratitis. Invest Ophthalmol Vis Sci, 1998, 39 (13): 2666-2673.

19. ALIZADEHH, HE Y, MCCULLEYJP, et al. Successful immunization against *Acanthamoeba* keratitisin a pig model. Cornea, 1995, 14 (2): 180-186.

20. NIEDERKORN JY. The role of the innate and adaptive immune responses in *Acanthamoeba* keratitis. Arch Immunol Ther Exp (Warsz), 2002, 50 (1): 53-59.

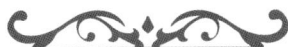

# 第四章
# 病原学检查

## 第一节　角膜标本取材方法

### 一、角膜刮片细胞学检查取材方法

1. **载玻片及刮铲消毒与准备**　75% 乙醇清洁载玻片,酒精灯火焰消毒,标记需要涂片观察的范围、患者信息,备用;酒精灯火焰或高压消毒刮铲,备用。

2. 眼表面麻醉后,用手指或开睑器分开上、下睑,充分暴露角膜。取材时应局限于病变处,准确地刮取病变表面细胞及坏死组织,犹如"扫地"式刮取,尽可能刮取病灶角膜病变局部、溃疡基底以及溃疡边缘的组织细胞,必要时可在裂隙灯或手术显微镜下进行,以便准确掌握取材部位和深浅度,避免损伤正常组织或因用力不当导致角膜病灶出血以及角膜穿孔。

3. 将采集的角膜组织涂于消毒过的载玻片上,尽量涂成薄层。

4. 立即用无水甲醇进行固定,放置在防尘盒中,并即刻送往实验室检查。

【注意点】

尽量去除病灶表面的分泌物,刮取角膜病灶组织。取材之前观察角膜病灶区有无穿孔迹象,对于局部角膜组织变薄,或有穿孔迹象的角膜,应刮除其周边组织,避开有穿孔风险的区域。

进行涂片时,应避免组织成团堆积,影响染色及观察;当刮铲上同时有泪液存留时,应待泪液挥发后再进行涂片。

当病灶已经累及角膜基质层时,仅刮取表层角膜上皮组织及泪液标本往往涂片结果阴性,此时,需要建议临床刮取角膜基质组织进行涂片或培养,以便提高检查的阳性率。

### 二、培养及聚合酶链反应的取材方法

1. **方法 1**　眼表面麻醉后,用无菌转运拭子采集病变表面分泌物、坏死组织

后,并在溃疡区域停留 5 秒左右,以便蘸取吸附更多的组织细胞及病原体,之后将标本放入装有 200μL 转运液的转运管中,即刻送实验室进行棘阿米巴培养或 PCR 检测。

2. **方法 2**　先用刮铲刮集角膜溃疡组织后,直接用刮铲将标本放入装有 200μL 转运液的转运管中,或用无菌转运拭子收集刮取的组织标本,将无菌转运拭子放入装有 200μL 转运液的试管中,即刻送实验室进行棘阿米巴培养或 PCR 检测。

3. **转运液的配制**

在用于棘阿米巴培养或 PCR 检测的转运试管中需要放入转运液,如 Neff 阿米巴盐水(Neff's amoeba saline),或灭菌生理盐水,或磷酸缓冲液(PBS)。

Neff 阿米巴盐水配方[1]:

(1)储存液配制:每 100mL 双蒸馏水中加入

| | |
|---|---|
| NaCl | 1.20g |
| $MgSO_4 \cdot H_2O$ | 0.04g |
| $CaCl_2 \cdot 2H_2O$ | 0.04g |
| $Na_2HPO_4$ | 1.42g |
| $KH_2PO_4$ | 1.36g |

将所有溶质充分溶解,高压灭菌后,放置冰箱 4℃保存备用。

(2)工作液配制:取 10mL 储存液,加入 950mL 蒸馏水,充分搅匀后,过滤消毒灭菌,根据临床使用情况,分装使用。一般灭菌工作液保存时间为 1 周。

【注意点】

如果是角膜活检组织标本,可放入有 200μL 转运液的试管中送检;对于较大块的角膜活检组织,可将其分为两份,一份送棘阿米巴培养,另一份送 PCR 检测。

当送检标本中的转运液较多时(一般大于 200μL),可先将标本进行离心(700g/7min),之后弃除上清液,再用 200μL 转运液将离心沉淀物混匀,送检培养或 PCR 检测。

当送检液态标本时,如角膜接触镜护理液、污染的液体等,如果液体量小于 200μL 的标本可以直接送检;如果标本液体量较多,先离心处理后再送检(方法同上);对于角膜接触镜镜盒标本,可用无菌转运拭子擦取镜盒内壁的生物膜组织送检[2]。

对于角膜接触镜或蘸取有角膜组织的无菌转运拭子,应先在转运液中充分震荡后再进行培养或 PCR 检测。

## 三、角膜组织标本的处理

1. 送检标本经过乙醇或甲醛溶液固定、石蜡包埋及病理切片后,可进行乳酚棉蓝染色观察,或进行免疫组织化学染色观察。

2. 如果利用已经被固定的标本进行 PCR 检测,则检测前需要特殊的标本处理过程。

参 考 文 献

1. JACOB LORENZO-MORALES, NAVEED A KHAN, JULIA WALOCHNIK. An update on Acanthamoeba keratitis: Diagnosis, pathogenesis and treatment. Parasite, 2015, 22: 10.
2. Matsuo T, Nose M. A simple method for culturing *Acanthamoeba* from soft contact lens at a clinical laboratory of a hospital: Case report of *Acanthamoeba* keratitis. Clin Case Rep, 2023, 11 (11): e8248.

## 第二节　棘阿米巴的检查方法

棘阿米巴的检查方法主要包括:

➢ 角膜刮片细胞学检查(吉姆萨染色、湿片法及特殊染色)
➢ 棘阿米巴培养鉴定及体外药敏试验
➢ 鞭毛试验
➢ 组织病理学检查
➢ 电子显微镜检查
➢ 分子生物学检查
➢ 角膜激光共聚焦显微镜检查
➢ 酶联免疫吸附试验(ELISA)

### 一、角膜刮片细胞学检查

角膜刮片细胞学检查是一种操作简单、快速的临床病原学诊断方法,可在短时间内了解病原种类,其阳性率可达 82.4%[1]。在刮片细胞学检查中,观察到棘阿米巴滋养体及包囊(包括成熟包囊、包囊前期及空包囊)均具有病原学诊断意义[2-8]。

#### 1. 吉姆萨染色方法
(1)取材:按照角膜刮片细胞学检查取材步骤进行。

(2)固定方法:将无水甲醇原液 1~2 滴覆盖在载玻片上的组织细胞表面,待甲醇完全挥发后,即可进行染色。

(3)染色方法:将现配制的吉姆萨原液,用 pH 为 7.0 的 1/15M 磷酸盐缓冲液或蒸馏水稀释为 1∶10 倍工作液,滴在涂布有组织细胞的载玻片上,要求完全覆盖组织细胞,染色 15~20 分钟后,倾去载玻片上的染液,用缓冲液或自来水小心缓慢地冲洗 1~2 分钟,之后自然干燥,待检。

(4)吉姆萨染液制备

1)吉姆萨原液的配制:吉姆萨粉 0.5g,加入中性甘油 33mL 和甲醇 33mL,溶解后放置在 4℃保存;

2)工作液的配制:将吉姆萨原液用 pH 为 7.0 的 M/15 磷酸盐缓冲液或蒸馏水,按 1∶10 倍稀释。

【注意点】

吉姆萨工作液需要现配制,也可通过网络购买成品吉姆萨染液。

(5)光学显微镜下观察

1)滋养体形态特征:棘阿米巴虫体呈椭圆、类圆形、长椭圆形或不规则形,大小在 15~45μm;可见伪足;细胞核,居中或偏于一侧,染色为深蓝色,核周围可见透明区围绕,核中央见致密核仁;胞质内可见网状、空泡状及蓝色或紫红色细颗粒(图 4-2-1~ 图 4-2-3)。

由于棘阿米巴滋养体在涂片过程中易破碎,故在刮片细胞学检查中不易观察到,因此涂片时也应特别注意轻涂组织。滋养体在涂片中形态变化较大(图 4-2-4),在辨别过程中应特别注意其核的特征,以便与其他组织细胞鉴别。

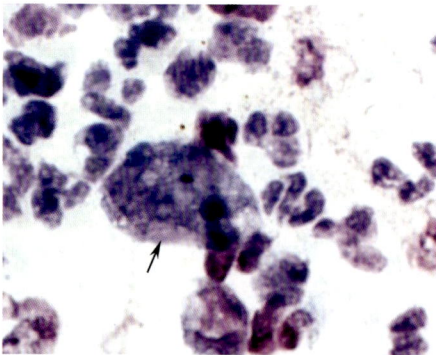

图 4-2-1　吉姆萨染色滋养体,椭圆形,可见空泡、伪足(箭头所示)(1 000×)

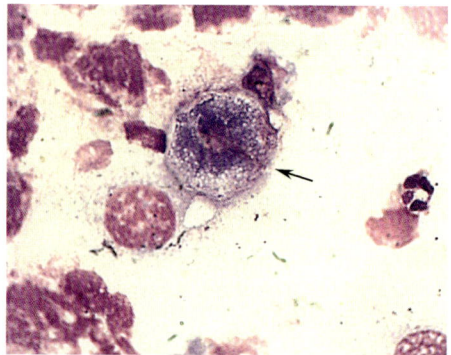

图 4-2-2　吉姆萨染色滋养体,类圆形,胞质疏松,网状(箭头所示)(1 000×)

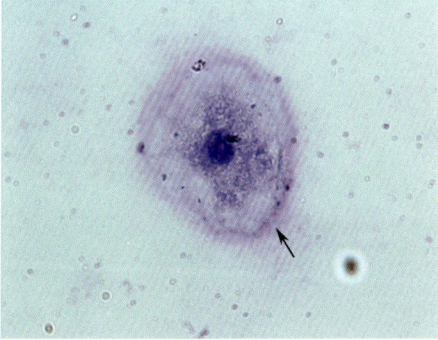

图 4-2-3　吉姆萨染色滋养体,椭圆形,胞质疏松,网状,可见核仁(箭头所示)(1 000×)

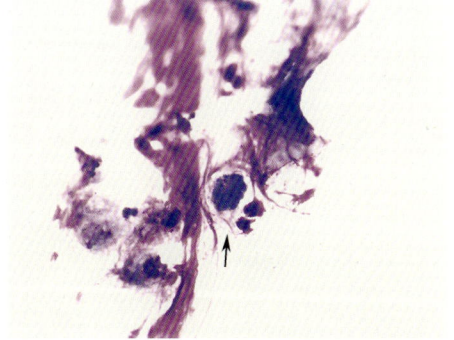

图 4-2-4　吉姆萨染色滋养体,开始向包囊转化,近圆形,单层囊壁尚未开始形成(箭头所示)(1 000×)

2)包囊形态特征

A. 成熟包囊:包囊是刮片中最常见的形态,呈圆形、类圆形或多边形,可因其虫株类别不同大小不一,直径 10~20μm,可见双层囊壁,外壁多为皱褶状、花边状或圆形,内壁光滑呈多边形、圆形、星形或三角形,内外壁染色均为蓝色,其间隙多不着色。

根据包囊活性不同,其细胞质的着色也有所不同,多数情况下细胞质呈颗粒状,染色可为深蓝色、淡蓝色或淡粉色,且染色不均匀;包囊的细胞核为深蓝色,核及核仁形态与滋养体类似(图 4-2-5,图 4-2-6)。

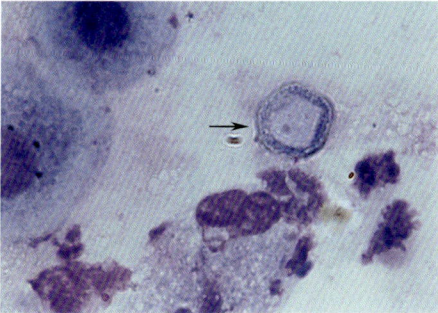

图 4-2-5　吉姆萨染色包囊,呈近球形,双层囊壁,内壁光滑呈多边形,可见致密的核及核仁(箭头所示)(1 000×)

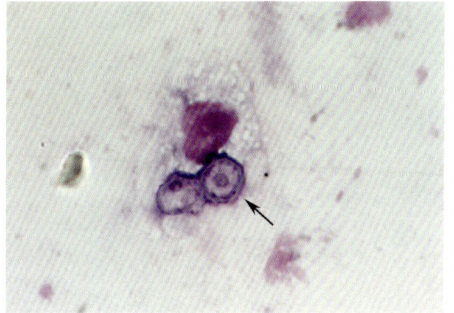

图 4-2-6　吉姆萨染色包囊,双层囊壁,可见核及核仁(箭头所示)(1 000×)

B. 包囊前期:为滋养体向包囊转化期的病原体形态。在吉姆萨染色条件下,直径略大于或接近成熟包囊,单层囊壁,不着色(图 4-2-7,图 4-2-8)。

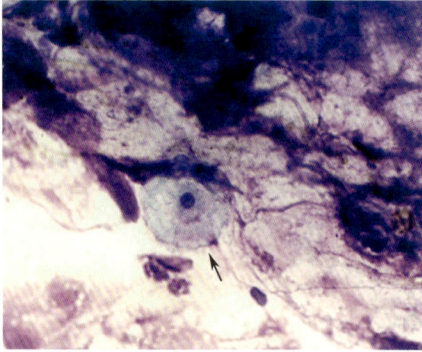

图 4-2-7 吉姆萨染色包囊前期,囊壁开始形成,胞质颗粒状,可见致密明显的核及核仁(箭头所示)(1 000×)

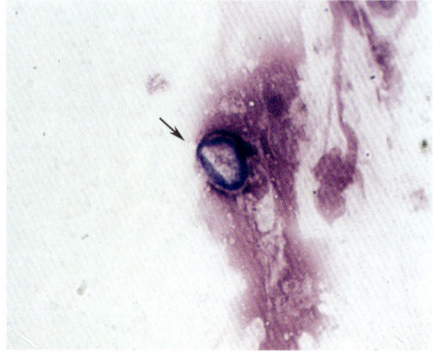

图 4-2-8 吉姆萨染色包囊前期,近球形,单层囊壁,囊内颗粒较粗大(箭头所示)(1 000×)

包囊内细胞质颗粒较粗大,无空泡,染色呈蓝紫色或淡蓝色,可见一个明显的核,染色为深蓝色,核及核仁形态类同于滋养体。

C. 空包囊:一部分为失去活性的包囊,内容物已自溶,另一部分为滋养体脱囊而出留下的囊壳,涂片均表现为空囊,在吉姆萨染色条件下,圆形或类圆形,双层囊壁仍存在,染色为淡蓝色,内外壁间隙明显增宽,内壁常呈皱缩状(图 4-2-9,图 4-2-10),细胞质、细胞核及核仁均缺如。

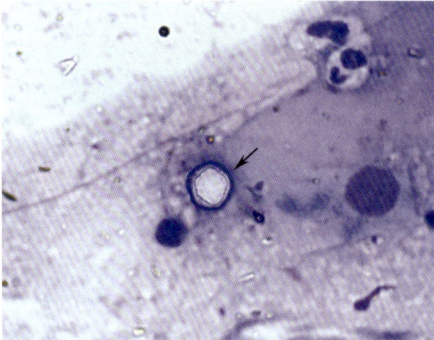

图 4-2-9 吉姆萨染色空包囊,多边形,双层囊壁,蓝色,无胞质、核及核仁(箭头所示)(1 000×)

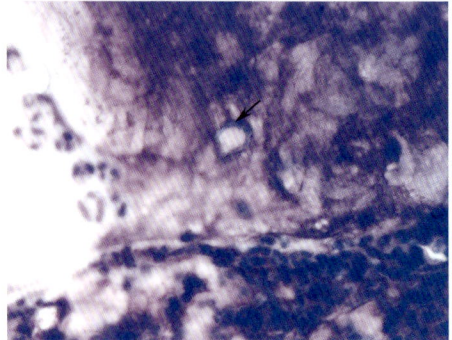

图 4-2-10 吉姆萨染色空包囊,皱缩状,双层囊壁明显,淡蓝色(箭头所示)(1 000×)

3)需要与棘阿米巴相鉴别的细胞结构形态

A. 水肿的角膜上皮细胞:角膜刮片中的水肿角膜上皮细胞,多数细胞膜已破裂,形成的细胞核裸露(也称为裸核)(图 4-2-11)或细胞融解(图 4-2-12),与滋养体及未成熟包囊大小相近,核染色为紫红色,核质均匀或斑块状,可见一个或多个核仁。

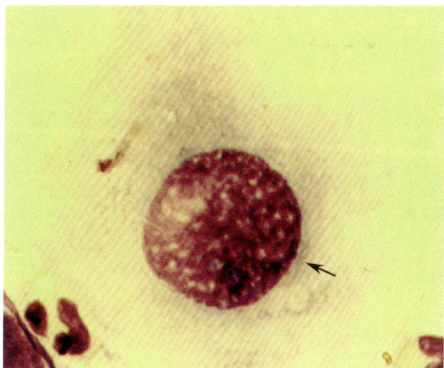

图 4-2-11　吉姆萨染色角膜上皮细胞,上皮细胞裸核(箭头所示)(1 000×)

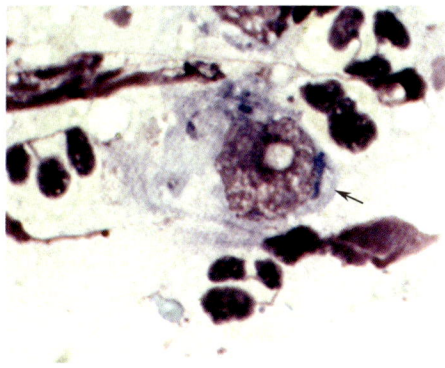

图 4-2-12　吉姆萨染色上皮细胞,细胞溶解(箭头所示)(1 000×)

B.炎性细胞:未发育成熟的活化淋巴细胞,胞质略多,核偏于一侧,呈紫红色,有时可见核仁,易与包囊相混淆(图 4-2-13)。

单核巨噬细胞核呈多形性,胞质充满吞噬颗粒,有空泡,易与滋养体相混淆(图 4-2-14)。

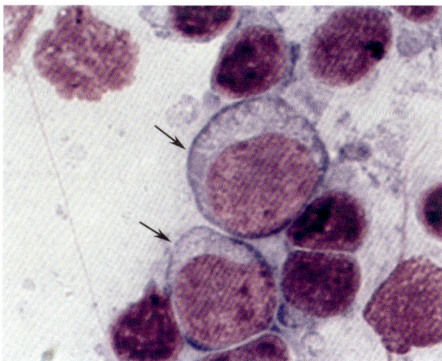

图 4-2-13　吉姆萨染色淋巴细胞及活化淋巴细胞(箭头所示)(1 000×)

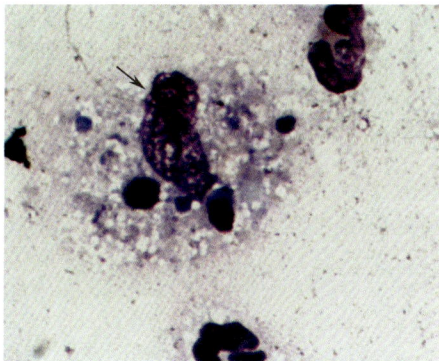

图 4-2-14　吉姆萨染色单核巨噬细胞(箭头所示)(1 000×)

C.丝状真菌厚垣孢子:真菌厚垣孢子脱落后,形成圆形双壁结构,厚垣孢子染色为蓝紫色,外有不染色的外壳包绕,形似包囊(图 4-2-15),但其直径明显小于包囊。

D. 坏死组织细胞团、黏液及纤维素渗出：黏液与纤维素围成无双壁、无组织结构，呈大小不等空泡状，夹杂在组织间，应与空包囊相鉴别（图 4-2-16）。

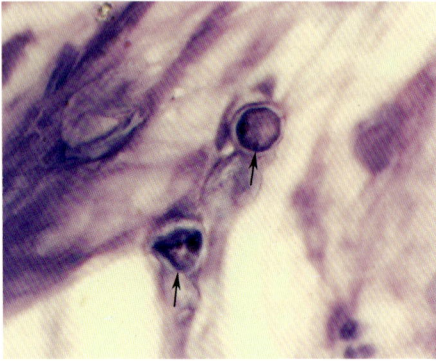

图 4-2-15　吉姆萨染色丝状真菌厚垣孢子（箭头所示）形成假包囊（1 000×）

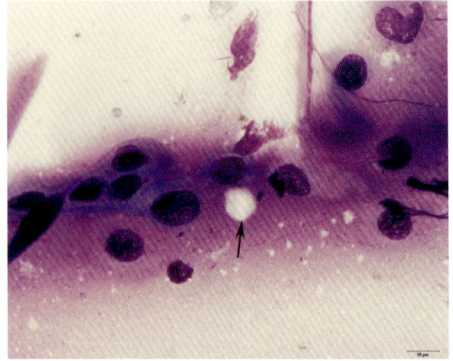

图 4-2-16　吉姆萨染色黏液围成的空泡（箭头所示）（1 000×）

E. 脂肪滴：脂肪滴多不着色，折光性强，大小不等，衬于组织间，应与空包囊鉴别（图 4-2-17）。

F. 药物结晶：药物结晶多边形，或不定形状，折光性强，大小不等，无细胞结构，衬于组织间，应与包囊鉴别（图 4-2-18）。

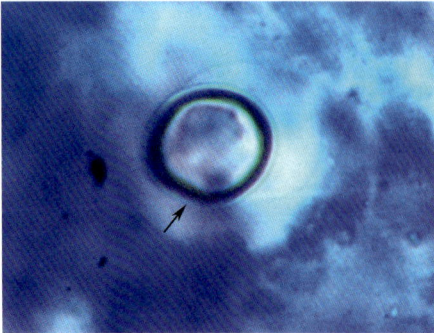

图 4-2-17　吉姆萨染色组织中脂滴，圆形，透明，衬在组织中（箭头所示）（1 000×）

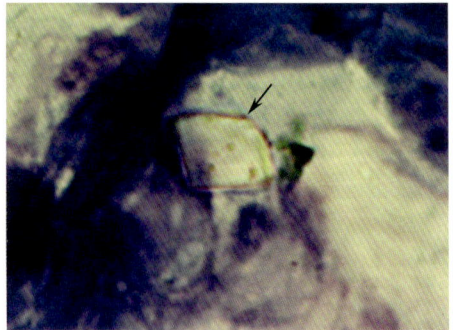

图 4-2-18　吉姆萨染色药物结晶，透明，多边形（箭头所示）（1 000×）

2. 湿片检查法

（1）取材：同上。

（2）标本处理：将角膜溃疡刮取物，直接轻涂在滴有生理盐水的载玻片上，加盖玻片，轻压使刮取物分散，直接进行镜检。

(3)光学显微镜下观察

1)滋养体形态特征：在湿片中，由于棘阿米巴滋养体具有活动性，故多呈不规则形，且常移行于组织间，胞质内富含粗大的颗粒物质，颗粒也随滋养体的变形而运动，滋养体可以通过变形运动从组织间移出(图4-2-19)。

滋养体运动时形成明显的扇形叶状伪足，或棘状或矛样突触。胞体内可见收缩的液泡，多位于虫体一侧，呈周期性出现和消失。细胞内可见单一细胞核，核仁大且致密，周围有透明带环绕(图4-2-20)。

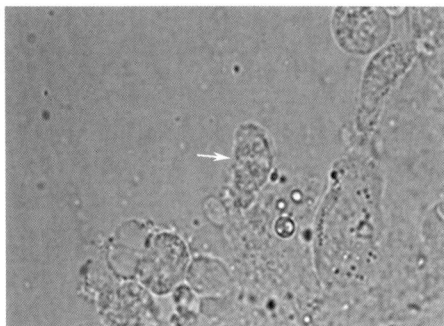

图 4-2-19　湿片法棘阿米巴滋养体呈不规则形，(箭头所示)(1 000×)

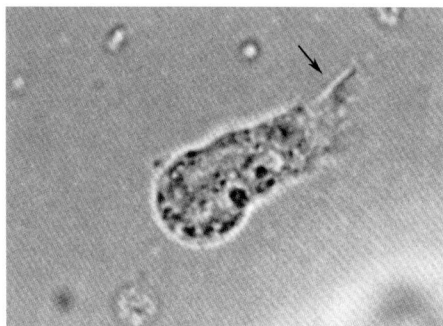

图 4-2-20　湿片法滋养体，可见明显核及核仁，胞质疏松，颗粒粗大，见空泡、伪足(箭头所示)(1 000×)

2)包囊形态特征：成熟包囊呈内外囊壁双层结构(图4-2-21)。外层囊壁透明，多数呈花边状或皱褶状。内层囊壁可呈球形或多边形。细胞核及核周晕明显，细胞质内颗粒颤动或静止。

在包囊前期时双层囊壁尚未形成，有的细胞核及核周晕明显，胞质内含有细小、均匀颗粒，较活跃，可见胞质颗粒不停颤动(图4-2-22)。

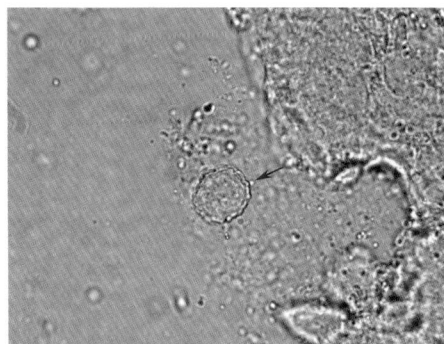

图 4-2-21　湿片法包囊双层囊壁，细胞核及核周晕明显(箭头所示)(1 000×)

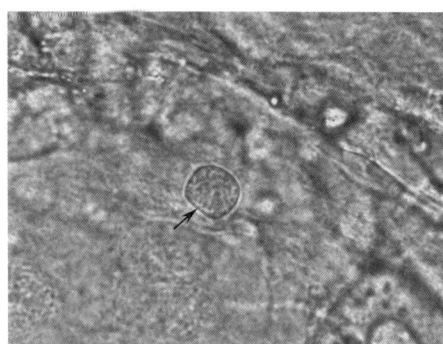

图 4-2-22　湿片法包囊前期双层囊壁尚未完全形成，胞质内含有细小、均匀颗粒(箭头所示)(1 000×)

3）湿片中需要与棘阿米巴形态相鉴别的结构

A. 水肿上皮细胞：多呈圆形，胞质透明，核椭圆形，大而致密，可见一个或多个核仁，多连接成片，应与棘阿米巴包囊及包囊前期鉴别（图 4-2-23）。

B. 单核巨噬细胞：多呈椭圆形，胞质粗糙颗粒状，核椭圆形，大而致密（图 4-2-24）。

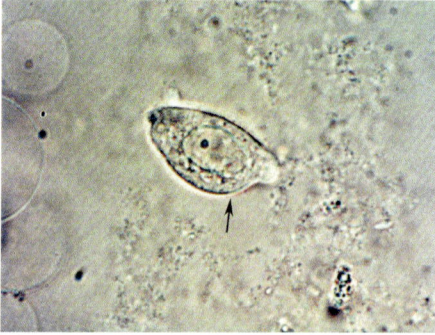

图 4-2-23　湿片法水肿上皮细胞，椭圆形，见长椭圆形的核，内有 1 个核仁（箭头所示）（1 000×）

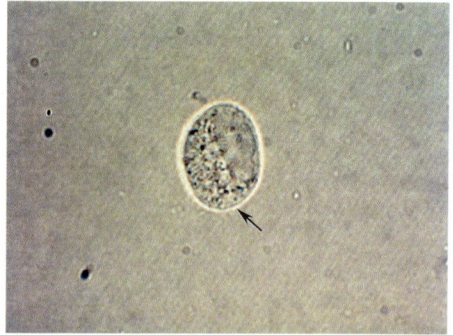

图 4-2-24　湿片法单核巨噬细胞，椭圆形，见长椭圆形的核，胞质内有粗大颗粒（箭头所示）（光镜下，1 000×）

C. 中性粒细胞：圆形，直径略小于棘阿米巴包囊及滋养体，可见分叶核，有时细胞壁可见毛刺状突起，但不能在组织间运动，应与棘阿米巴滋养体鉴别（图 4-2-25）。

D. 红细胞：双凹状，直径小而透明，略带红色，有的皱缩红细胞可见毛刺状突起，应注意区分与鉴别（图 4-2-26）。

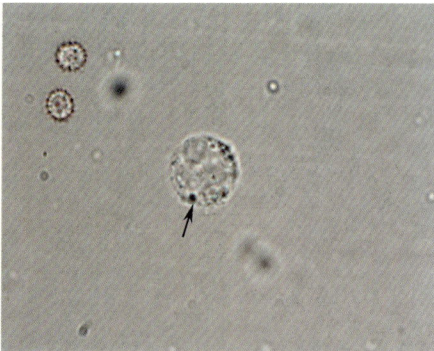

图 4-2-25　湿片法中性粒细胞，圆形，分叶核，细胞壁可见毛刺状突起（箭头所示）（1 000×）

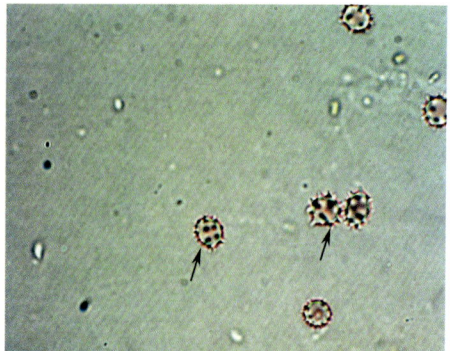

图 4-2-26　湿片法皱缩红细胞，圆形，可见毛刺状突起（箭头所示）（1 000×）

### 3. 特殊染色法

为了更清晰地认识棘阿米巴的结构，可对培养后的棘阿米巴进行特殊染色，用于鉴别诊断和病原学研究。

(1)标本处理：吸取微量棘阿米巴悬液，置盖玻片上，采用甲醇或戊二醛固定的方法，而后滴加微量的上述特殊染色液，加盖上盖玻片后3~5分钟，光镜下观察[9]。

(2)染色方法

1)碘染色

碘染液制备：碘 1g，碘化钾 2g，蒸馏水 300mL。碘染色主要将虫体染为黄色(图 4-2-27，图 4-2-28)，这与棘阿米巴虫体表面糖蛋白含量较高有关。

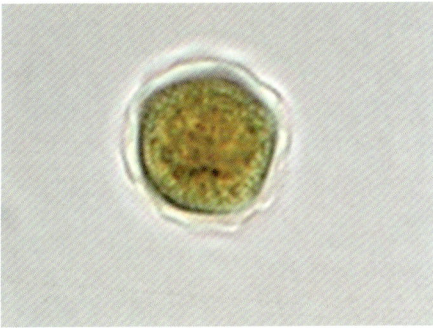

图 4-2-27 培养后棘阿米巴包囊，
碘染色(1 000×)

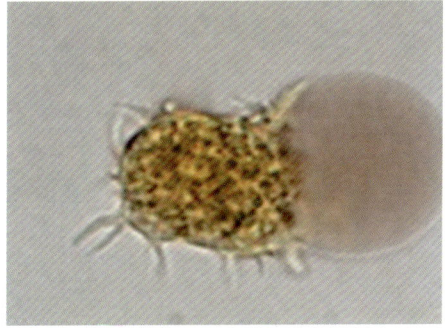

图 4-2-28 培养后棘阿米巴滋养体
碘染色(1 000×)

2)乳酚棉蓝染色

乳酚棉蓝染液制备：结晶酚 20g，乳酸 20mL，甘油 40mL，蒸馏水 20mL，棉蓝 0.05g。棉蓝染色将棘阿米巴染为蓝色，特别适于包囊染色，包囊壁和细胞核深蓝色，细胞质为淡蓝色。另外，滋养体的棘突也可着染(图 4-2-29，图 4-2-30)。

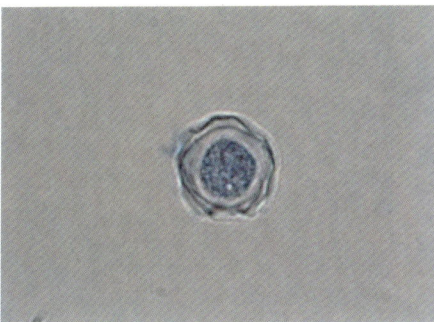

图 4-2-29 培养后棘阿米巴包囊棉蓝染色
(1 000×)

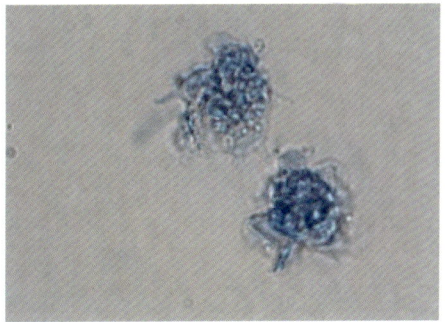

图 4-2-30 培养后棘阿米巴滋养体棉蓝染
色(1 000×)

3）复红染色

复红染液制备：碱性复红 4g，95% 乙醇 20mL，石炭酸 8mL，蒸馏水 100mL。复红染色将虫体染为棕黄色，核仁深染，但不能对棘突着染（图 4-2-31，图 4-2-32）。

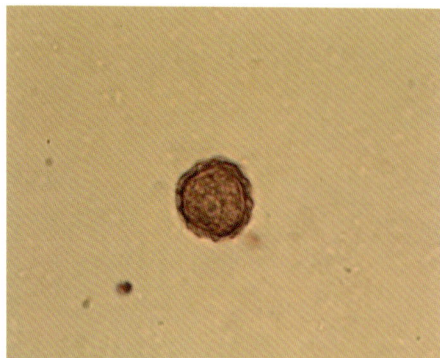

图 4-2-31 培养后棘阿米巴包囊
复红染色（1 000×）

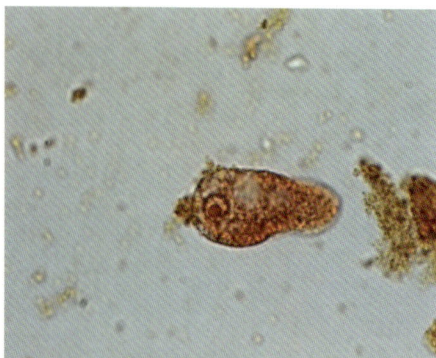

图 4-2-32 培养后棘阿米巴滋养体
复红染色（1 000×）

4）钙荧光白染色

钙荧光白染液制备：钙荧光白 0.1g，伊文斯兰 0.1g，蒸馏水 100mL。钙荧光白染色将棘阿米巴染为淡蓝色或亮绿色，着色主要在囊壁，与囊壁的几丁质类物质有关（图 4-2-33）。

5）吖啶橙染色

吖啶橙保存液制备：吖啶橙 1g，吐温 802mL，加蒸馏水至 1 000mL；pH 3.8 Mcllvaine 缓冲液（广域缓冲溶液）：磷酸氢二钠 10.081g，柠檬酸单水化物 13.554g，蒸馏水 1 000mL，两者均于 −10℃保存 1 年稳定。工作液：等量吖啶橙染液与缓冲液混合，用前新鲜配制。吖啶橙染色，棘阿米巴被染为橘红色（图 4-2-34）。

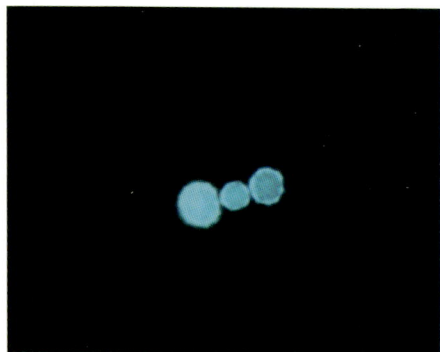

图 4-2-33 培养后棘阿米巴包囊钙
荧光白染色（荧光显微镜，400×）

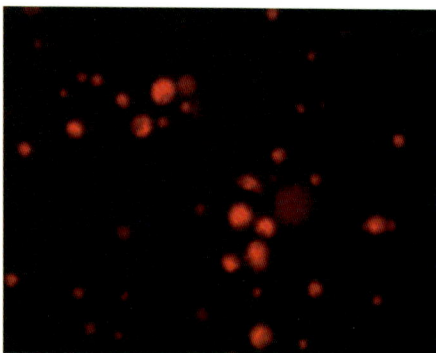

图 4-2-34 培养后棘阿米巴滋养体吖啶
橙染色（荧光显微镜，400×）

【注意点】

特殊染色多用于科研,或疑难病例的鉴定,一般不作为临床常规检查。文献中报道还可用革兰氏染色[10]、台盼蓝染色、苏木素染色、双染色[11],以及银染色方法进行棘阿米巴鉴定与研究。

近年来的研究发现,利用荧光免疫层析法(二氧化硅纳米颗粒结合抗棘阿米巴抗体)检测角膜刮片标本的棘阿米巴,其敏感性与实时 PCR 的敏感性相一致[12]。

## 二、棘阿米巴培养鉴定及体外药物敏感性试验

### (一)棘阿米巴培养鉴定

棘阿米巴的培养及鉴定是病原学诊断的金标准。

**1. 取材**　用灭菌转运拭子采集获取的角膜病变组织或其他待检标本。

**2. 培养基制备**

(1)Page's 非营养液体培养基:

| | |
|---|---|
| NaCl | 120mg |
| $MgSO_4 \cdot 7H_2O$ | 4mg |
| $CaCl_2 \cdot 2H_2O$ | 4mg |
| $Na_2HPO_4$ | 142mg |
| $KH_2PO_4$ | 136mg |

蒸馏水 1 000mL,充分溶解后置于 4℃冰箱,可保存 3 个月。

(2)Page's 非营养固态培养基:在每 100mL Page's 非营养液体培养基中加入 1.5g 琼脂粉,充分溶解后,即配制成固态培养基。

(3)PYG 阿米巴培养液:

| | |
|---|---|
| 蛋白胨 | 10g |
| 酵母提取物 | 10g |
| 葡萄糖 | 1g |
| NaCl | 5g |
| L- 左旋半胱氨酸 | 1g |

将以上试剂溶于 1 000mL、pH 7.0、5mM PBS 液中,之后经过 121℃高压灭菌 15 分钟或过滤除菌。配制的培养液置于 4℃冰箱,可保存 3 个月。

(4)5mM PBS 液配制方法:

A 液:$NaH_2PO_4 \cdot H_2O$ 2.76g,加水至 100mL;

B 液:$Na_2HPO_4 \cdot 7H_2O$ 5.36g,加水至 100mL;

C 液:取 A 液 39mL 加 B 液 61mL,加水至 200mL 制成 C 液。

取 C 液 25mL 加水至 500mL,即为 5mM PBS 液,之后经过过滤,校正 pH,

灭菌,分装,备用。

3. **接种培养**　使用 Page's 非营养琼脂固态培养基,在平皿琼脂表面涂布活的 100μL、经过 24 小时培养的大肠杆菌菌液,或 100μL 灭活的大肠杆菌菌液(0.5~1 麦氏浓度),之后将培养标本接种于平皿琼脂中心位置,放于湿盒内(亦可接种于含有 Page's 非营养液体培养基试管中或 PYG 阿米巴培养液中),28℃孵育。接种后每日进行观察(最好用相差显微镜)。

4. **光镜检观察**　标本接种 5~10 天后,棘阿米巴自琼脂表面接种部位生长并向四周移行,肉眼可见琼脂表面棘阿米巴滋养体移行留下的痕迹,呈菲薄波纹状(图 4-2-35)。

(1)显微镜低倍镜下见滋养体呈圆形、椭圆形等不规则形态(图 4-2-36),包囊呈小圆形或三角形,壁厚,反光强(图 4-2-37)。

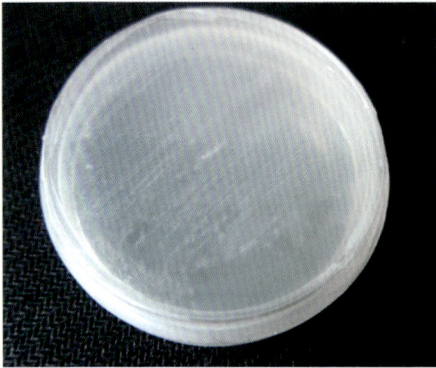

图 4-2-35　琼脂表面棘阿米巴滋养体移行留下的呈菲薄波纹状痕迹

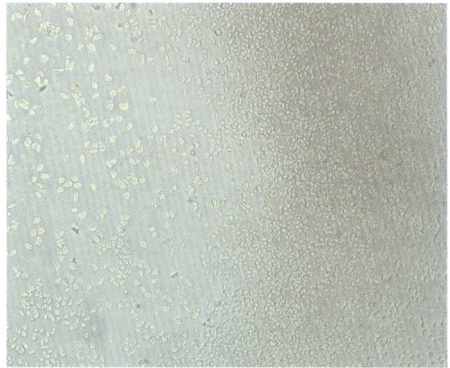

图 4-2-36　棘阿米巴滋养体呈圆形、椭圆形等形态(100×)

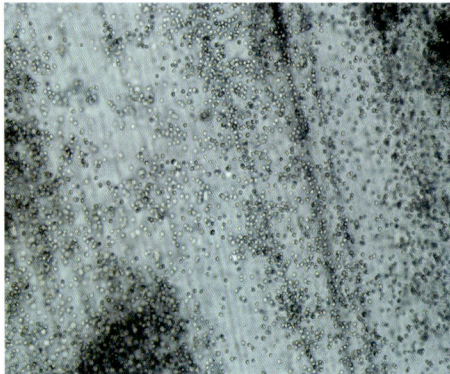

图 4-2-37　棘阿米巴包囊呈小圆形或三角形,壁厚,强反光(100×)

【注意点】

培养的标本至少观察 1 周(北京市眼科研究所定为 15 天),如果没有观察到棘阿米巴生长,才能判定为培养阴性。严重感染病例的标本,在培养 24~48 小时后,即可观察到棘阿米巴。

滋养体向四周移行觅食,所以在接种部位的周边区滋养体居多。用小刀片切取一片表面琼脂,在显微镜油镜下可清晰辨认滋养体(图 4-2-38)和包囊(图 4-2-39)的形态与结构。

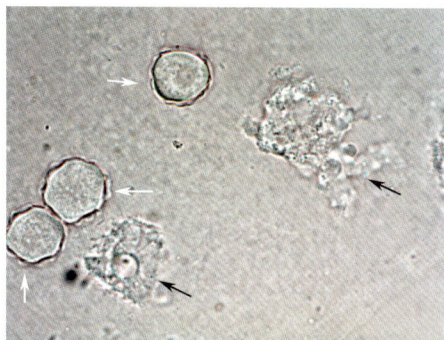

图 4-2-38　棘阿米巴滋养体,可见细胞核、叶状伪足、棘突及液泡形态(黑色箭头所示),以及成熟包囊(白色箭头所示)(1 000×)

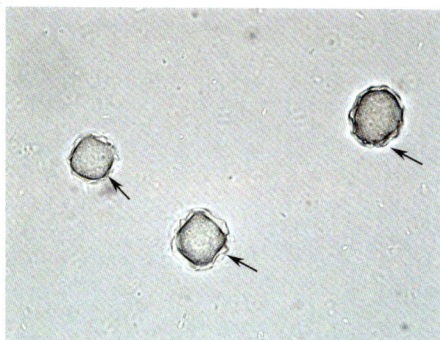

图 4-2-39　包囊呈圆形或类圆形,具有较厚的双层囊壁,外壁常呈皱缩状,而内壁光滑,呈多边形(箭头所示)(1 000×)

(2)在高倍显微镜下滋养体的细胞核多居中,直径约 6μm,核染色质淡染,核中央可见一个圆形致密的核仁,直径约 2.4μm,核仁周围有透明带状区围绕。细胞质内清晰可见多量脂滴、食物泡、液泡及线粒体等颗粒状物。

包囊一般呈圆形或类圆形,直径在 10~25μm 之间,具有较厚的双层囊壁,外壁常呈皱缩状,而内壁光滑,呈多种形态,如多边形、圆形、星形或三角形,内外壁之间有透明带相隔。

包囊的胞质呈致密颗粒状,可见明显的核及核仁。同时,也可见滋养体转变为包囊时刚刚圆化、内容物颗粒粗糙、尚未形成双壁的囊前期(图 4-2-40),以及滋养体脱囊后残留的结构完整的空囊。

(二)体外药物敏感性试验

1. **常用药物**　目前,临床上常用的抗棘阿米巴药主要有四类。

(1)芳香二脒类药物:主要有羟乙磺酸丙氧苯脒和羟乙磺酸己氧苯脒;

(2)双胍类阳离子消毒剂:主要有氯己定和聚六亚甲基双胍(PHMB);

(3)唑类药物:主要有酮康唑、氟康唑;

(4)氨基糖苷类药物:主要有新霉素。

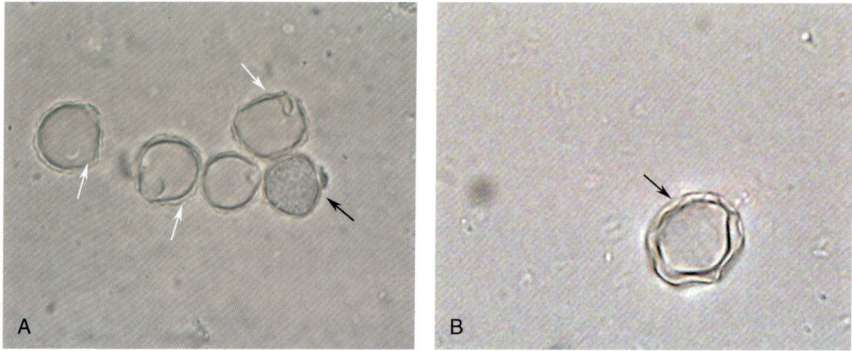

**图 4-2-40　圆化过程中的棘阿米巴包囊和滋养体脱囊后残留的空囊**
A. 在棘阿米巴滋养体圆化过程中,双壁结构尚未形成(黑色箭头所示);滋养体脱囊后,残留的双层囊壁空囊(白色箭头所示)(1 000×); B. 滋养体脱囊后,残留的双层囊壁空囊,囊壁结构完整,无内容物(箭头所示)(1 000×)。

2. **检测方法**　常用的体外药物敏感性试验方法为微量稀释法,具体方法如下。

(1)培养基

1)PYG 阿米巴培养液配制方法(见前述)。

2)Page's 非营养琼脂固态培养基配制方法(见前述)。

(2)棘阿米巴虫株培养与制备

1)滋养体的培养与制备:经 PYG 培养液无菌培养获得棘阿米巴滋养体,在 28℃温箱中静置培养 5~7 天。在倒置显微镜下观察滋养体数量>95%,即可进行药物敏感性试验。

2)包囊的培养与制备:收集 PYG 培养液培养的棘阿米巴滋养体,1 000g 离心 5 分钟,调整细胞数 $10^6$/mL,在无菌条件下,接种于 Page's 非营养琼脂板上,在 28℃温箱中静置培养 7 天,光镜下观察棘阿米巴包囊>95% 时,即可进行药物敏感性试验。

(3)药物稀释:试验药物为临床常用浓度,用倍比稀释法进行稀释。

(4)试验操作方法

1)将培养得到的棘阿米巴滋养体和包囊分别以 $10^5$/mL 浓度接种于 24 孔培养板上,每孔 2mL,分别加入上述终浓度药物,并以不含药物的 PYG 培养液作为对照组,并同时设生长对照和空白对照。

2)在 28℃温箱中静置培养 24 小时后,将各孔细胞吹打均匀后分别转移至 1mL 离心管中,1 000g 离心 5 分钟,小心弃去上清液,用无菌 PBS 液洗涤 3 遍,最后将离心管底部沉淀物转接种于含有新鲜大肠杆菌的非营养琼脂固态培养基管内,在 28℃温箱中静置孵育 14 天,在光学显微镜下观察并记录棘阿米巴生长情况,观察方法同前。

3)结果判断:北京市眼科研究所眼微生物室应用以下两个指标的测定判定药物杀灭虫株的效果:

最小杀滋养体浓度(minimum trophozoiteamoebicidal concentration,MTAC):在药物与滋养体作用后,将病原体转移至含有不同药物浓度的培养管内培养,没有棘阿米巴生长的最小药物浓度即为该药物的 MTAC。

最小杀包囊浓度(minimum cysticidal concentration,MCC):在药物与包囊作用后,将病原体转移至含有不同药物浓度的培养管内培养,没有棘阿米巴生长的最小药物浓度即为该药物的 MCC。

## 三、鞭毛试验

鞭毛试验用于棘阿米巴属与耐格里属阿米巴的鉴别,前者无鞭毛体形成,后者则有鞭毛体形成。

1. **方法** 用接种环取于平皿内生长的棘阿米巴滋养体,将其种入内含 1mL 无菌蒸馏水的试管中,放置于 37℃环境中,2 小时、24 小时后分别吸取 2 滴液体滴于载玻片上,使用高倍显微镜观察。

2. **结果判定** 阳性结果:2 小时后,有 30%~50% 的滋养体变成梨形,并有鞭毛生长,即鞭毛体形成(图 4-2-41),24 小时后恢复到滋养体形态。

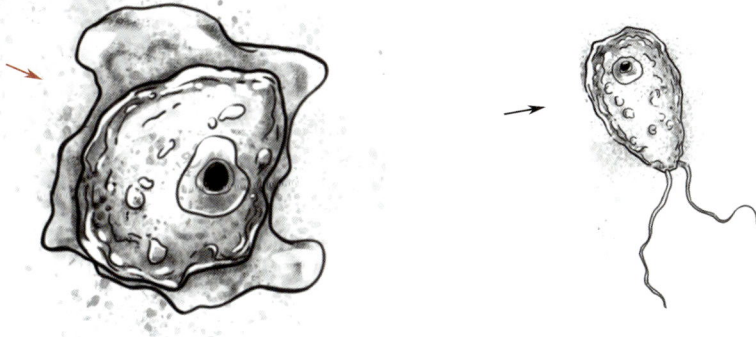

图 4-2-41 鞭毛试验示意图
耐格里属滋养体(红色箭头所示),鞭毛体(黑色箭头所示)。

## 四、组织病理学检查

用环钻取材或将角膜移植切除的组织片用常规组织固定,制作病理切片,经 HE 染色,在光学显微镜下观察可见棘阿米巴包囊(图 4-2-42)。病原体的检出可作为棘阿米巴病原学诊断的依据。

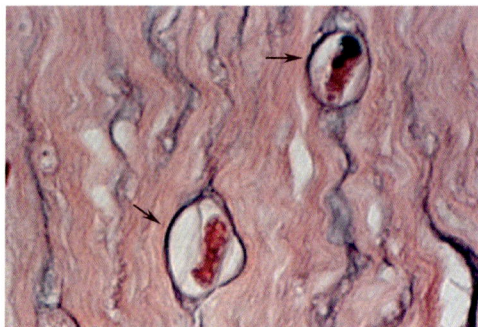

图 4-2-42　角膜组织病理切片,见棘阿米巴包囊
(箭头所示)(HE 染色,1 000×)

## 五、电子显微镜检查法

1. **虫株培养**　保留虫株接种于内置盖玻片的培养皿中,加入 Page's 非营养阿米巴培养液及活大肠杆菌液,在湿盒内 28℃孵育 4 天,在光学显微镜下观察到虫株液及盖玻片表面生长有滋养体和包囊后,取出盖玻片进行扫描电镜标本处理[13]。

2. **标本处理**

(1)扫描电镜标本制备:将盖玻片上生长的棘阿米巴虫株标本用 2.5% 戊二醛固定 12 小时,0.1mol/L PBS 液漂洗。用 1% 锇酸固定 1 小时,2% 单宁酸漂洗。1% 锇酸固定 0.5 小时,梯度乙醇脱水。用乙酸异戊酯浸透,临界点干燥,真空喷金。

(2)透射电镜标本制备:将角膜病变组织用 2.5% 戊二醛固定 2 小时,0.1mol/L PBS 液漂洗 3 次。放 4℃的 1% 锇酸固定 2 小时,系列乙醇、丙酮脱水6 次,丙酮浸透 2 小时。环氧树脂浸透包埋。聚合后切片(厚度 40~50nm),用醋酸铀、枸橼酸铅染色。

3. **棘阿米巴超微结构观察**

(1)扫描电镜下的形态特点

1)滋养体:大小 15~45μm,呈类圆形、椭圆形或不规则形状。滋养体细胞表面粗糙,见多量锥形、棘状突起。沿运动方向前端伸出叶状伪足。

2)包囊:大小 10~25μm,球形。表面皱褶状、波浪状或蜂窝状皱襞。囊壁表面一定间距处见数个环形略凹陷的棘孔区,孔区内有圆形帽状孔盖,棘孔为棘阿米巴脱囊时的出口。脱囊时棘盖融解,棘阿米巴自棘孔处逸出转变成滋养体。脱囊后遗留空囊,囊壁见圆形孔洞。

（2）透射电镜下的形态特点

1）滋养体：滋养体细胞膜可被细分为三层，细胞质中可见游离分布的核糖体、细管结构、聚集的原纤维、数量不等的高尔基体、光面与粗面内质网、吞噬泡以及水泡或收缩泡；同时也可见到细胞质内存在多量的线粒体、脂滴、溶酶体及糖原颗粒等。

2）包囊：包囊壁为典型的双壁结构，外壁为纤维素性的皱纹状，为平行排列的网状结构；内壁为光滑的多面体，由纤细的原纤维组成，内外壁之间由无结构的透明带相隔，内外壁相互融合形成的棘孔多排列在包囊的赤道区，致病性棘阿米巴包囊的棘孔多为凹陷型。

## 六、分子生物学检查法

目前，分子生物学检查法已普遍用于棘阿米巴的分类鉴定、基因分型以及临床病原学诊断等，其具有灵敏度高、特异度好的特点，是临床快速诊断的有效方法之一[14-15]，但是在临床实际应用中，其操作步骤及试验环境条件仍需要标准化。

PCR 扩增棘阿米巴 18S rDNA 的具体操作方法如下。

### 1. 提取 DNA 步骤

（1）将标本置于 1mL 离心管中。将 1mL 离心管置于离心机中，4 000rpm 离心 15 分钟。

（2）按照 DNA 提取试剂盒（QIAamp DNA Micro Kit）的操作步骤，提取棘阿米巴 DNA。

（3）–20℃保存 DNA。

### 2. 18S rDNA PCR 扩增

采用一对棘阿米巴 18S rDNA 基因分型特异性引物 JDP1-JDP2，扩增一段约 500bp 的基因片段。

（1）基因分型特异性引物的序列

JDP1：5'-GGCCCAGATCGTTTACCGTGAA；

JDP2：5'-TCTCACAAGCTGCTAGGGGAGTCA。

（2）PCR 反应体系（5μL）

| | |
|---|---|
| DNA 模板 | 5μL |
| 2 × Taq PCR MasterMix 酶 | 25μL |
| JDP1 | 1μL |
| JDP2 | 1μL |
| DdH$_2$O | 8μL |

（3）PCR 循环参数

95℃变性 7 分钟；

95℃变性 60 秒；

62℃退火 45 秒；

72℃延伸 45 秒。

共 35 个循环，72℃延伸 5 分钟。

## 3. PCR 扩增产物的检测

取 5μL PCR 产物加 6× 上样缓冲液 1μL，于含 EB 的 1% 琼脂糖凝胶（1.0g 琼脂糖加入 1×TBE 液 100mL 中）上电泳。

电泳条件：电压 50V，电流 14mA，电泳时间 40 分钟，紫外线灯下观察（图 4-2-43）。

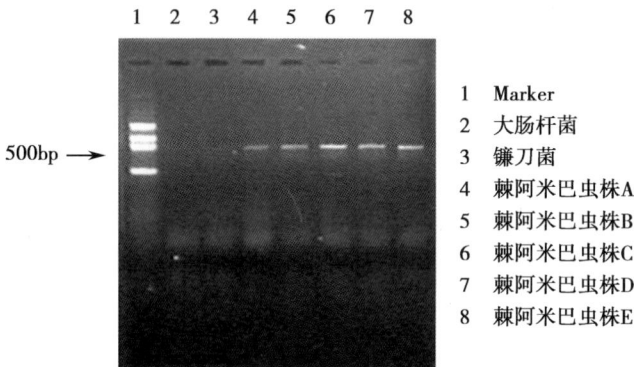

图 4-2-43 棘阿米巴 PCR 扩增产物为一条约 500bp 的条带（条带编号 4-8）

【注意点】

致病性自生生活阿米巴是实验室人员必须考虑的安全问题。虽然，目前还没有实验室工作人员经接触标本样本或从培养物感染自生生活阿米巴的报道，而且一般情况，气溶胶也不太可能导致在实验室常规处理标本和培养过程中发生感染，但是，实验室的工作人员仍然需要注意。

避免将标本和培养物弄到皮肤上以及带有裂伤或擦伤的伤口表面。处理标本和培养时应戴手套、外科口罩，特别是在给实验动物接种时需要注意防护。

如果可能，建议在生物安全柜中处理标本，尽量减少标本被真菌及细菌污染的概率。在工作时配戴隐形眼镜的实验室人员，应该特别注意防护污染的问题，因为任何一种致病性自生生活阿米巴均可能导致角膜感染[16]。

## 七、活体角膜激光共聚焦显微镜检查

活体角膜激光共聚焦显微镜检查,简称角膜共聚焦显微镜,可以观察活体角膜组织中典型的棘阿米巴包囊,并依据典型包囊图像作出病原学诊断,但是在临床检查中没有观察到典型包囊,并不能完全排除棘阿米巴角膜炎,其原因在于有时角膜共聚焦显微镜的观察会受到角膜组织密度改变(如炎性浸润及水肿等),以及细胞成分改变(活化的角膜基质细胞及多种炎性细胞浸润等)等因素影响,棘阿米巴包囊图像并不典型,因此应该结合病史、危险因素及临床表现,综合分析角膜共聚焦显微镜检查结果。

对于高度怀疑棘阿米巴角膜炎的患者,在诊治过程中需要反复进行活体角膜共聚焦显微镜的观察,有利于病原学诊断的确立及鉴别诊断[17-19]。

### 1. 工作原理及操作方法

(1)工作原理:从激光光源系统发出的单波长激光光束,聚焦通过扫描裂隙系统的左裂隙孔,进入光学镜片系统,光束通过镜片系统左部,聚焦在角膜组织内的某一焦平面。从焦平面反射的光束,通过光学镜片系统右部聚焦后,再通过扫描裂隙系统的右裂隙孔,最后光束被数字光采集器采集,并输送到计算机系统进行处理分析,显示角膜焦平面的图像,活体角膜共聚焦显微镜的理论分辨率为1μm,平均放大倍数为800倍。

(2)操作方法

1)被检查眼表面麻醉2次。

2)将眼用凝胶滴于角膜显微物镜表面,盖上无菌角膜接触帽。

3)嘱患者将颏部及额部固定于托架上,并注视固视灯,调整激光扫描摄像头位置,使激光光束位于角膜病变区。

4)向前缓慢推进摄像头,至接触帽距患者角膜5~10mm之间时,微调摄像头位置,使角膜帽中央对准角膜病灶区的激光束反射光点,使接触帽与角膜轻微接触。

5)设定两者接触的焦平面为0,拧动激光扫描摄像头改变焦平面,获得不同深度角膜图像。采集照片并保存图像。填写患者一般资料,出具检查报告并存档。

### 2. 棘阿米巴影像

(1)棘阿米巴影像的典型形态:在角膜共聚焦显微镜下可观察到典型的棘阿米巴包囊,有时可以观察到滋养体。

1)包囊:根据不同的感染程度与病程,棘阿米巴包囊可呈现出不同的典型形态,主要包括双壁包囊、空囊、实心包囊、星形包囊、周边暗环包囊,包囊直径一般为10~15μm[20](图4-2-44~图4-2-48)。

2)滋养体：棘阿米巴滋养体形态不规则，呈中高密度反光，中央可见呈圆形暗区的细胞核，其中心致密高反光，直径约 25μm（图 4-2-49）。

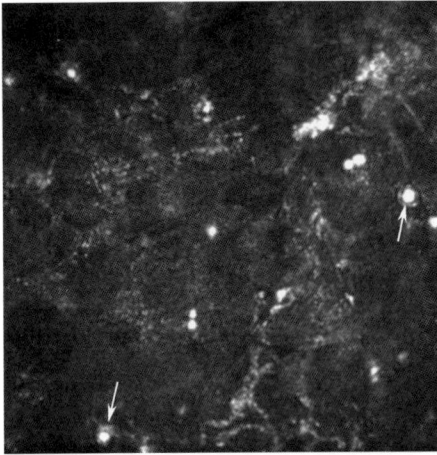

图 4-2-44　棘阿米巴包囊呈圆形（箭头所示），可见高反光包囊壁，包囊内致密高反光的内容物，包囊直径约 **15μm**

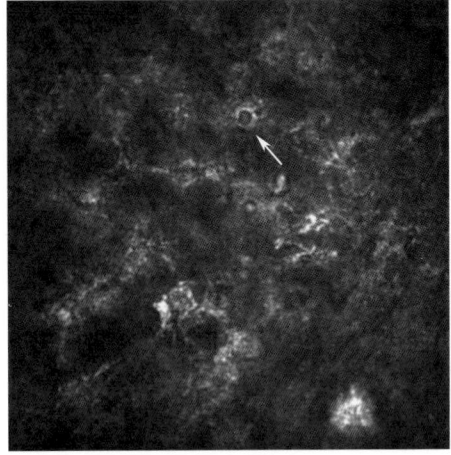

图 4-2-45　棘阿米巴包囊（箭头所示），可见高反光的包囊壁，包囊内呈低反光区，包囊直径约 **15μm**

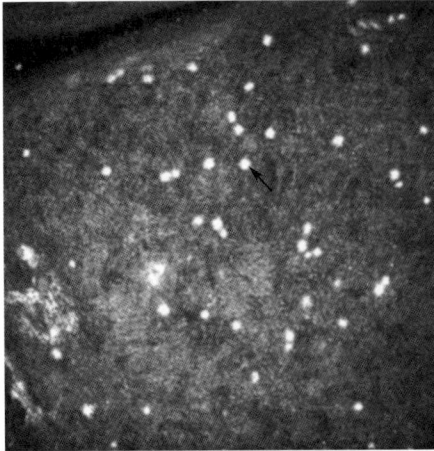

图 4-2-46　棘阿米巴包囊呈圆形高反光结构（箭头所示），单个视野内可见多个类似结构，包囊直径约 **15μm**

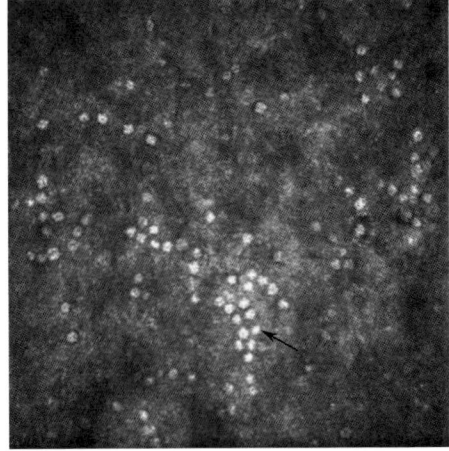

图 4-2-47　棘阿米巴包囊呈圆形高反光结构（箭头所示），包囊壁呈多角状，包囊成簇堆积，直径约 **10μm**

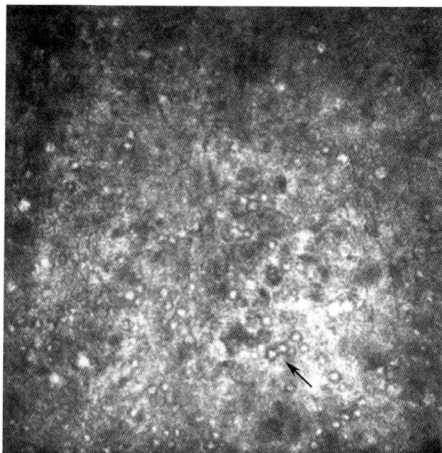

图 4-2-48 棘阿米巴包囊壁呈一圈暗区,中央呈致密高反光(箭头所示),直径 6~8μm

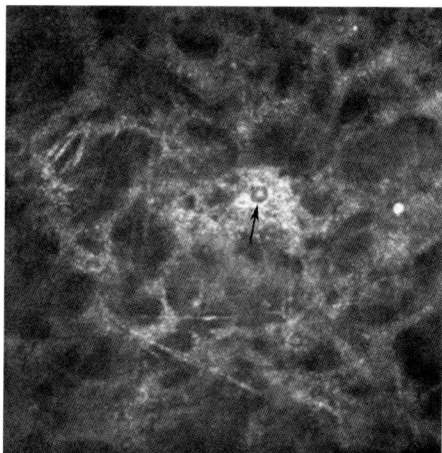

图 4-2-49 棘阿米巴滋养体,形态不规则,呈中高密度反光,中央可见呈圆形暗区的细胞核,其中心致密高反光(箭头所示)

(2)棘阿米巴包囊的排列:在角膜共聚焦显微镜下,棘阿米巴包囊呈散在排列或堆串状排列,当观察到角膜内堆串状排列的棘阿米巴包囊时,多提示患者病情严重,对药物反应差,预后不良,常需要及时手术治疗(图 4-2-50,图 4-2-51)。

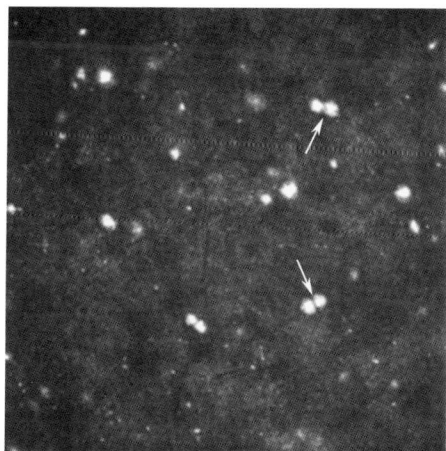

图 4-2-50 棘阿米巴包囊呈散在排列
(箭头所示)

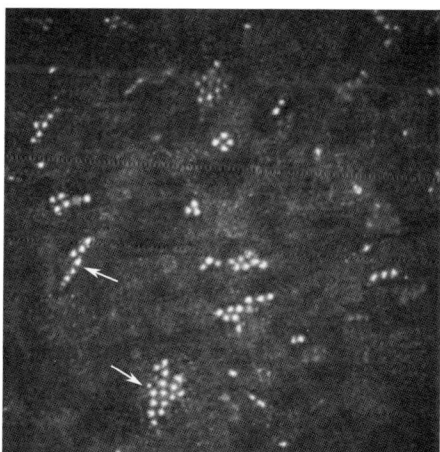

图 4-2-51 棘阿米巴包囊呈串状或簇状排列
(箭头所示)

(3)棘阿米巴侵及角膜的深度:角膜共聚焦显微镜可检测到棘阿米巴包囊累及角膜组织的深度。根据不同时间对棘阿米巴包囊累及角膜组织深度的观察,可评估者病情程度以及对药物治疗的反应(图 4-2-52,图 4-2-53)。

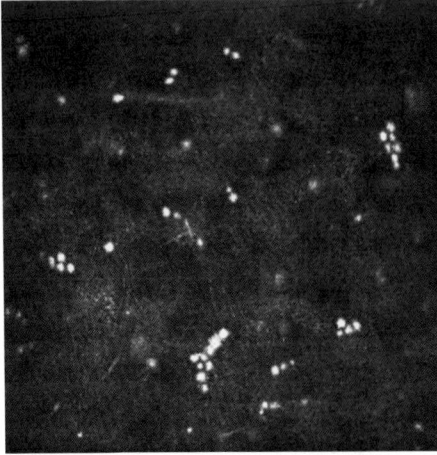

图 4-2-52 在角膜 163μm 深度处
可见多量包囊

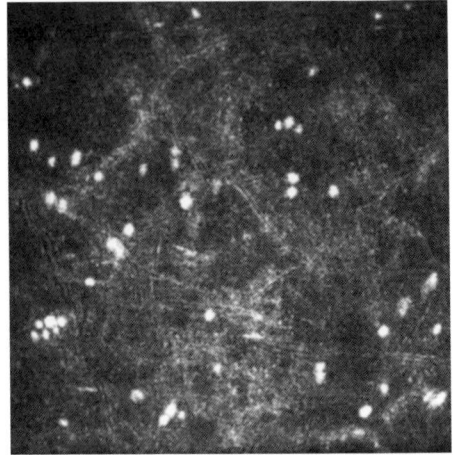

图 4-2-53 在角膜 283μm 深度处
可见多量包囊

(4) 棘阿米巴影像的鉴别

1) 与肿胀角膜上皮细胞相鉴别

鉴别要点:肿胀细胞位于角膜上皮细胞层,细胞边界不清,可见到肿胀的细胞核,反光增强,细胞直径多在 50μm 以上;其周围可见到正常的角膜上皮细胞,结构较清晰(图 4-2-54,图 4-2-55)。

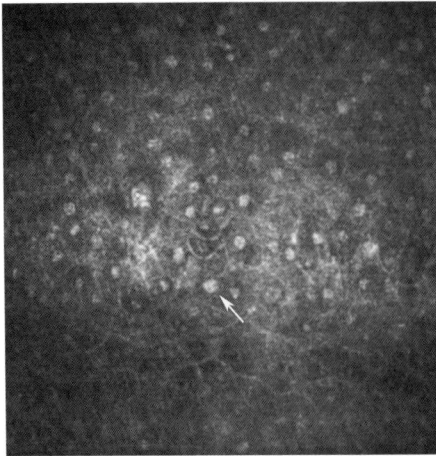

图 4-2-54 角膜上皮细胞肿胀的细胞核结构呈高反光(箭头所示),周边细胞边界清晰

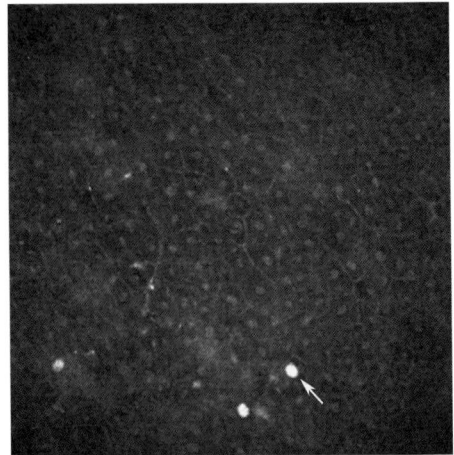

图 4-2-55 角膜上皮细胞肿胀的细胞核结构呈高反光(箭头所示)

2) 与气泡相鉴别:角膜共聚焦显微镜操作时,角膜与仪器的角膜帽接触的界面间可存留气泡,尤其是角膜溃疡较深的患者更易出现,在角膜共聚焦显微镜下

可见到直径不等的圆点状高反光结构,易与棘阿米巴包囊相互混淆(图4-2-56,图4-2-57)。一般气泡位于角膜表层,直径变化较大,周边有暗区,当轻压角膜帽时,气泡的位置可以移动或消失,可帮助鉴别。

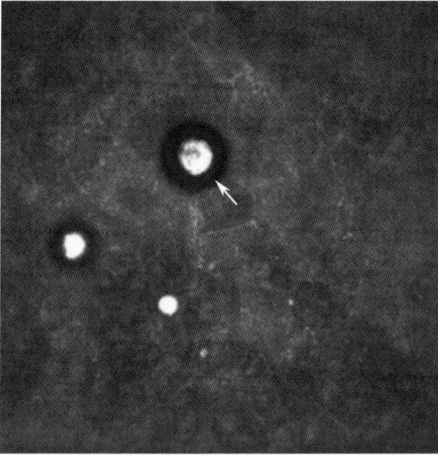

图 4-2-56　角膜共聚焦显微镜的接触镜帽和角膜上皮细胞间的气泡(箭头所示)呈圆形暗区,中央致密高反光直径大小不一,30~50μm

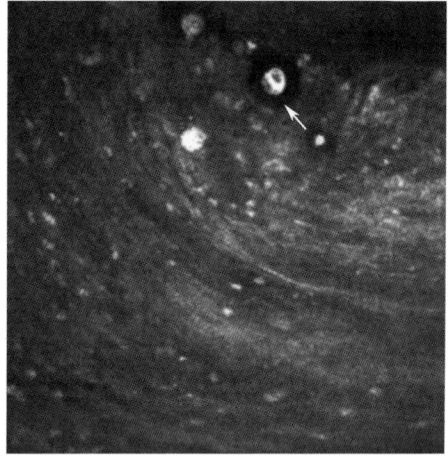

图 4-2-57　角膜共聚焦显微镜的接触镜帽和角膜上皮细胞间的气泡(箭头所示)

3)与炎性细胞相鉴别:炎性细胞直径 10~15μm,形状不规则,亮度不均匀,往往不形成实心结构,缺乏成串或成堆排列(图4-2-58,图4-2-59)。

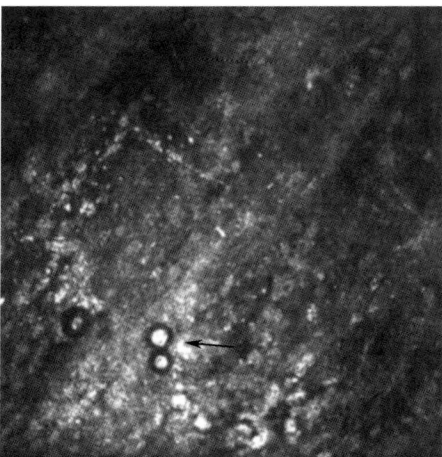

图 4-2-58　角膜浅基质层内见炎性细胞,大小不一(箭头所示),直径 10~15μm

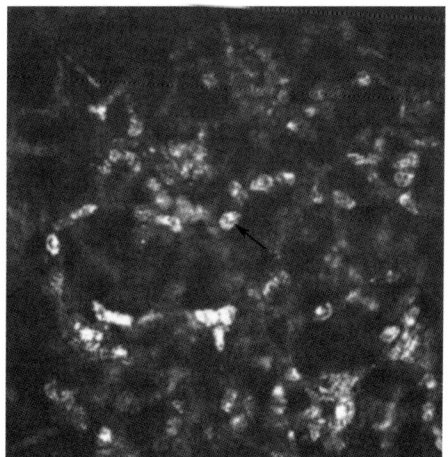

图 4-2-59　角膜基质层内炎性细胞呈高反光,内部高反光不均匀,直径 15μm(箭头所示)

## 八、酶联免疫吸附试验

近年来,有学者研究用酶联免疫吸附试验(ELISA)检测棘阿米巴,其基本原理是用含有抗棘阿米巴特异性抗体的血清,与吸附在固相载体(譬如聚苯乙烯微量反应板)表面的棘阿米巴抗原相互作用,再利用酶联显色观察抗原抗体结合反应,以判断是否存在棘阿米巴[21]。

其方法简要步骤如下:

1. 用碳酸盐缓冲液处理待检测的角膜标本,然后将其包被在96孔反应板的孔壁上,放入4℃冰箱内过夜。

2. 用磷酸缓冲液洗涤反应孔3次,之后用0.2%明胶封闭反应板,37℃孵箱中放置2小时。

3. 将经磷酸缓冲液(1:5至1:50 000)稀释的抗棘阿米巴血清接种到孔中,并在37℃下孵育1小时。

4. 用含有过氧化氢的柠檬酸-磷酸缓冲液,1:1 000倍的稀释标记了辣根过氧化物酶(HRP)的抗棘阿米巴特异性抗体的抗血清(也称第二抗体),将其加入反应孔中,并在37℃下孵箱中孵育1小时。

5. 使用酶标仪,测定反应孔中显色反应在450nm处的光密度值(同时用正常血清做阴性对照)[22]。

【注意点】

近年来,宏基因技术以及质子谱技术在棘阿米巴角膜炎诊断和棘阿米巴基因型鉴定方面也有应用。

(王智群　张　阳)

## 参 考 文 献

1. 王智群, 李然, 张琛, 等. 阿米巴角膜炎刮片细胞学特征. 中华眼科杂志, 2010, 46 (5): 432-436.

2. JONES DB, VISVESVARA GS, ROBINSON NM. Acanthamoeba polyphaga keratitis and Acanthamoeba uveitis associated with fatal meningoencephalitis. Trans Ophthalmol Soc UK, 1975, 95 (2): 221-223.

3. 金秀英, 罗时运, 张文华, 等. 棘阿米巴角膜炎的诊断和防治. 眼科, 1992, 1 (2): 67-71.

4. 罗时运, 张文华, 金秀英, 等. 眼棘阿米巴的分离培养和鉴定. 眼科, 1993, 2 (4): 232-234.

5. WITHELMUS KR, OSATO MS, FONT RL, et al. Rapid diagnosis of Acanthamoeba keratitis using calcofluor white Arch Ophthalmol, 1986, 104 (9): 1309-1312.

6. 高伟, 崔巍, 刘森玉, 等. 棘阿米巴角膜炎的实验室检查和临床诊断. 中国实用眼科杂志,

2000, 19 (11): 824-825.

7. 邓新国, 庞广任, 孙秉基, 等. 棘阿米巴角膜炎的实验室检查和原虫的鉴定。眼科研究, 1997, 15 (2): 95-97.

8. 邓新国, 庞广任, 孙秉基. 棘阿米巴角膜炎的实验室检查及实验研究. 河南医学研究, 2000, 9 (1): 10-13.

9. 高敏, 张琛, 肖扬等. 温度及酸碱度对角膜分离棘阿米巴虫株活性影响的实验研究. 眼科研究, 2009, 27 (8): 685-687.

10. GARG P, KALRA P, JOSEPH J. Non-contact lens related *Acanthamoeba* keratitis, 2017, 5 (11): 1079-1086.

11. MIYAZAKI D, UOTANI H, UOTANI R, et al. Efficacy of Gram-Fungiflora Y double staining in diagnosing infectious keratitis. Nippon Ganka Gakkai Zasshi, 2013, 117 (4): 351-356.

12. KOJI TORIYAMA, A TAKASHI SUZUKI, A TOMOYUKI INOUE, et al. Development of an immunochromatographic assay kit using fluorescent silica nanoparticles for rapid diagnosis of Acanthamoeba keratitis. Journal of Clinical Microbiology January, 2015, 53 (Number 1): 273-277.

13. 罗时运, 金秀英, 王智群, 等. 棘阿米巴角膜炎致病虫株的超微结构观察. 中华眼科杂志, 2008, 44 (11): 1020-1024.

14. 张岩, 孙旭光. 棘阿米巴的分型及鉴定研究进展. 国外医学眼科学分册, 2002, 26 (4): 214-217.

15. 姜超, 梁庆丰, 孙旭光. 棘阿米巴角膜炎的病原体基因分型及临床意义. 国际眼科纵览, 2011, 35 (4): 232-236.

16. FREDERICK L SCHUSTER. Cultivation of pathogenic and opportunistic free-living amebas. Clin Microbiol Rev, 2002, 15 (3): 342-354.

17. 李航, 王立, 邹留河, 等. 共焦显微镜在棘阿米巴性角膜炎临床诊断中的应用. 眼科, 2003, 12 (6): 336-338.

18. 孙旭光, 庞国祥, 王智群, 等. 共焦显微镜诊断棘阿米巴性角膜炎二例. 中华眼科杂志, 1999, 358 (5): 400.

19. 张琛, 孙旭光. 共焦显微镜诊断双眼角膜塑形镜相关性阿米巴角膜炎 1 例. 眼视光学杂志, 2007, 9 (3): 182-187.

20. 张琛, 邓世靖, 王智群等. 激光共焦显微镜在阿米巴性角膜炎诊断中的应用. 眼科研究, 2007, 25 (10): 772-774.

21. MIN-JEONG KIM, HAE-AHM LEE, FU-SHI QUAN, et al. Characterization of a peptide antibody specific to the adenylyl cyclase-associated protein of acanthamoeba castellanii. Korean J Parasitol, 2022, 60 (1): 7-14.

22. LEE HA, CHU KB, KIM MJ, et al. Chorismate mutase peptide antibody enables specific detection of *Acanthamoeba*. PLoS One, 2021, 16: e0250342.

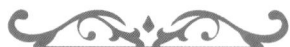

# 第五章
## 抗棘阿米巴角膜炎药物及其研究

### 第一节 药物种类及作用机制

目前,眼科临床应用的抗棘阿米巴角膜炎药物主要包括四类。

1. 芳香二脒类药物
2. 双胍类阳离子消毒剂
3. 唑类药物
4. 氨基糖苷类药物

### 一、芳香二脒类药物

1. **药物品种** 芳香二脒类为最早用于治疗棘阿米巴角膜炎的药物之一,其药物品种主要包括:

A. 羟乙磺酸丙氧苯脒(propamidine isethionate)
B. 羟乙磺酸戊氧苯脒(pentamidine isethionate)
C. 双溴丙脒(dibromopropamidine)
D. 羟乙磺酸己氧苯脒(hexamidinedine isethionate)

2. **药物作用机制**

(1)表面活性剂作用:该类药物结构中的双极性分子具有阳离子表面活性作用,能够破坏棘阿米巴细胞膜结构,导致细胞膜渗透性增加、细胞内的离子以及生物大分子外漏,从而导致棘阿米巴死亡。

(2)对细胞蛋白与核酸的作用:药物进入棘阿米巴细胞内,可导致细胞内结构蛋白和酶发生凝固和变性,并直接干扰核酸合成。

（3）对细胞膜的作用：药物分子与棘阿米巴细胞膜结合的数量与药物分子的烷基长度有关，烷基链越长、脂溶性越大，越容易与细胞膜的脂质双分子层结构结合，因此也就越能迅速进入细胞内，达到杀伤棘阿米巴的浓度，如己氧苯脒（烷基数＝6）在体内外对棘阿米巴的杀伤作用大于丙氧苯脒（烷基数＝3）[1-2]。

### 3. 眼科制剂

目前，临床应用的该类商品滴眼剂有两个品种，但均未在国内上市。

> A. 0.1% 羟乙磺酸丙氧苯脒滴眼液和眼膏（商品名 Brolene）
> B. 0.1% 羟乙磺酸己氧苯脒滴眼液（商品名 Desomedine）

【注意点】

有研究发现，该类药可能同时会促进滋养体向包囊的转化，极易导致棘阿米巴产生耐药性，其原因可能与药物影响棘阿米巴细胞内多胺的代谢水平或干扰多胺的合成有关[3-4]，因此，临床不建议单独使用此类药物。

长期使用该类药时，应注意其导致的角膜毒性反应[5]。

## 二、双胍类阳离子消毒剂

### 1. 药物品种

临床上应用的双胍类阳离子消毒剂主要有三种。

> A. 氯己定（chlorhexidine）
> B. 聚六亚甲基双胍（polyhexamethylene biguanide，PHMB）
> C. 阿来西定（alexidine）

体外药敏试验结果以及临床治疗应用效果显示，氯己定（洗必泰）和 PHMB 是目前最有效并可同时杀灭滋养体和包囊的药物，因此，被列为临床治疗棘阿米巴角膜炎的首选用药。

### 2. 药物作用机制

（1）干扰细胞膜或细胞壁的功能：通过影响棘阿米巴细胞膜及细胞壁的功能，达到杀伤棘阿米巴作用[6]，包囊可表现为内容物皱缩，囊壁肿胀。

（2）对细胞核的作用：PHMB 对包囊细胞核的影响更为明显，主要表现为细胞质减少，细胞核表面出现多量成簇、高密度沉积物，核染色质聚集，核内物质溢出。

（3）对细胞质的作用：与 PHMB 相比，氯己定（洗必泰）主要作用于包囊的细胞质，较少累及胞核[7-8]。氯己定（洗必泰）最小杀包囊浓度（MCC）为

0.49~15.6μg/mL,PHMB 为 0.49~3.9μg/mL。眼表面滴用 0.02% 的氯己定(洗必泰),在兔角膜内的浓度可达 1.218μg/g[9]。

(4)阿来西定是一种亲脂亲水性的双胍类药物,在浓度 10μg/mL 时,即有杀棘阿米巴的作用,在 100μg/mL 时,能杀灭包囊;虽然理论上此浓度的阿来西定对角膜上皮细胞的毒性作用与氯己定(洗必泰)类似,但是体内试验结果表明,其毒性要低于氯己定(洗必泰)[10]。

### 3. 眼科制剂

A. 氯己定(洗必泰)滴眼液,常用浓度为 0.02%(200μg/mL)和 0.04%(400μg/mL)

B. PHMB 滴眼液,常用浓度为 0.02%(200μg/mL)和 0.04%(400μg/mL)

C. 阿来西定滴眼液,常用浓度为 0.01%(100μg/mL)

【注意点】

文献报道,对严重的病例,可将氯己定(洗必泰)和 PHMB 的药物浓度提高至 0.06%[11]。体外试验证实,0.02% 氯己定(洗必泰)和 0.02%PHMB 对角膜上皮细胞的毒性较小。其中氯己定(洗必泰)与角膜组织非特异性结合的能力较弱[12];当药物浓度大于 0.2% 时,其对结膜和角膜上皮细胞有明显毒性作用,而且在此浓度下氯己定(洗必泰)对人体细胞的毒性作用大于 PHMB,而阿来西定毒性作用相对较低。

目前,国内外均尚无双胍类滴眼液的商品药物,以上三种药物均为医院内部制剂,或临时配用制剂,因此应用前需要通过医院伦理和患者知情同意。

## 三、唑类药物

唑类药物为一类广谱抗真菌药,在棘阿米巴角膜炎治疗中,常作为联合用药,与双胍类阳离子消毒剂联合应用。

### 1. 药物品种

唑类药物主要包括:

A. 酮康唑(ketoconazole)

B. 氟康唑(fluconazole)

C. 咪康唑(miconazole)

D. 克霉唑(clotrimazole)

E. 伊曲康唑(itraconazole)

F. 伏立康唑(voriconazole)

## 2. 药物作用机制

唑类药物主要通过竞争性抑制细胞膜中羊毛固醇 $14\alpha$ 去甲基化酶,使羊毛固醇蓄积,抑制细胞膜麦角固醇的生物合成,从而影响膜通透性,导致病原体死亡;但是,在临床治疗浓度下,该类药物只能抑制棘阿米巴活性,并不能将其杀灭。

研究发现,酮康唑和氟康唑的最小杀滋养体浓度(MTAC)分别为 $144\mu g/mL$ 和 $320\mu g/mL$,而最小杀包囊浓度(MCC)均 $>500\mu g/mL$ [8]。

在 2007 年,伏立康唑第一次被用于治疗肺移植合并棘阿米巴皮肤感染患者的治疗,体外药物敏感性试验结果表明,$2.5\mu g/mL$($7.16\mu M$)浓度的伏立康唑,具有很好的杀伤棘阿米巴作用。目前,已有病例报道,利用伏立康唑滴眼液点眼和角膜基质内注射,成功治愈了 2 例(3 只眼)棘阿米巴角膜炎,并且作者认为伏立康唑具有较好疗效,且对耐药虫株的感染依然有效 [13-14]。

## 3. 眼科制剂

A. 1% 氟康唑滴眼液

B. 1% 伊曲康唑滴眼液

C. 1% 伏立康唑滴眼液

【注意点】

临床常用唑类滴眼液的浓度为 1%。研究证实,滴用 1% 伊曲康唑后,角膜组织内的浓度为 $200\sim250\mu g/g$ [15]。有文章报道,在局部药物治疗的基础上,可联合口服伊曲康唑或伏立康唑,每日 1 次,每次 100mg,进行治疗,然而进一步研究发现,口服伊曲康唑后,角膜内的药物浓度仅为 $0.05\mu g/g$。口服酮康唑,虽可达到较高的组织浓度($0.5\mu g/g$)[16],但仍不能达到有效杀棘阿米巴包囊的浓度,并且全身副作用较大。

在抗真菌药物中,两性霉素 B 和那他霉素也有一定的抗棘阿米巴作用,两性霉素 B 抗棘阿米巴浓度为 $100\mu g/mL$,那他霉素的浓度为 $10\sim50mg/mL$。

# 四、氨基糖苷类药物

## 1. 药物品种

用于抗棘阿米巴角膜炎的药物包括:

A. 巴龙霉素(paromomycin)

B. 新霉素(neomycin)

C. 卡那霉素(kanamycin)

D. 妥布霉素(tobramycin)

### 2. 药物作用机制

(1)抑制蛋白合成:该类药物主要通过抑制细菌蛋白合成,以及影响细菌细胞膜通透性而达到杀菌作用。在抗棘阿米巴作用中,氨基糖苷类药主要作用于棘阿米巴的细胞膜蛋白。

(2)硫酸巴龙霉素对蛋白合成的起始和延长阶段均有作用;妥布霉素能通过结合核糖体,阻止 mRNA 转录来抑制蛋白合成,从而导致细胞死亡。

(3)硫酸新霉素可结合 16S rRNA 的四种核苷酸和 S12 蛋白的单个氨基酸,干扰复合体启动,引起 mRNA 错译,从而导致错误的氨基酸插入多肽中,产生无功能或有毒性的多肽,并引起多核糖体分解为无功能的单核糖体。

### 3. 眼科制剂

> A. 新霉素滴眼液,浓度为 0.5% 和 1%
>
> B. 硫酸卡那霉素滴眼液,浓度为 0.65%

【注意点】

巴龙霉素最早曾用于治疗溶组织阿米巴,其对棘阿米巴的实际作用较差[17]。体外试验表明,氨基糖苷类药物对滋养体有较强的杀伤作用,但是,对包囊作用较弱,新霉素和巴龙霉素的体外 MCC 浓度均大于 500μg/mL[18]。氨基糖苷类药物常与双胍类阳离子消毒剂联合应用[19]。

---

**本节要点**

**眼科抗棘阿米巴的主要药物**

1. 芳香二脒类药物

A. 0.1% 羟乙磺酸丙氧苯脒滴眼液和眼膏

B. 0.1% 羟乙磺酸己氧苯脒滴眼液

2. 双胍类阳离子消毒剂

A. 氯己定(洗必泰)滴眼液,常用浓度为 0.02%、0.04%

B. PHMB 滴眼液,常用浓度为 0.02%、0.04%

C. 阿来西定滴眼液,常用浓度为 0.01%

3. 唑类药物

A. 1% 氟康唑滴眼液

B. 1% 伊曲康唑滴眼液

C. 1% 伏立康唑滴眼液

---

4. 氨基糖苷类药物
A. 0.5%~1% 新霉素滴眼液
B. 0.65% 硫酸卡那霉素滴眼液

（张 琛 孙旭光）

## 参 考 文 献

1. PERRINE D, CHENU JP, GEORGES P, et al. Amoebicidal efficiencies of various diamidines against two strains of *Acanthamoeba* polyphaga. Antimicrob Agents Chemother, 1995, 39 (2): 339-342.

2. BRASSEUR G, FAVENNEC L, PERRINE D, et al. Successful treatment of *Acanthamoeba* keratitis by hexamidine. Cornea, 1994, 13 (5): 459-462.

3. BYERS TJ, KIM BG, KING LE, et al. Molecular aspects of the cell cycle and encystment of *Acanthamoeba*. Rev Infect Dis, 1991, 13 Suppl 5: 373-384.

4. OGBUNUDE PO, ASIRI SA. In vitro effect of diamidines on intracellular polyamines of *Acanthamoeba polyphaga*. Drugs Exp Clin Res, 2001, 27 (4): 127-133.

5. JOHNS KJ, HEAD WS, O'DAY DM. Corneal toxicity of propamidine. Arch Ophthalmol, 1988, 106 (1): 68-69.

6. LARKIN DF, KILVINGTON S, DART JK. Treatment of *Acanthamoeba* keratitis with polyhexamethylene biguanide. Ophthalmology, 1992, 99 (2): 185-191.

7. LEE JE, OUM BS, CHOI HY, et al. Cysticidal effect on *Acanthamoeba* and toxicity on human keratocytes by polyhexamethylene biguanide and chlorhexidine. Cornea, 2007, 26 (6): 736-741.

8. ELDER MJ, KILVINGTON S, DART JK. A clinicopathologic study of in vitro sensitivity testing and *Acanthamoeba* keratitis. Invest Ophthalmol Vis Sci, 1994, 35 (3): 1059-1064.

9. XUGUANG S, YANCHUANG L, FENG Z, et al. Pharmacokinetics of chlorhexidine gluconate 0.02% in the rabbit cornea. J Ocul Pharmacol Ther, 2006, 22 (4): 227-230.

10. ALIZADEH H, NEELAM S, CAVANAGH HD. Amoebicidal activities of alexidine against 3 pathogenic strains of *Acanthamoeba*. Eye Contact Lens, 2009, 35 (1): 1-5.

11. MATHERS W. Use of higher medication concentrations in the treatment of *Acanthamoeba* keratitis. Arch Ophthalmol, 2006, 124 (6): 923.

12. SEAL DV, HAY J, KIRKNESS CM. Chlorhexidine or polyhexamethylene biguanide for *Acanthamoeba* keratitis. Lancet, 1995, 345 (8942): 136.

13. HERNÁNDEZ-MARTÍNEZ D, REYES-BATLLE M, CASTELAN-RAMÍREZ I, et al. Evaluation of the sensitivity to chlorhexidine, voriconazole and itraconazole of T4 genotype Acanthamoea isolated from Mexico. Exp Parasitol, 2019, 197: 29-35.

14. CABELLO-VÍLCHEZ AM, MARTÍN-NAVARRO CM, LÓPEZ-ARENCIBIA A, et al. Voriconazole as a first-line treatment against potentially pathogenic Acanthamoeba strains from Peru. Parasitol Res, 2014, 113 (2): 755-759.

15. GUZEK JP, ROOSENBERG JM, GANO DL, et al. The effect of vehicle on corneal penetration of triturated ketoconazole and itraconazole. Ophthalmic Surg Lasers, 1998, 29 (11): 926-929.

16. SAVANI DV, PERFECT JR, COBO LM, et al. Penetration of new azole compounds into the eye and efficacy in experimental Candida endophthalmitis. Antmicrob Ag Chemother, 1987, 31 (1): 6-10.

17. OSATO MS, ROBINSON NM, WILHELMUS KR, et al. In vitro evaluation of antimicrobial compounds for cysticidal activity against *Acanthamoeba*. Rev Infect Dis, 1991, 13 Suppl 5: 431-435.

18. CASEMORE DP. Sensitivity of Hartmannella (*Acanthamoeba*) to 5-fluorocytosine, hydroxystilbamidine, and other substances. J Clin Pathol, 1970, 23 (8): 649-652.

19. VARGA JH, WOLF TC, JENSEN HG, et al. Combined treatment of *Acanthamoeba* keratitis with propamidine, neomycin, and polyhexamethylene biguanide. Am J Ophthalmol, 1993, 115 (4): 466-470.

# 第二节 药物敏感性与联合用药

## 一、药物敏感性

处于不同生长期的棘阿米巴对药物的敏感性不同,研究分析发现:

(1) 对氯己定的敏感性依次为:囊前期>对数生长期滋养体>包囊。
(2) 对 PHMB 的敏感性依次为:对数生长期滋养体>囊前期>包囊[1]。

## 二、联合用药

迄今为止,并没有一种单一的药物就能有效治疗棘阿米巴角膜炎,而且不同棘阿米巴虫株或基因型,以及不同的生长期棘阿米巴,均对单一药物易产生耐药,所以,临床上最常用的药物治疗方案为联合用药,即两种或者两种以上药物联合使用,体外药物试验及临床效果观察表明:

1. 双胍类阳离子消毒剂与芳香二脒类药物或与新霉素具有协同作用。双胍类阳离子消毒剂破坏细胞膜,能辅助芳香二脒类药物或新霉素进入细胞内,使后者更有效作用于细胞内的酶、结构蛋白以及核酸,发挥杀伤作用[2]。

2. PHMB 联合普罗帕脒、PHMB 联合氯己定（洗必泰）、普罗帕脒联合新霉素 - 多黏菌素 B- 短杆菌肽滴眼液治疗，均取得了满意的临床疗效[3-5]。

北京市眼科研究所曾联合应用 0.02% 氯己定（洗必泰）滴眼液与 0.5% 新霉素滴眼液，或联合应用 0.02% 氯己定（洗必泰）滴眼液、0.5% 新霉素滴眼液和 2%~4% 甲硝唑滴眼液，治疗了 150 例棘阿米巴角膜炎，结果分析发现，临床治疗效果肯定[6-8]，典型病例如图 5-2-1 和图 5-2-2 所示。

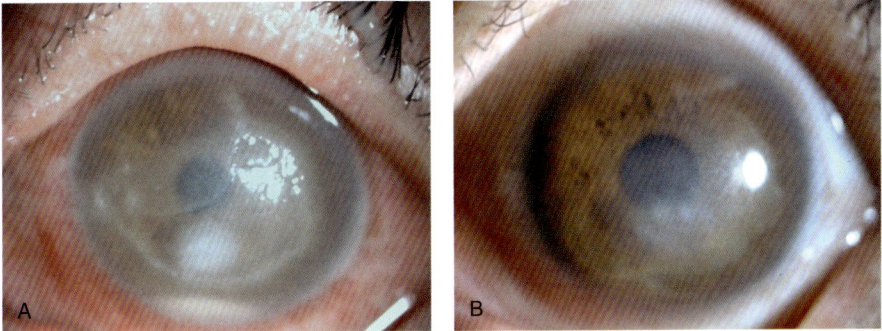

**图 5-2-1　进展期棘阿米巴角膜炎**
A. 植物外伤导致棘阿米巴角膜炎，环形浸润、基质浸润、前房积脓；
B. 联合用药治疗 2 个月后，临床痊愈。

【注意点】

近年来，氯己定（洗必泰）联合 PHMB 滴眼液，或氯己定（洗必泰）与 PHMB 滴眼液联合 1% 伏立康唑滴眼液，或氯己定（洗必泰）与 PHMB 滴眼液联合 2%~4% 甲硝唑滴眼液等的治疗方案，在临床中均有应用，但是哪种联合用药方案效果最佳仍需要进一步临床研究证实。

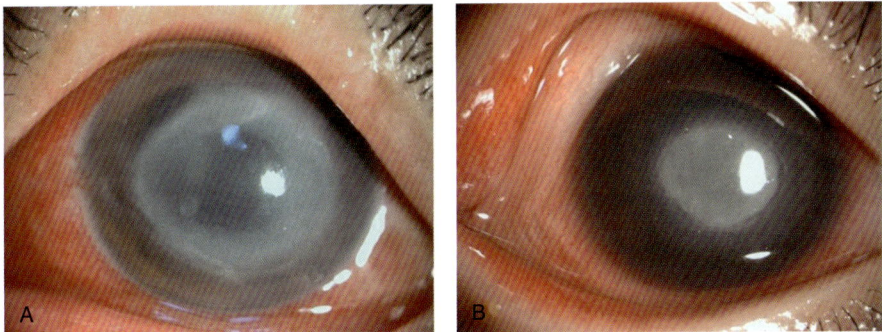

**图 5-2-2　角膜塑形镜相关棘阿米巴角膜炎（进展期）**
A. 角膜环形浸润；B. 同一患者联合药物治疗后溃疡明显缩小。

3. **联合糖皮质激素治疗**　糖皮质激素本身并无抑制棘阿米巴的作用,但是其具有抗毒、抗炎及抗免疫等作用,能够减轻角膜炎症,然而,在棘阿米巴角膜炎的治疗中,是否可以联合应用糖皮质激素一直都存有争议。

(1)不主张联合应用的依据:体外试验发现,糖皮质激素可促进棘阿米巴滋养体增殖,增加棘阿米巴对组织细胞的毒性[9],而且能抑制宿主巨噬细胞的吞噬活性,从而妨碍角膜组织内棘阿米巴病原体的清除[10],另外,糖皮质激素能加重棘阿米巴角膜炎的严重程度[11],延长患者的治疗疗程[12]。

(2)主张联合应用的依据:有研究认为,糖皮质激素能抑制滋养体向包囊转化,从而提高棘阿米巴药物的治疗作用,在抗棘阿米巴药治疗1~2周后,当病情得到控制时,给予适量糖皮质激素治疗,能有效减轻组织损伤,因此,在适当的治疗时期使用糖皮质激素是有效且安全的[13]。

(3)著者的经验:根据北京市眼科研究所对223例棘阿米巴角膜炎患者治疗经验的总结来看,糖皮质激素会加重角膜炎的严重程度,致使病情迁延,因此,在感染未得到有效控制前,应避免眼局部使用糖皮质激素,典型病例如图5-2-3所示。

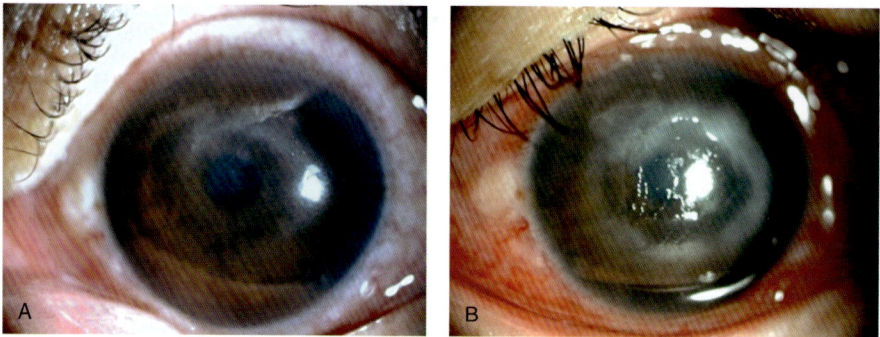

**图 5-2-3　棘阿米巴角膜炎治疗前后**

A. 2011-07-04,患者女性,45岁,棘阿米巴角膜炎1个月,激素应用前角膜浸润; B. 2011-07-13,同一患者,应用局部糖皮质激素治疗9天后角膜溃疡扩大,中央区出现基质坏死。

已有临床报道表明,抗棘阿米巴药联合糖皮质激素或抗代谢药物,如环磷酰胺以及硫唑嘌呤,可治疗严重的棘阿米巴巩膜炎,能有效地缓解疼痛,减轻组织破坏[14]。近年来,有研究者提出了在棘阿米巴角膜炎治疗中,联合应用糖皮质激素的适应证如下[15]。

> ➤ 角膜深基质层感染,出现进展性角膜新生血管;
> ➤ 合并巩膜炎;

> ➤ 前房出现明显炎症；
> ➤ 角膜炎迁延不愈；
> ➤ 眼部剧痛。

4. **联合免疫抑制剂治疗**　在棘阿米巴角膜炎的晚期，部分患者会发生角膜缘炎、角膜基质新生血管明显增生或巩膜炎(图 5-2-4，图 5-2-5)，此时可以应用免疫抑制剂联合治疗。

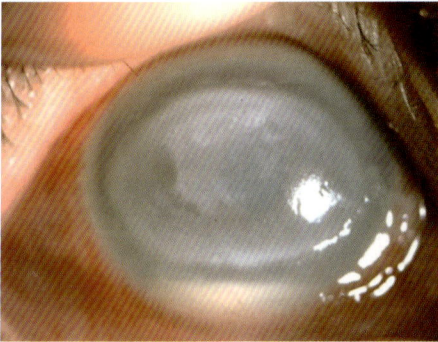

图 5-2-4　棘阿米巴角膜合并角膜缘炎

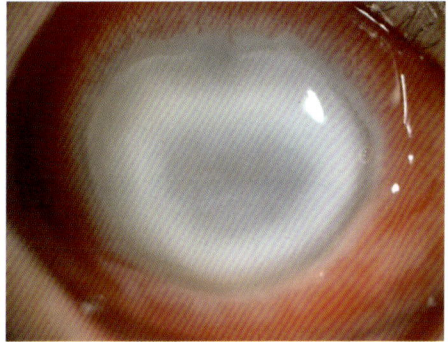

图 5-2-5　棘阿米巴角膜炎合并巩膜炎

---

**本节要点**

1. 处于不同生长期以及不同种株的棘阿米巴对药物的敏感性不同。

2. 临床中多采用联合用药治疗棘阿米巴角膜炎。

3. 在感染未得到有效控制前，应避免眼局部使用糖皮质激素。

4. 并发角膜缘炎、角膜深基质新生血管明显增生或巩膜炎的患者，可以同时给予眼局部免疫抑制剂治疗。

（张　琛　孙旭光）

参 考 文 献

1. KHUNKITTI W, LLOYD D, FURR JR, et al. *Acanthamoeba* castellanii: Growth, encystment, excystment and biocide susceptibility. J Infect, 1998, 36 (1): 43-48.

2. HAY J, KIRKNESS CM, SEAL DV, et al. Drug resistance and *Acanthamoeba* keratitis: The quest for alternative antiprotozoal chemotherapy. Eye (Lond), 1994, 8 (Pt 5): 555-563.

3. DUGUID IG, DART JK, MORLET N, et al. Outcome of *Acanthamoeba* keratitis treated with

polyhexamethyl biguanide and propamidine. Ophthalmology, 1997, 104 (10): 1587-1592.

4. RADFORD CF, LEHMANN OJ, DART JK. Acanthamoeba keratitis: multicentre survey in England 1992-6. National *Acanthamoeba* Keratitis Study Group. Br J Ophthalmol, 1998, 82 (12): 1387-1392.

5. HARGRAVE SL, MCCULLEY JP, HUSSEINI Z. Results of a trial of combined propamidine isethionate and neomycin therapy for *Acanthamoeba* keratitis. Brolene Study Group. Ophthalmology, 1999, 106 (5): 952-957.

6. 金秀英, 罗时运. 棘阿米巴角膜炎的诊断和治疗探讨. 眼科研究, 2000, 18 (2): 143-145.

7. SUN X, ZHANG Y, LI R, et al. *Acanthamoeba* keratitis: Clinical characteristics and management. Ophthalmology, 2006, 113 (3): 412-416.

8. 孙旭光, 金秀英. 致病性自生生活阿米巴性角膜炎. 眼科, 2002, 11 (1): 4-6.

9. MCCLELLAN K, HOWARD K, NIEDERKORN JY, et al. Effect of steroids on *Acanthamoeba* cysts and trophozoites. Invest Ophthalmol Vis Sci, 2001, 42 (12): 2885-2893.

10. SEAL DV. *Acanthamoeba* keratitis update: Incidence, molecular epidemiology and new drugs for treatment. Eye, 2003, 17 (8): 893-905.

11. JOHN T, LIN J, SAHM D, et al. Effects of corticosteroids in experimental *Acanthamoeba* keratitis. Rev Infect Dis, 1991, 13 (Suppl 5): S440-S442.

12. PARK DH, PALAY DA, DAYA SM, et al. The role of corticosteroids in the management of *Acanthamoeba* keratitis. Cornea, 1997, 16 (3): 277-283.

13. LLLINGWORTH CD, COOK SD, KARABATSAS CH, et al. *Acanthamoeba* keratitis: Risk factors and outcome. Br J Ophthalmol, 1995, 79 (12): 1078-1082.

14. LEE GA, GRAY TB, DART JK, et al. *Acanthamoeba* sclerokeratitis: Treatment with systemic immunosuppression. Ophthalmology, 2002, 109 (6): 1178-1182.

15. GARG P, KALRA P, JOSEPH J. Non-contact lens related *Acanthamoeba* keratitis. Indian J Ophthalmol, 2017, 65 (11): 1079-1086.

# 第三节　探索研究中的抗棘阿米巴药物

　　寻找及研究抗棘阿米巴药物一直是相关领域关注的热点,迄今为止,不少药物的探索研究多仍处于体外试验或初步临床效果观察阶段,其临床应用的效果仍待进一步研究证实。

## 一、抗肿瘤药物

　　1. **烷基磷酸胆碱(alkyphosphocholines,APCs)**　最初该类药曾作为抗肿瘤药进行研究,目前发现其对原虫,如利什曼原虫、克氏锥虫以及溶组织阿米巴均有较好的杀伤作用[1]。

烷基磷酸胆碱类药主要通过破坏棘阿米巴细胞膜而达到杀伤作用[2]，其主要代表性药物为米替福新（miltefosine）。在体外试验中发现，与80μM浓度的米替福新作用1小时后，近100%的滋养体可被杀灭，160μM浓度可杀死90%的包囊；在低浓度，如5μM时，可有效抑制包囊向滋养体转化。

【注意点】2016年，美国食品药品管理局将米替福新作为"孤儿药"，批准口服治疗难治性棘阿米巴角膜炎。

2. 甲基乙二醛二脒腙（methylglyoxal bisguanyl hydrazone，MGBG）　为抗肿瘤药物，主要通过抑制鸟氨酸脱羧酶，从而抑制棘阿米巴增殖，体外有效抑制棘阿米巴的浓度为1mM，但是，其对S-腺苷甲硫氨酸脱羧酶抑制作用较弱，且其抑制作用为可逆性的，而且该药能诱导滋养体向包囊转化[3]。

## 二、抗真菌药、抗原虫药及消毒剂

1. **聚维酮碘**（povidone iodine）　为聚乙烯吡咯酮与碘的复合物，具有快速、广谱抗细菌、真菌及病毒的作用。聚维酮碘具有亲水性，可作为载体释放出游离碘，并将其传递给细胞膜，迅速产生细胞毒性，从而杀灭细胞。研究表明，0.5%~2.5%的聚维酮碘对滋养体和包囊均有较好的杀伤作用，而且1.0%聚维酮碘对角膜上皮细胞和内皮细胞均无毒性[4-5]。

2. **硬脂酰胺丙基二甲胺**（myristamidopropyl dimethylamine，MAPD）　为双胍类阳离子消毒剂，对细菌、真菌以及阿米巴均有较好的杀伤作用，体外抗棘阿米巴的作用机制尚不清楚；其最小杀包囊浓度（MCC）为6.25~25μg/mL，该药的特点为分子量较小，为300Da，（氯己定和PHMB分子量分别为898Da和2 340Da），因此推测MAPD具有更好的角膜穿透性，在角膜组织内能达到较高的药物浓度[6-8]。

3. **卡泊芬净**（caspofungin）　为新型的棘球白素B类抗真菌药，能非竞争性抑制β-（1,3）-葡聚糖合成酶，干扰真菌细胞壁的β-（1,3）-葡聚糖合成，导致细胞壁结构异常，从而引起细胞破裂，其抗棘阿米巴的作用机制尚不清楚，研究发现，250mg/L卡泊芬净能有效杀伤滋养体，500mg/L浓度对包囊有杀伤作用[9-10]。

4. **青蒿素**（artemisinin）　青蒿素是我国学者于1972年从黄花蒿中提取出的一种新型抗疟药，曾作为治疗脑型疟疾和恶性疟疾的首选药物，其衍生物，包括二氢青蒿素、蒿甲醚、蒿乙醚和青蒿琥酯，均含有过氧桥结构，在体内通过裂解产生大量氧自由基和活性氧，进而抑制疟原虫生长，并破坏其生物膜结构。

体外观察证实，青蒿琥酯可抑制棘阿米巴增殖，且抑制率与药物浓度具有依赖性[11-13]。尽管已经有研究结果表明，青蒿素甲醚具有抗棘阿米巴的作用，但是，仍需要进一步研究证实其临床治疗效果，以及与其他种类药物联合应用的效果[14]。

## 三、作用于核酸的药物

1. **原黄素硫酸盐**（proflavine hemisulfate）　能通过干扰碱基修复和插入，诱导 DNA 发生突变，起到杀棘阿米巴的作用，其杀棘阿米巴滋养体浓度为 $100\mu g/mL$，杀包囊浓度为 $1\,000\mu g/mL$[15]。

2. **羟脒替**（hydroxystilbamidine isethionate）　能抑制细胞分裂和复制，并可与 RNA 结合，抑制核糖核酸酶。在 $100\mu g/mL$ 浓度时，可杀棘阿米巴滋养体，$1\,000\mu g/mL$ 浓度杀包囊[16]。

3. **甲氧苄氨嘧啶**（trimethoprim）　能与二氢叶酸还原酶相结合，抑制二氢叶酸转化为四氢叶酸，干扰 DNA 合成中的胸苷合成途径，其杀灭棘阿米巴滋养体的浓度为 $100\mu g/mL$[16]。

4. **5- 氟胞嘧啶**（5-fluorocytosine）　能竞争性抑制嘌呤和嘧啶的摄取，但是其抗棘阿米巴作用有限[16]。

5. **乙胺嘧啶 - 磺胺多辛 / 甲氧苄氨嘧啶 - 磺胺多辛**　乙胺嘧啶是二氢叶酸还原酶抑制剂，能抑制嘌呤和嘧啶的合成，磺胺多辛能靶向作用于二氢蝶酸合成酶和二氢叶酸还原酶，其杀棘阿米巴滋养体浓度为 $100\mu g/mL$[17]。

6. **二脒那秦**（diminazene aceturate）　能连接于 DNA 互补链的凹槽，改变其螺旋形结构，并影响磷脂的合成，干扰糖分解，杀棘阿米巴滋养体和包囊的浓度 $100\sim200\mu g/mL$[18]。

## 四、针对包囊壁半乳糖的药物

棘阿米巴包囊的双壁结构形成了对药物的屏障，因此，靶向降解包囊壁是探索杀伤棘阿米巴治疗药物的新方向[19]。研究表明，包囊壁中含有 48% 半乳糖和 44% 葡萄糖，而且半乳糖中 1,3 连接半乳糖含量最高，占总糖量 29%，因此，目前研究的新治疗靶点指向了 1,3 连接半乳糖。

研究发现，酶能降解糖的连接，从而破坏包囊壁结构，如果利用纤维素酶联合氯己定（洗必泰），能有效地破坏包囊壁的完整性。此外，利用特异性作用于 1,3 连接半乳糖链的酶，能导致棘阿米巴包囊降解[15]。

## 五、纳米药物

1. **纳米物质**　常用的纳米物质包括：碳纳米管、纳米粒子、纳米棒及脂质体等。纳米物质具有直径小、易渗透入细胞内等特点，能明显提高药物的生物利用度，以增加抗棘阿米巴的药物疗效，减少病原体耐药，且增加药物的体内稳定性。

2. **纳米金属颗粒**　用纳米金属颗粒和氯己定（洗必泰）结合，可增强对滋养体和包囊杀灭作用,而对宿主细胞毒性作用较小;金属氧化剂纳米颗粒,如 $TiO_2$、$Fe_2O_3$、ZnO 等,在紫外线照射下能产生活性氧,有望用于光动力学疗法的治疗[17]。

将纳米颗粒包被甘露醇结合蛋白、纤维素、半乳糖聚合物、PHMB,以及新霉素等,可增强这些药物或物质的抗棘阿米巴作用,然而,目前使用纳米药物治疗的临床报道很少[19]。

## 六、钙调节剂

主要包括氨氯地平、洛哌丁胺、胺碘酮、三氟拉嗪及氯丙嗪。研究表明,钙离子通道对保持棘阿米巴活性有着关键作用,譬如,滋养体的运动、摄食、成囊和脱囊,以及分裂繁殖过程,均需要钙离子通道的参与,因此,抑制钙离子通道可抑制棘阿米巴活性。

氨氯地平可抑制钙离子跨膜,洛哌丁胺能抑制钙离子通道活性和钙调蛋白连接,胺碘酮可阻断钙活性,三氟拉嗪和氯丙嗪能抑制钙调素,因而在体外均有杀滋养体和包囊的作用[20],但是,这类药物抗棘阿米巴的确切临床效果仍需进一步研究证实。

## 七、抗细菌类药物

1. **多黏菌素 B**　能够与带负电荷的细胞膜结合,破坏细胞膜的完整性。
2. **头孢唑林**　能与细胞壁内的青霉素结合蛋白连接,干扰细胞壁合成。
3. **美罗培南**　能抑制青霉素结合蛋白,破坏细胞壁。
4. **替加环素**　为第三代四环素类抗生素,用于治疗耐药细菌感染。研究发现,该药能抑制棘阿米巴增殖,但并不影响棘阿米巴活性和向包囊转化过程,其作用机制为减少棘阿米巴细胞内三磷酸腺苷(ATP)含量,并增强线粒体凝聚,导致选择性的线粒体功能障碍,细胞能量代谢异常,进而引起细胞死亡[21]。

## 八、光敏剂

光动力学疗法(photodynamic therapy,PDT)的原理是在激发波长的光照射下,光敏剂产生单线态氧和/或活性氧(ROS),引起病原体死亡。新型靶向 PDT 要求对靶向细胞特异性高、组织渗透性高,对宿主细胞的毒性较小,因此,针对棘阿米巴的靶向光敏剂筛选仍然是研究的重点[22]。

1. **卟啉**　体外研究发现,卟啉分子与甘露醇结合,通过光动力学疗法(PDT),能有效杀伤棘阿米巴。
2. **竹红菌素**　北京市眼科研究所张琛等研究发现,竹红菌素光动力学疗法对棘阿米巴滋养体和包囊均有杀伤作用,并且随着竹红菌素浓度增加,其杀伤作用逐步增强[23]。

3. **核黄素** 尽管 2011 年已有文章报道了第一例核黄素 - 紫外线 A 交联治疗棘阿米巴角膜炎，且之后也陆续有一些临床成功治疗病例发表，但是，其确切的疗效仍待进一步研究证实[24]。

4. **虎红** 体外及动物实验均证实，0.1% 虎红 - 绿光光动力学疗法具有抑制棘阿米巴的作用，并且对角膜细胞、虹膜及视网膜均无明显副作用[25]。

## 九、其他药物

1. **苄索氯铵**（benzethonium chloride） 近期研究发现，苄索氯铵通过激活半胱氨酸蛋白酶，诱导线粒体膜电位丧失和增加细胞内钙，从而诱导细胞凋亡，体外抗棘阿米巴的有效浓度为 500μM。

2. 研究发现，利奈唑胺、增效复方磺胺甲噁唑（复方新诺明），以及莫西沙星等具有一定的抗棘阿米巴作用[26]。

【注意点】

0.08% PHMB（聚六亚甲基双胍）滴眼液作为治疗棘阿米巴角膜炎的滴眼液"孤儿药"，已经被欧盟批准临床应用。

---

**本节要点**

目前处于探索研究阶段的药物种类包括：

1. 抗肿瘤药物。
2. 抗真菌、抗原虫药物，以及消毒剂。
3. 干扰核酸合成的药物。
4. 针对包囊壁半乳糖的药物。
5. 纳米药物。
6. 钙调节剂。
7. 抗细菌类药物。
8. 光敏剂等。

---

（张　琛　孙旭光）

## 参 考 文 献

1. 王海刚, 翟光喜. 米替福新的研究进展. 中南药学, 2006, 4 (6): 454-456.

2. WALOCHNIK J, DUCHÊNE M, SEIFERT K, et al. Cytotoxic activities of alkylphosphocholines against clinical isolates of *Acanthamoeba* spp. Antimicrob Agents Chemother, 2002, 46 (3): 695-701.

3. KISHORE P, GUPTA S, SRIVASTAVA DK, et al. Action of methylglyoxal bis (guanyl hydra-zone) and related antiprotozoals on *Acanthamoeba* culbertsoni. Indian J Exp Biol, 1990, 28 (12): 1174-1179.

4. GATTI S, CEVINI C, BRUNO A, et al. In vitro effectiveness of povidone-iodine on *Acantham-oeba* isolates from human cornea. Antimicrob Agents Chemother, 1998, 42 (9): 2232-2234.

5. 蒋劲, 姚克, 章征. 不同浓度国产聚维酮碘对兔角膜毒性损伤的评价. 中华眼科杂志, 2006, 42 (4): 338-340.

6. HUGHES R, DART J, KILVINGTON S. Activity of the amidoamine myristamidopropyl dimethylamine against keratitis pathogens. J Antimicrob Chemother, 2003, 51 (6): 1415-1418.

7. CODLING CE, MAILLARD JY, RUSSELL AD. Aspects of the antimicrobial mechanisms of action of a polyquaternium and an amidoamine. J Antimicrob Chemother, 2003, 51 (5): 1153-1158.

8. KILVINGTON S, HUGHES R, BYAS J, et al. Activities of therapeutic agents and myristami-dopropyl dimethylamine against *Acanthamoeba* isolates. Antimicrob Agents Chemother, 2002, 46 (6): 2007-2009.

9. 陈辉, 刘维达. 新型抗真菌药物卡泊芬净及其在临床的应用. 国外医学皮肤性病学分册, 2005, 31 (1): 9-11.

10. BOUYER S, IMBERT C, DANIAULT G, et al. Effect of caspofungin on trophozoites and cysts of three species of *Acanthamoeba*. J Antimicrob Chemother, 2007, 59 (1): 122-114.

11. 郭燕, 王俊, 陈正堂. 青蒿素类药物的药理作用新进展. 中国临床药理学与治疗学, 2006, 11 (6): 615-620.

12. NACAPUNCHAI D, PHADUNGKUL K, KAEWCHARUS S. In vitro effect of artesunate against *Acanthamoeba* spp. Southeast Asian J Trop Med Public Health, 2002, 33 (Suppl 3): 49-52.

13. 工智群, 姜超, 张晓玉, 等. 双氢青蒿素对棘阿米巴抑制作用的实验研究. 眼科, 2017, 26 (6): 386-390.

14. DENG Y, RAN W, MAN S, et al. Artemether exhibits amoebicidal activity against *Acantham-oeba* castellanii through inhibition of the serine biosynthesis pathway. Antimicrob Agents Chemother, 2015, 59 (8): 4680-4688.

15. NAGINGTON J, RICHARDS JE. Chemotherapeutic compounds and *Acanthamoebae* from eye infections. J Clin Pathol, 1976, 29 (7): 648-651.

16. CASEMORE DP. Sensitivity of Hartmannella (*Acanthamoeba*) to 5-fluorocytosine, hydroxys-tilbamidine, and other substances. J Clin Pathol, 1970, 23 (8): 649-652.

17. SAXENA A, MITTAL S, BURMAN P, et al. *Acanthameba* meningitis with successful outcome. Indian J Pediatr, 2009, 76 (10): 1063-1064.

18. HAY J, KIRKNESS CM, SEAL DV, et al. Drug resistance and Acanthamoeba keratitis: the quest for alternative antiprotozoal chemotherapy. Eye (Lond), 1994, 8 (Pt 5): 555-563.

19. SIDDIQUI R, AQEEL Y, KHAN NA. The development of drugs against *Acanthamoeba* Infec-tions. Antimicrob Agents Chemother, 2016, 60 (11): 6441-6450.

20. ONDARZA RN, ITURBE A, HERNÁNDEZ E. In vitro antiproliferative effects of neuro-leptics, antimycotics and antibiotics on the human pathogens *Acanthamoeba* polyphaga and Naegleria fowleri. Arch Med Res, 2006, 37 (6): 723-729.

21. JHA BK, SEO I, KONG HH, et al. Tigecycline inhibits proliferation of *Acanthamoeba* castellanii. Parasitol Res, 2015, 114 (3): 1189-1195.

22. ANWAR A, KHAN NA, SIDDIQUI R. Combating *Acanthamoeba* spp. cysts: What are the options? Parasit Vectors, 2018, 11 (1): 26.

23. CHEN Z, XUGUANG S, ZHIQUN W, et al. In vitro amoebacidal activity of photodynamic therapy on *Acanthamoeba*. Br J Ophthalmol, 2008, 92 (9): 1283-1286.

24. KHAN YA, KASHIWABUCHI RT, MARTINS SA, et al. Riboflavin and ultraviolet light a therapy as an adjuvant treatment for medically refractive *Acanthamoeba* keratitis: Report of 3 cases. Ophthalmology, 2011, 118 (2): 324-331.

25. NARANJO A, ARBOLEDA A, MARTINEZ JD, et al. Rose bengal photodynamic antimicrobial therapy for patients with progressive infectious keratitis: A Pilot Clinical Study. Am J Ophthalmol, 2019, 208: 387-396.

26. SIDDIQUI R, AQEEL Y, KHAN NA. The development of drugs against *Acanthamoeba* infections. Antimicrob Agents Chemother, 2016, 60 (11): 6441-6450.

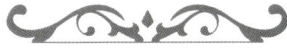

# 第六章
# 棘阿米巴角膜炎的临床表现

## 第一节　概　述

### 1. 单眼患病为多

棘阿米巴角膜炎患者多为青壮年的健康人,男女比例较为相近,并大多数为单眼患病,只有少数患者双眼发病。在英国 Moorfields 眼科医院统计分析的 196 例棘阿米巴角膜炎患者中,仅有 13 例为双眼感染,发生率为 6.6%[1];巴西一项回顾性临床研究发现,在 185 例棘阿米巴角膜炎患者中,仅有 5 例为双眼感染,发生率为 2.7%[2];北京市眼科研究所统计结果显示,267 例棘阿米巴角膜炎患者,单眼患病 266 例,占 99.6%,双眼患病 1 例,仅占 0.4%。

临床资料分析发现,双眼棘阿米巴角膜感染的患者绝大多数为角膜接触镜配戴者[3](图 6-1-1),因此,临床上对于配戴角膜接触镜相关的棘阿米巴角膜炎,需要特别注意进行双眼检查,以防止漏诊。

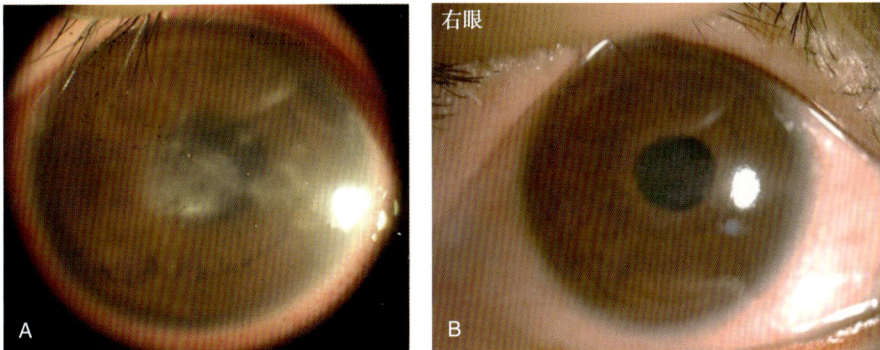

图 6-1-1　双眼角膜塑形镜相关棘阿米巴角膜炎
A. 右眼角膜中央区圆形溃疡,溃疡周围上皮混浊病灶;
B. 左眼角膜中央区上皮局灶性混浊。

## 2. 起病及病情发展相对缓慢

相对于急性细菌性和病毒性角膜炎而言,棘阿米巴角膜炎的起病一般比较缓慢,通常是在危险因素作用后的 3~7 天逐渐起病,并且几乎没有患者会在危险因素作用后 1~2 天内,即形成明显的角膜浸润或角膜溃疡,这是与急性细菌性及病毒性角膜炎相互鉴别的要点之一。

棘阿米巴角膜炎起病后,一般病情发展也比较缓慢,而且多数患者早期病变主要表现为角膜上皮或上皮下点状或点线状混浊(图 6-1-2,图 6-1-3),此时,临床上很容易与单纯疱疹病毒性角膜炎的上皮感染型相混淆,对此,临床医生需要认真追溯病史,尤其需要确定发病前是否存在危险因素,如外伤或配戴角膜塑形镜,以及病情进展情况,进行综合分析判断。

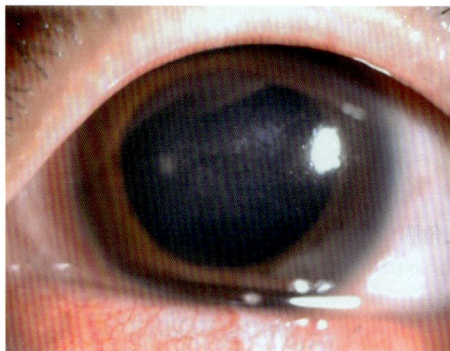

图 6-1-2　棘阿米巴角膜炎早期,角膜中央区上皮点簇状混浊

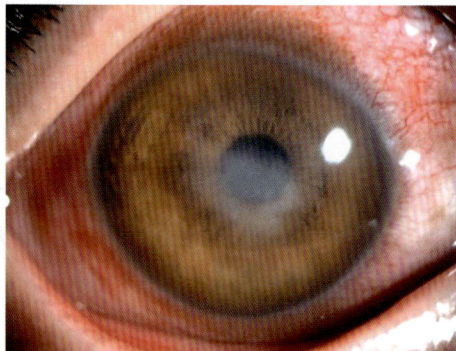

图 6-1-3　棘阿米巴角膜炎早期,角膜中央区上皮下盘状混浊

## 3. 单纯抗病毒及抗菌治疗多无明显效果

有研究分析显示,有 75%~90% 棘阿米巴角膜炎早期患者会被误诊[4-5],其中 47.6% 被诊断为单纯疱疹病毒性角膜炎,25.2% 被诊断为真菌性角膜炎,3.9% 被诊断为细菌性角膜炎[6],而且临床常用的抗生素,如氨基苷类或氟喹诺酮类,以及抗病毒药物对棘阿米巴基本无效。

抗真菌药物,如伏立康唑、两性霉素 B 及那他霉素的抗棘阿米巴作用弱,且不确定。因此,对于临床拟诊断为细菌性角膜炎、病毒性角膜炎或真菌性角膜炎的患者,在治疗无任何好转时,应该注意结合危险因素、起病急缓程度以及病情发展等,排除棘阿米巴感染的可能性。

## 4. 糖皮质激素会明显加重病情

对于棘阿米巴角膜炎,如果治疗中只给予抗病毒药或抗菌药点眼,一般不会明显加重病情,但是,如果同时给予糖皮质激素滴眼液,或者单独给予糖皮质激素滴眼液,尤其是给予作用较强的糖皮质激素,如泼尼松龙滴眼液或地塞米松滴眼液等,多数患者的角膜炎症会短暂明显好转,然而,随着激素的继续应用,角膜炎会很快复发,并在很短时间内明显加重,迅速形成累及角膜基质层的溃疡(图 6-1-4),因此,对于临床上初诊为病毒性角膜炎的患者,尤其有配戴角膜接触镜以及污水溅伤病史的患者,如果出现上述情况时,更需注意应重点排除棘阿米巴感染的可能性。

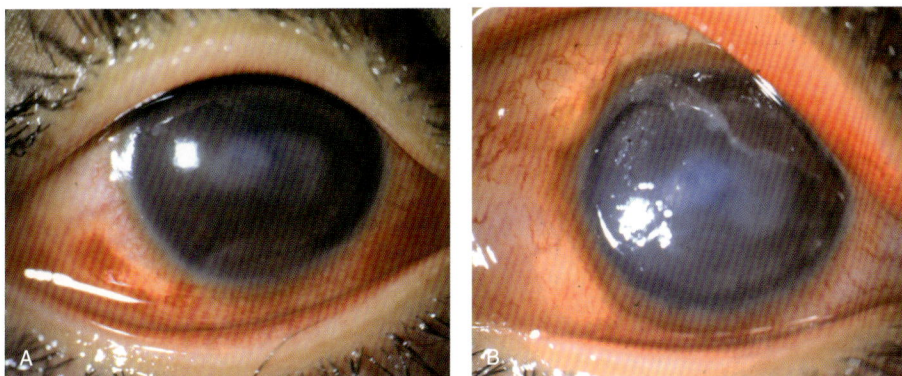

**图 6-1-4　棘阿米巴角膜炎患者使用激素治疗前后角膜病灶的变化**
A. 角膜塑形镜相关棘阿米巴角膜炎 1 个月,角膜中央区上皮混浊,抗病毒治疗无效;
B. 用妥布霉素地塞米松滴眼液后,角膜溃疡形成。

研究发现,糖皮质激素可增加组织中阿米巴滋养体的数量,并使其耐药性增加,因此,在没有有效抗棘阿米巴治疗之前,应避免使用糖皮质激素滴眼液;有学者提出,即便对于已经确诊棘阿米巴角膜炎的患者,在抗棘阿米巴药物治疗第 1 周内也应避免使用糖皮质激素滴眼液[7-8]。

### 5. 存在混合感染的可能性

(1)与其他病原体混合感染:由于在自然界中,棘阿米巴以细菌、真菌或其他原虫为食物,故其体内可共生有其他微生物,甚至是一些致病性细菌,譬如铜绿假单胞菌等,因此,棘阿米巴会同时与细菌或真菌混合感染角膜,此类患者的病情往往较单纯阿米巴感染更重,治疗更为困难,因此,对于难治性棘阿米巴角膜炎患者,需要排除混合感染的可能性。近期国外有文章报道表明,将近四分之一(23%)的棘阿米巴角膜炎患者为混合感染,其中包括与病毒、细菌及真菌的混合感染[9]。

(2)与其他种类自生生活阿米巴混合感染:以往文献报道的阿米巴角膜炎绝大多数为棘阿米巴感染所致,然而,近年来由某些非棘阿米巴的阿米巴种属导致角膜感染的病例报道开始增多,其在病原学和生物学特征、致病性以及耐药性等方面与棘阿米巴均有所不同,需要引起临床医生的注意。

---

**本节要点**

1. 棘阿米巴角膜炎多以单眼患病,少数患者会双眼同时发病,且多与配戴角膜接触镜相关。
2. 疾病的发生均有危险因素存在,其起病及病情发展相对缓慢。
3. 早期病变主要局限在角膜上皮层或角膜上皮下,易与病毒性角膜炎的上皮感染型相混淆。
4. 一般抗菌药与抗病毒药治疗无效。
5. 在感染未有效控制之前,局部糖皮质激素可加重感染程度。
6. 部分患者存在混合感染的可能。

(孙旭光)

## 参 考 文 献

1. CARNT N, ROBAEI D, WATSON SL, et al. The impact of topical corticosteroids used in conjunction with antiamoebic therapy on the outcome of *Acanthamoeba* keratitis. Ophthalmology, 2016, 123 (5): 984-990.

2. CARVALHO FR, FORONDA AS, MANNIS MJ, et al. Twenty years of *Acanthamoeba* keratitis. Cornea, 2009, 28 (5): 516-519.

3. KIM EC, KIM MS. Bilateral *Acanthamoeba* keratitis after orthokeratology. Cornea, 2010, 29 (6): 680-682.

4. DE JONCKHEERE J, VAN DE VOORDE H. Differences in destruction of cysts of pathogenic and nonpathogenic Naegleria and *Acanthamoeba* by chlorine. Appl Environ Microbiol, 1976, 31 (2): 294-297.

5. MAZUR T, HADAS E, IWANICKA I. The duration of the cyst stage and the viability and virulence of *Acanthamoeba* isolates. Trop Med Parasitol, 1995, 46 (2): 106-108.

6. DAAS L, SZENTMARY N, EPPIG T, et al. The German *Acanthamoeba* keratitis register: Initial results of a multicenter study. Ophthalmologe, 2015, 112 (9): 752-763.

7. MCCLELLAN K, HOWARD K, NIEDERKORN JY, et al. Effect of steroids on *Acanthamoeba* cysts and trophozoites. Invest Ophthalmol Vis Sci, 2001, 42 (12): 2885-2893.

8. CARNT N, OPTOM B, ROBAEI D, et al. The impact of topical corticosteroids used in conjunction with antiamoebic therapy on the outcome of *Acanthamoeba* keratitis. Ophthalmology, 2016, 123 (5): 984-990.

9. CLAERHOUT I, GOEGEBUER A, VAN DEN BROECKE C, et al. Delay indiagnosis and outcome of *Acanthamoeba* keratitis. Graefes Arch Clin Exp Ophthalmol, 2004, 242 (8): 648-653.

## 第二节　棘阿米巴角膜炎的临床表现

主要根据临床表现,棘阿米巴角膜炎可分为三期:早期、进展期及晚期[1]。

### 一、早期临床表现

#### (一) 早期症状

在棘阿米巴角膜炎的早期(一般发病后 1~2 周内),多数患者的症状往往比较轻,主要包括:

1. 轻度眼红。
2. 眼磨、眼不适感、异物感。
3. 视力一般多不受明显影响,或轻度视力下降。
4. 少数患者可在早期就出现放射状角膜神经炎,并伴有明显眼痛。

【注意点】

国外文献报道,75%~90% 的棘阿米巴角膜炎患者会被误诊[2-3],其中接近一半的患者(47.6%)被误诊为单纯疱疹病毒性角膜炎。

在糖皮质激素滴眼液治疗后,患者的症状会很快减轻,甚至基本消退,然而,继续应用会使症状与体征突然加重(图 6-2-1)。

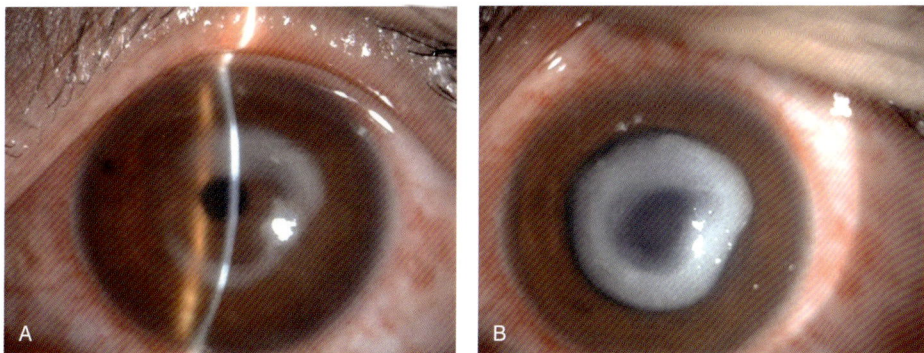

**图 6-2-1　棘阿米巴角膜炎患者使用糖皮质激素治疗前后角膜病灶的变化**
A. 角膜塑形镜相关棘阿米巴角膜炎,应用糖皮质激素前,角膜中央区环形浸润;
B. 应用糖皮质激素 3 周后,角膜环形浸润明显加重。

当发生放射状角膜神经炎时,患者会出现症状重而体征轻的现象(也称为症状与体征分离)(图 6-2-2,图 6-2-3)。

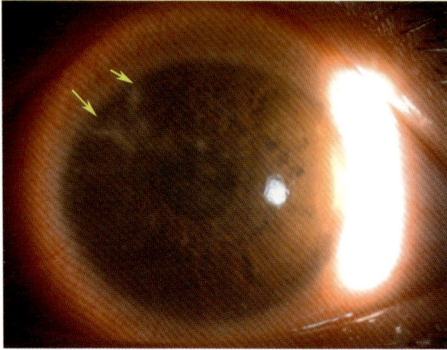

图 6-2-2　棘阿米巴角膜炎,角膜上皮点状混浊,伴放射状角膜神经炎(箭头所示)

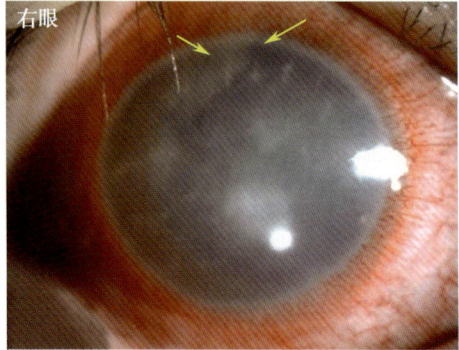

图 6-2-3　棘阿米巴角膜炎,角膜上皮弥漫性水肿、局灶性混浊,伴放射状角膜神经炎(箭头所示)

## (二) 早期体征

早期病变主要集中在角膜上皮层、上皮层下或角膜浅基质层,体征包括:

1. 角膜上皮点状粗糙、上皮混浊、反复上皮糜烂、假树枝状病变以及角膜上皮下浸润。
2. 角膜浅基质层盘状水肿。
3. 少数患者出现角膜浅基质层溃疡(直径多小于 4mm)。
4. 少数患者会出现放射状角膜神经炎。

### 1. 角膜上皮病变或上皮下病变

文献报道,在发病早期,50% 的患者表现为角膜上皮及上皮下病变,但是这些角膜体征均不具有特异性[4]。

(1)角膜点状上皮粗糙及混浊,早期棘阿米巴主要侵及角膜上皮层,表现为角膜点状上皮粗糙及混浊(图 6-2-4,图 6-2-5)。

(2)角膜上皮下浸润:多数患者表现为角膜上皮下大小不等的浸润病灶,部分患者的浸润可累及角膜浅层基质(图 6-2-6,图 6-2-7)。

(3)假树枝状角膜上皮病变:少数患者可表现为假树枝状角膜上皮病变(图 6-2-8),其形态酷似单纯疱疹病毒性角膜炎的树枝状角膜溃疡。

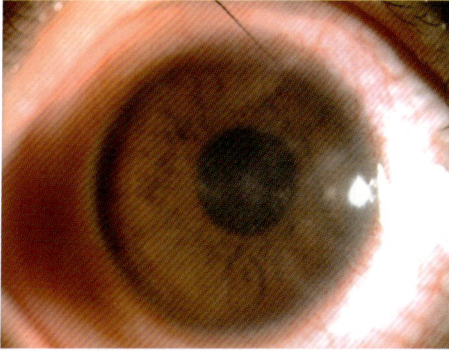

图 6-2-4　棘阿米巴角膜炎早期，
角膜上皮点簇状混浊

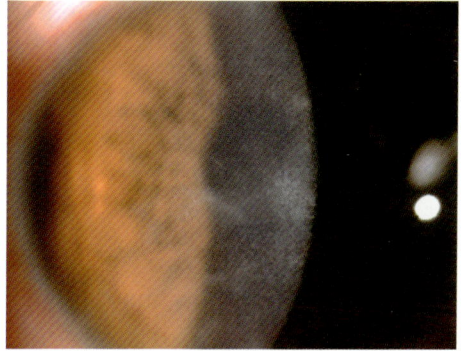

图 6-2-5　棘阿米巴角膜炎早期，角膜上皮点
簇状及线状混浊

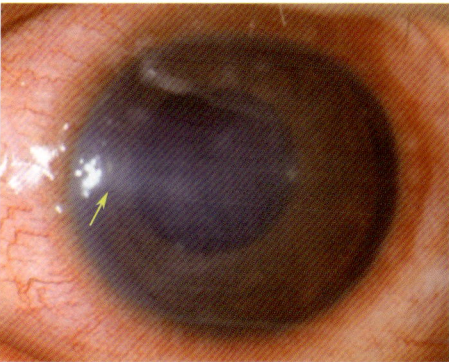

图 6-2-6　患者女性 17 岁，软性角膜接触镜
配戴史，角膜上皮水肿，浅基质层圆点状浸润
（箭头所示）

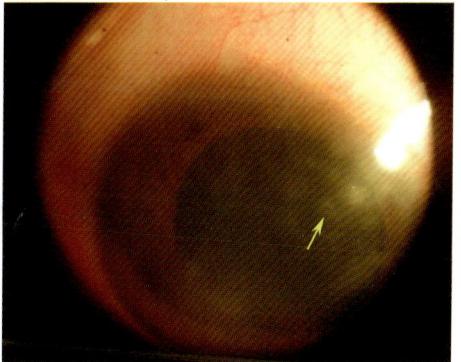

图 6-2-7　患者女性 20 岁，软性角膜接触镜
配戴史，角膜上皮水肿，浅基质层片状浸润
（箭头所示）

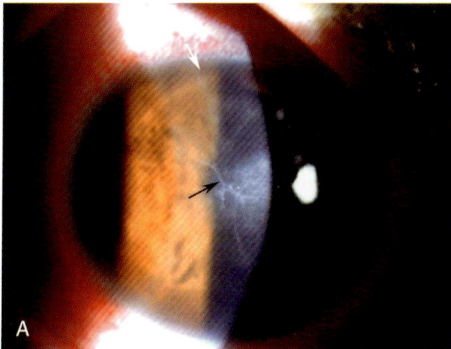

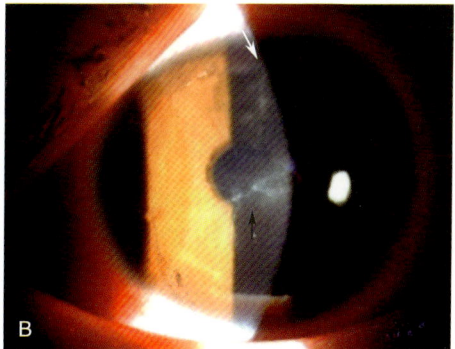

图 6-2-8　双眼角膜塑形镜相关棘阿米巴角膜炎
A. 右眼；B. 左眼；患者男性，20 岁，发病 15 天，双眼角膜上皮假树枝状溃疡（黑色箭头所示），
伴放射状角膜神经炎（白色箭头所示）。

【注意点】

假树枝状角膜上皮病变的表现特征为：分枝细、分叉少、枝端几乎没有膨大区；荧光素染色很少产生渗染(图 6-2-9，图 6-2-10)。假树枝状角膜上皮病变还可能发生于药源性角膜病变等，需要根据眼部用药史加以鉴别。

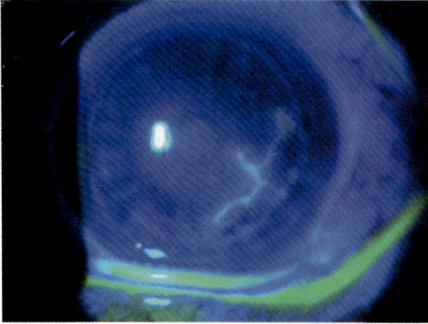

图 6-2-9　单纯疱疹病毒性角膜炎，树枝状溃疡

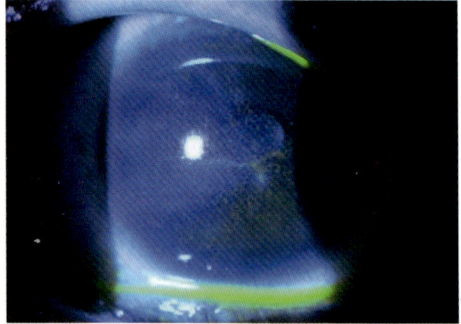

图 6-2-10　棘阿米巴角膜炎早期，角膜上皮假树枝状混浊

### 2. 角膜浅基质层病变

(1)盘状水肿：少数患者可表现为角膜浅基质层盘状水肿，或盘状水肿与浸润同时存在[4]，而且在水肿或浸润区可见 KP，易误诊为病毒性角膜内皮炎(图 6-2-11，图 6-2-12)，这种临床表现多出现在配戴角膜接触镜的患者中。

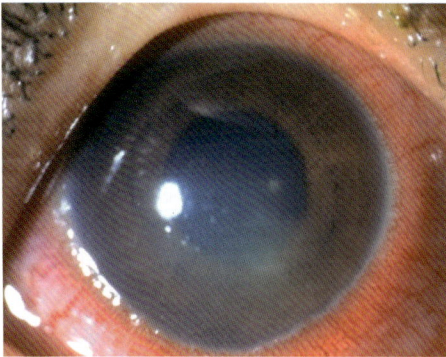

图 6-2-11　棘阿米巴角膜炎早期：患者女性，13 岁，角膜塑形镜配戴史，表现为角膜浅基质盘状水肿，KP+

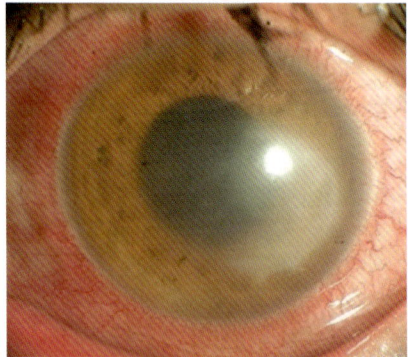

图 6-2-12　棘阿米巴角膜炎早期：患者 32 岁，表现为角膜浅基质层盘状水肿，KP+

(2)角膜浅基质层溃疡：少数患者可表现为角膜浅基质层溃疡，直径多小于4mm(图 6-2-13~ 图 6-2-16)，此类患者常有外伤或污水溅眼的病史。

### 3. 放射状角膜神经炎

以往被认为是早期临床特征性表现之一(图 6-2-17~ 图 6-2-19)，然而，北京市眼科研究所统计结果显示，其发生比例仅为

10%[5]；国外报道，在非角膜接触镜相关的棘阿米巴角膜炎患者中，其发生比例为 2.7%[6]，而在角膜接触镜相关的患者中，其发生比例为 20%[4]。

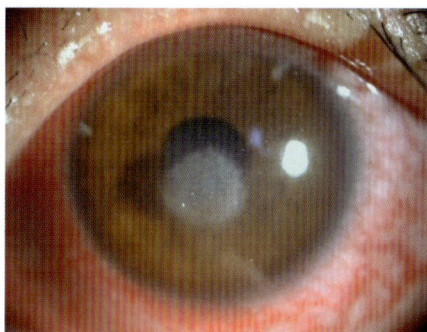

图 6-2-13 棘阿米巴角膜炎早期：患者女性，24 岁，角膜塑形镜配戴史，角膜浅基质层溃疡

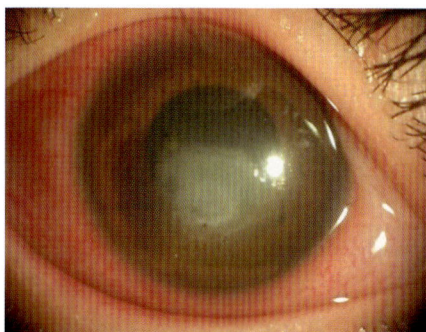

图 6-2-14 棘阿米巴角膜炎早期：患者男性，43 岁，外伤史，角膜浅基质层溃疡

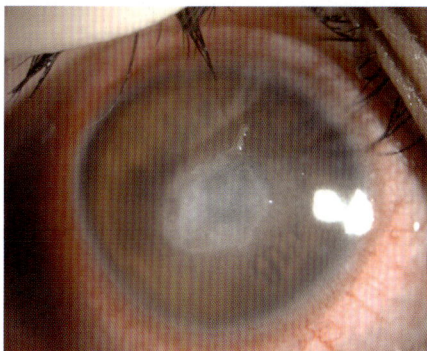

图 6-2-15 棘阿米巴角膜炎早期：角膜中央区浅基质层溃疡

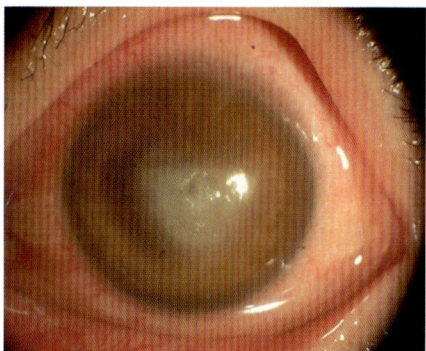

图 6-2-16 棘阿米巴角膜炎早期：角膜浅基质层溃疡

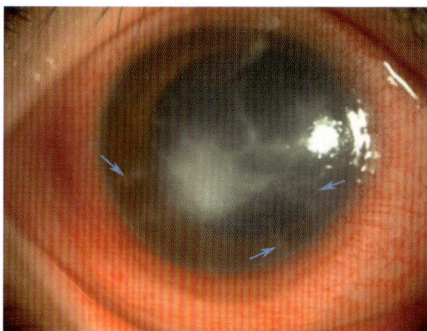

图 6-2-17 棘阿米巴角膜炎早期，角膜浅基质层溃疡，放射状角膜神经炎（箭头所示）

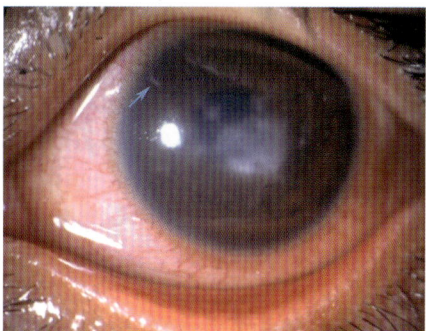

图 6-2-18 棘阿米巴角膜炎早期，角膜中央区上皮下近圆形混浊，放射状角膜神经炎（箭头所示）

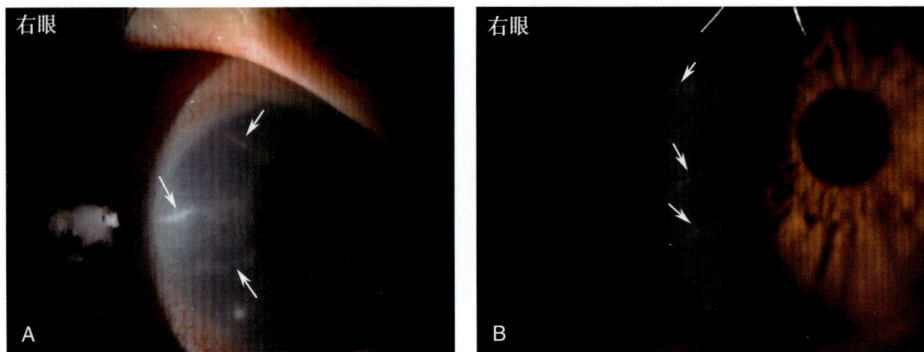

图 6-2-19　棘阿米巴角膜炎早期 2 例，放射状角膜神经炎（A、B）

【注意点】

虽然放射状角膜神经炎还可能发生在药源性角膜病变、病毒性角膜炎等，但是，最常见于棘阿米巴角膜炎。放射状角膜神经炎也可发生在进展期的患者。

## 二、进展期临床表现

### （一）进展期症状

进展期的患者会出现明显的眼部刺激等症状，主要包括：

1. 明显的畏光、流泪。
2. 眼疼痛加剧，部分患者会伴有面部疼痛或头痛。
3. 视力明显下降。

【注意点】

以往认为剧烈眼痛是棘阿米巴角膜炎的典型症状之一，但是，随着对疾病认识的不断加深，临床上发现有近一半的患者并没有剧烈眼痛[6-7]。

在抗棘阿米巴药物治疗的最初 1~2 周内，部分患者的临床症状会继续加重，可能与抗阿米巴药物刺激或毒性作用有关。

### （二）进展期体征

此期的主要临床体征包括：

1. 角膜基质溃疡（直径多大于 4mm），常累及角膜深基质层。
2. 角膜基质层环形浸润。
3. 前房明显炎症或前房积脓。

1. **角膜基质溃疡**　角膜溃疡的直径往往大于 4mm,多位于角膜中央区或偏中心,边界不清,溃疡基底部呈灰白色浸润,炎症会累及深基质层。

严重者溃疡呈淡黄白色浸润,表面有坏死组织;溃疡周边区浸润往往较中心区更致密,并常可见到圆点状、似"粗盐粒状"的上皮及上皮下致密略隆起的浸润灶,溃疡边缘区可出现沟状融解(图 6-2-20~ 图 6-2-22)。

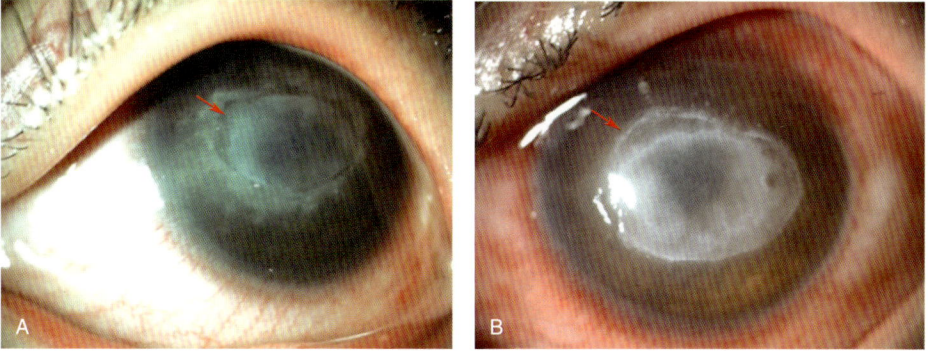

图 6-2-20　棘阿米巴角膜炎进展期: A 和 B,角膜基质溃疡,边界不清, 溃疡周边区沟状融解(箭头所示)

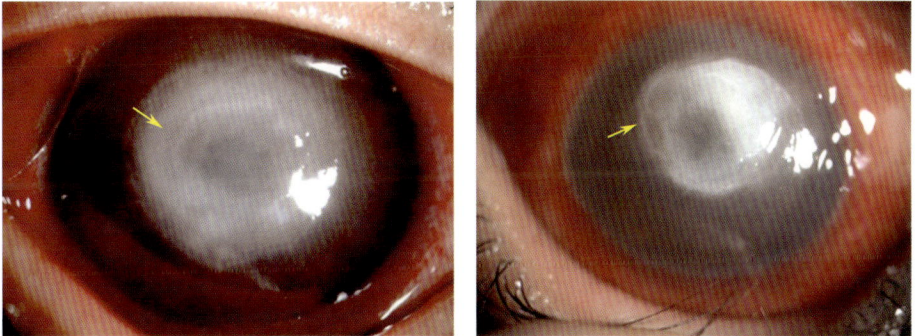

图 6-2-21　棘阿米巴角膜炎进展期:角膜溃疡直径大于 4mm,溃疡边缘区呈沟状融解 (箭头所示)

图 6-2-22　棘阿米巴角膜炎进展期:角膜溃疡区表面坏死组织,溃疡边缘呈沟状融解 (箭头所示)

进展期角膜溃疡边缘区的沟状融解,以及粗盐粒状浸润是棘阿米巴角膜炎较为特征性的体征[8]。

2. **角膜环形浸润**　角膜基质层环形浸润的发生比例为 28.6%[9],环形浸润的直径大小以及浸润环的宽窄不一,且并不一定与角膜炎的严重程度完全呈正比(图 6-2-23,图 6-2-24)。在环形浸润区域内的角膜上皮可完整,也可为上皮缺损或基质溃疡形成(图 6-2-25)。

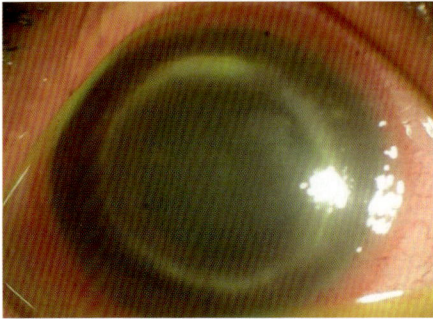

图 6-2-23　棘阿米巴角膜炎进展期：角膜基质层环形浸润直径较大，浸润环较窄，角膜上皮完整，荧光素染色阴性

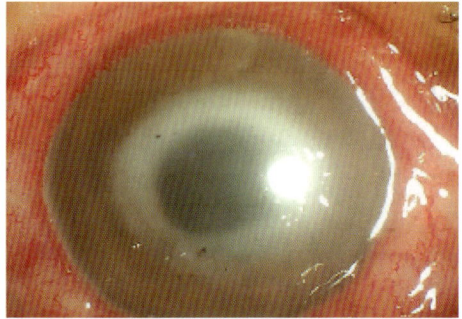

图 6-2-24　棘阿米巴角膜炎进展期：角膜基质层致密环形浸润，浸润环较宽，角膜上皮完整

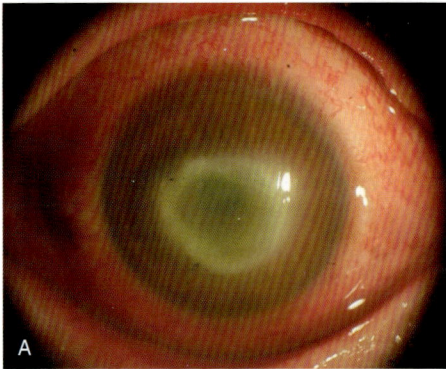

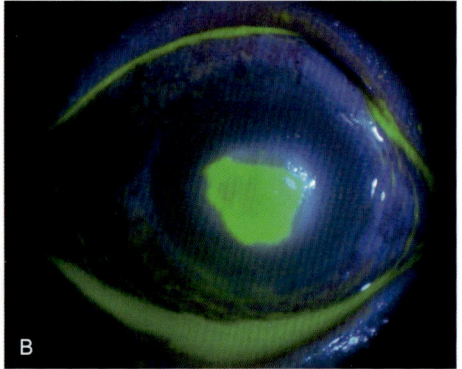

图 6-2-25　棘阿米巴角膜炎进展期病例

A. 角膜基质致密环形浸润，角膜上皮缺损；B. 同一患者，荧光素染色显示角膜上皮大片缺损。

　　角膜环形浸润的形态可为完整环形，也可为不完整环形（图 6-2-26），或表现为同心双环形（图 6-2-27）。

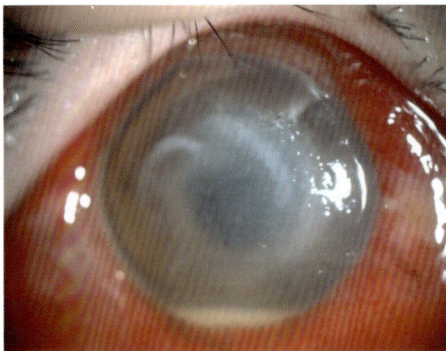

图 6-2-26　棘阿米巴角膜炎进展期：角膜不完整环形浸润，伴前房积脓

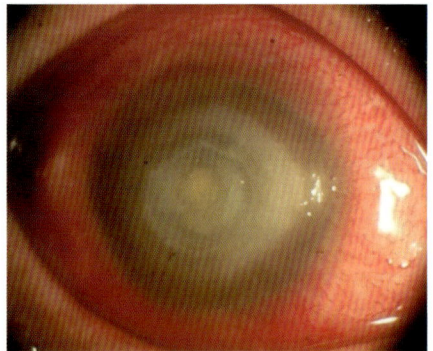

图 6-2-27　棘阿米巴角膜炎进展期：角膜双环形浸润，呈同心圆状

角膜环形浸润可发生在药源性角膜病变、病毒性角膜炎等[10-13]，但最常见于棘阿米巴角膜炎，其发生比例是细菌及真菌性角膜炎的 9~11 倍。导致角膜环形浸润的病因包括：

(1) 棘阿米巴角膜炎（最为常见）；

(2) 药源性角膜病变；

(3) 病毒性角膜炎；

(4) 细菌性角膜炎；

(5) 真菌性角膜炎（图 6-2-28）；

(6) 类风湿相关角膜病变；

(7) 角膜接触镜相关无菌性角膜病变[14]。

**3. 前房炎症与积脓**　部分患者会伴前房炎症与积脓（图 6-2-29）。一般认为，前房积脓为反应性炎症所致，并非棘阿米巴原虫直接进入前房所致。迄今为止，仅有个别有关艾滋病患者，或穿透性角膜移植术后的患者，在前房中查到棘阿米巴包囊的病例报告[15-18]。

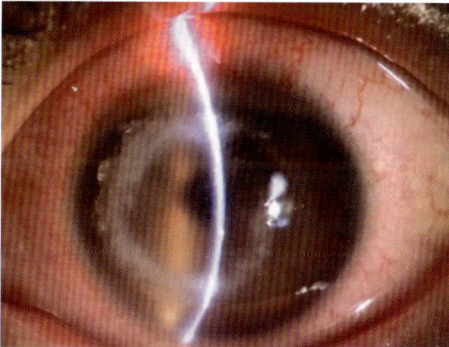

图 6-2-28　真菌性角膜炎的环形浸润

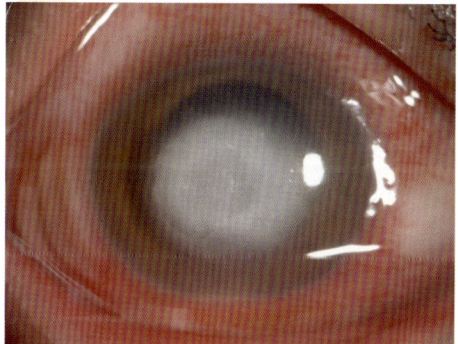

图 6-2-29　棘阿米巴角膜炎进展期，角膜基质层溃疡，伴前房少量积脓

【注意点】

持续不吸收的前房积脓，会导致继发性高眼压或青光眼，应该注意及时发现及处理。

由于棘阿米巴可引起致死性脑膜脑炎，因此，对于前房积脓，不要轻易进行前房穿刺及冲洗，避免将病原体带进前房或进入玻璃体。

## 三、晚期临床表现

### (一) 晚期症状

晚期棘阿米巴角膜炎的患者常伴发眼压升高、角膜缘炎(图 6-2-30)、巩膜炎,并多有明显的前房积脓(图 6-2-31)。因此,除了剧烈眼痛等刺激症状之外,还可产生以下症状:

1. 伴有剧烈头疼或眼眶疼痛。

2. 恶心,甚至呕吐等(严重时影响患者生活)。

3. 部分患者对疾病出现恐惧感,导致失眠、焦虑等,会影响治疗依从性,甚至影响病情恢复。

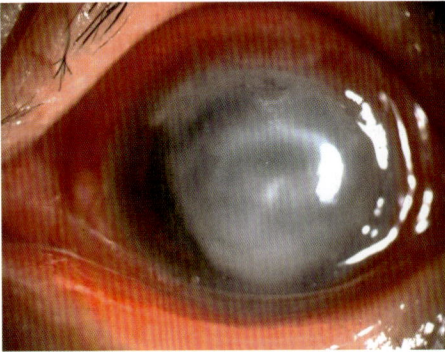

图 6-2-30　棘阿米巴角膜炎晚期,角膜大面积溃疡、角膜缘炎及巩膜炎

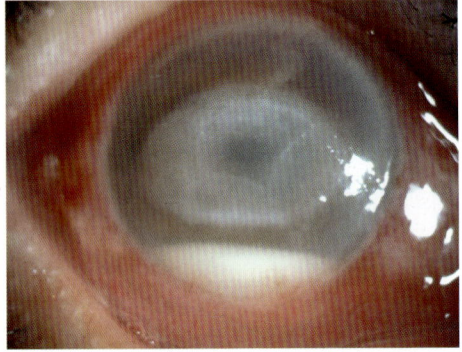

图 6-2-31　棘阿米巴角膜炎晚期,伴大量前房积脓,中央区角膜溃疡、角膜变薄

【注意点】

当迁延性角膜溃疡患者的临床症状反而减轻时(即出现体征与症状分离),应注意排除发生药源性角膜病变或神经营养性角膜病变的可能。

### (二) 晚期体征

1. 累及深基质层的大面积角膜溃疡,多伴前房积脓或前葡萄膜炎。

2. 角膜深基质层环形浸润。

3. 角膜缘炎或巩膜炎。

4. 眼压增高或继发性青光眼。

5. 角膜瘢痕形成,角膜新生血管。

1. **角膜深基质层溃疡**　角膜溃疡直径多大于 8mm,甚至累及全角膜,感染往往累及角膜深基质层,且伴明显的角膜基质水肿;多伴有明显的前房反应或大量积脓(图 6-2-32,图 6-2-33);角膜溃疡边缘区沟状融解加深;角膜溃疡中央区变薄,少数患者可出现角膜后内皮斑。

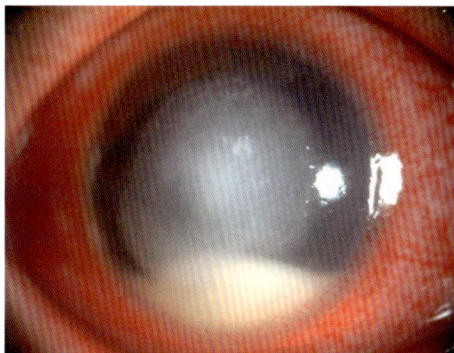

图 6-2-32　棘阿米巴角膜炎晚期,大面积角膜溃疡,基质致密浸润,前房大量黄白色积脓

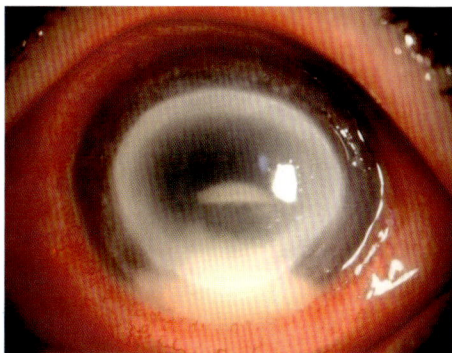

图 6-2-33　棘阿米巴角膜炎晚期,角膜深基质层溃疡与基质致密环形浸润,前房多量积脓,中央区变薄

2. **角膜深基质层致密环形浸润**　病灶范围较大且累及角膜深基质层的环形致密浸润,多同时伴有角膜缘炎(图 6-2-34)。

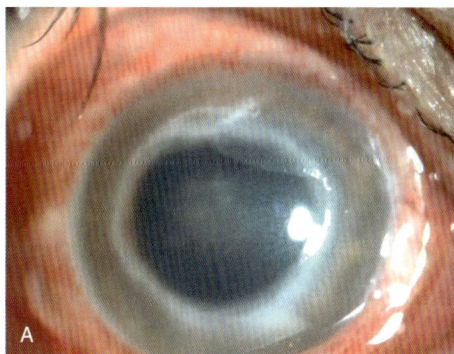

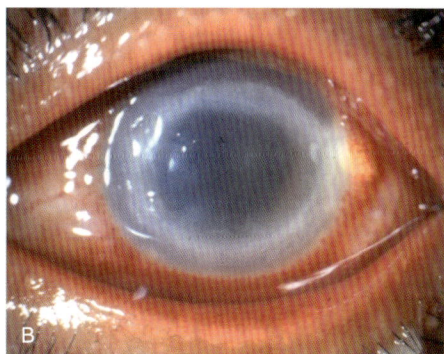

图 6-2-34　棘阿米巴角膜炎晚期病例 2 例,A 和 B:角膜深基质层环形浸润

3. **角膜缘炎或前巩膜炎**　重度角膜炎或溃疡可导致角膜缘炎或巩膜炎,临床表现为高度睫状充血、球结膜水肿,巩膜区压痛(图 6-2-35,图 6-2-36)。

4. **角膜后弹力层膨出或角膜穿孔**　少数晚期患者可因棘阿米巴虫株耐药或不合理应用糖皮质激素,以及发生混合感染,导致角膜溃疡加深、后弹力层膨出,甚至角膜穿孔形成(图 6-2-37,图 6-2-38)。

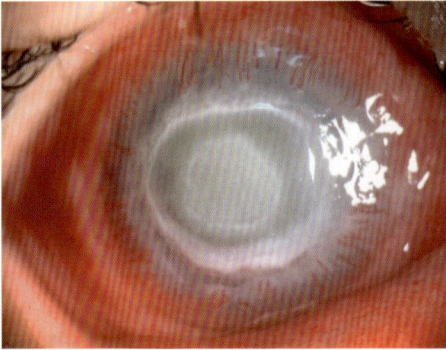

图 6-2-35　棘阿米巴角膜炎晚期,深基质层环形浸润,角膜缘炎及前巩膜炎,角膜边缘区新生血管长入

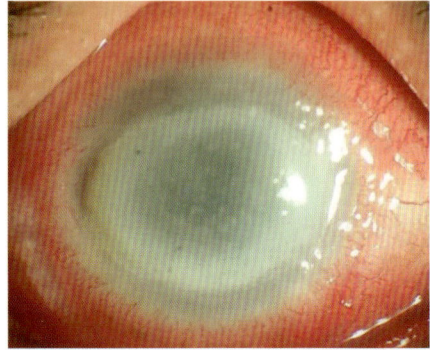

图 6-2-36　棘阿米巴角膜炎晚期,角膜深基质层环形浸润,KP++,角膜缘炎及前巩膜炎

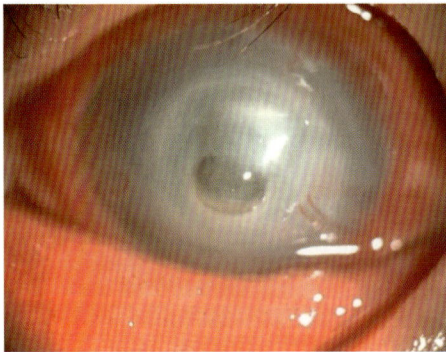

图 6-2-37　棘阿米巴角膜炎晚期,角膜后弹力层膨出

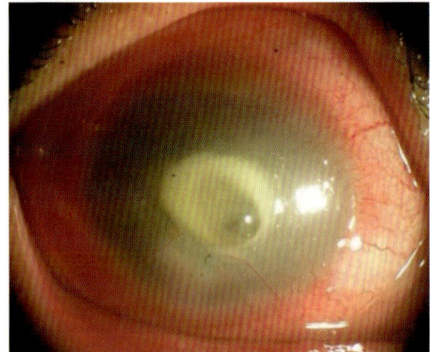

图 6-2-38　棘阿米巴角膜炎晚期,角膜溃疡穿孔

5. **角膜薄翳、白斑及角膜新生血管形成**　少数晚期患者的感染虽然得到有效控制,角膜溃疡修复,但是常留有角膜薄翳、角膜白斑以及新生血管翳形成,常导致不同程度的视功能障碍(图 6-2-39~ 图 6-2-41)。

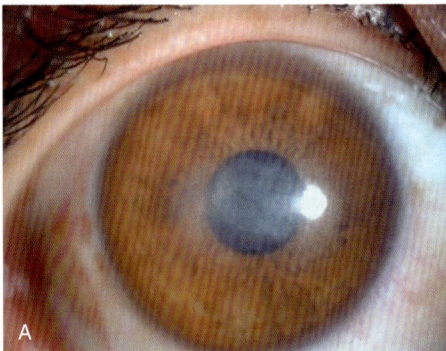

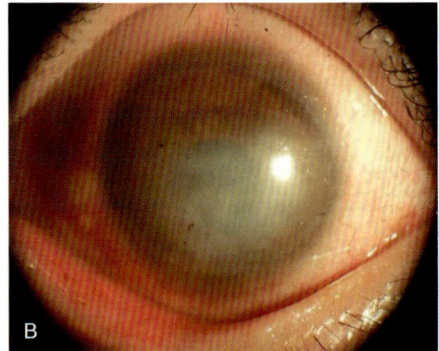

图 6-2-39　棘阿米巴角膜炎晚期 2 例,A 和 B:角膜云翳形成

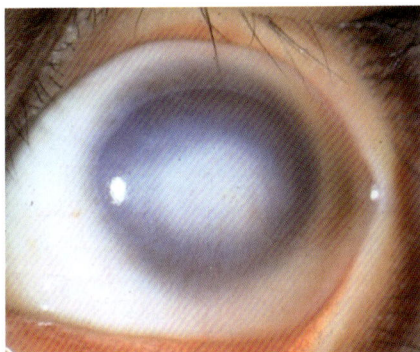

图 6-2-40　棘阿米巴角膜炎晚期，
角膜白斑形成

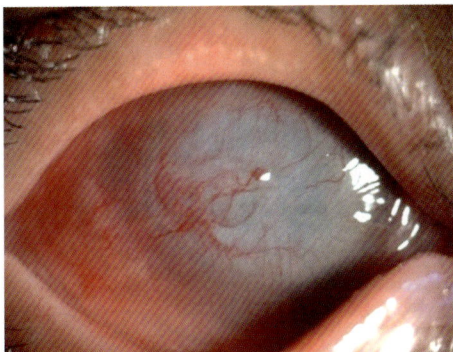

图 6-2-41　棘阿米巴角膜炎晚期，
角膜血管翳形成

【注意点】

与角膜接触镜相关的棘阿米巴角膜炎患者就诊时,处于早期者比例仅占 31.25%（20/64 只眼）,而进展期占 50%（32/64 只眼）,晚期占 18.78%[19],多数进展期及晚期患者的视力预后较差,因此对角膜接触镜相关棘阿米巴角膜炎的早期诊断需要进一步加强。

---

**本节要点**

1. 主要根据临床表现,棘阿米巴角膜炎可分为三期:早期、进展期及晚期。

2. 早期　病变主要集中在角膜上皮层、上皮层下或浅基质层。

3. 进展期　感染累及角膜深基质层,甚至累及前房。患者症状明显加重。

4. 晚期　角膜深基质层溃疡常伴前房积脓、深基质层环形浸润等,可伴有角膜缘炎或前巩膜炎,个别患者甚至发生角膜穿孔。

---

（孙旭光　邓世靖　张　琛）

参 考 文 献

1. 孙旭光, 金秀英. 致病性自生生活阿米巴性角膜炎. 眼科, 2002, 11 (1): 4-6.

2. DE JONCKHEERE J, VAN DE VOORDE H. Differences in destruction of cysts of pathogenic and nonpathogenic Naegleria and *Acanthamoeba* by chlorine. Appl Environ Microbiol, 1976, 31 (2): 294-297.

3. MAZUR T, HADAS E, IWANICKA I. The duration of the cyst stage and the viability and viru-

lence of *Acanthamoeba* isolates. Trop Med Parasitol, 1995, 46 (2): 106-108.

4. NORA SZENTMARYA, LOAY DAAS, LEI SHI, et al. *Acanthamoeba* keratitis-Clinical signs, differential diagnosis and treatment. J Curr Ophthalmol, 2018, 31 (1): 16-23.

5. SUN X, ZHANG Y, LI R, et al. *Acanthamoeba* keratitis: Clinical characteristics and management. Ophthalmology, 2006, 113 (3): 412-416.

6. GARG P, KALRA P, JOSEPH J. Non-contact lens related *Acanthamoeba* keratitis. Indian J Ophthalmol, 2017, 65 (11): 1079-1086.

7. 高敏, 张岩, 李然, 等. 角膜创伤致棘阿米巴感染的临床特征及治疗. 眼外伤职业眼病杂志, 2016, 28 (5): 331-334.

8. JIANG C, SUN X, WANG Z, et al. *Acanthamoeba* keratitis: Clinical characteristics and management. Ocul Surf, 2015, 13 (2): 164-168.

9. 张琛, 邓世靖, 王智群, 等. 阿米巴性角膜炎临床综合诊断及治疗. 眼科, 2008, 17 (2): 104-108.

10. MEYERS-ELLIOTT RH, PETTIT TH, MAXWELL WA. Viral antigens in the immune ring of herpes simplex stromal keratitis. Arch Ophthalmol, 1980, 98 (5): 897-904.

11. KHAN AO, AL-ASSIRI A, WAGONER MD. Ring corneal infiltrate and progressive ring thinning following primary varicella infection. J Pediatr Ophthalmol Strabismus, 2008, 45 (2): 116-117.

12. ILLINGWORTH CD, COOK SD. *Acanthamoeba* keratitis. Surv Ophthalmol, 1998, 42 (6): 493-508.

13. ZAMORA KV, MALES JJ. Polymicrobial keratitis after a collagen crosslinking procedure with postoperative use of a contact lens: A case report. Cornea, 2009, 28 (4): 474-476.

14. TABATABAEI SA, SOLEIMANI M, JOHARI M. Corneal ring infiltration in contact lens wearers. Oman J Ophthalmol, 2017, 10 (2): 106-108.

15. HEFFLER KF, ECKHARDT TJ, REBOLI AC, et al. *Acanthamoeba* endophthalmitis in acquired immunodeficiency syndrome. Am J Ophthalmol, 1996, 122 (4): 584-586.

16. AGARWAL R, MITTAL G, RAJ A, et al. *Acanthamoeba* detection in the anterior chamber after therapeutic penetrating keratoplasty. J Clin Diagn Res, 2014, 8 (6): DD01-2.

17. FRANCISCO ARNALICH-MONTIEL, MARIA REYES-BATLLE, ROGELIO LÓPEZ-VÉLEZ, et al. Treatment of intraocular spread of *Acanthamoeba* after tectonic corneal graft in *acanthamoeba* keratitis. Eye (Lond), 2018, 32 (7): 1286-1287.

18. DANG BURGENER NP, BAGLIVO E, FARPOUR B, et al. *Acanthamoeba* detection in the anterior chamber. Br J Ophthalmol, 2006, 90 (5): 649-650.

19. WEIWEI LI, ZHIQUN WANG, JINGHAO QU, et al. *Acanthamoeba* keratitis related to contact lens use in a tertiary hospital in China. BMC Ophthalmology, 2019, 19 (1): 202.

## 第三节　棘阿米巴混合感染

### 一、角膜混合感染的定义

角膜混合感染是指两种及两种以上微生物同时导致的角膜感染,可以是同种类微生物,如金黄色葡萄球菌与铜绿假单胞菌的感染,也可以是不同种类的微生物,如真菌与棘阿米巴、细菌与真菌的感染。文献报道,角膜混合感染占到感染性角膜炎的 2%~15%[1]。

### 二、与棘阿米巴混合感染的病原体种类

棘阿米巴可与细菌、真菌、病毒以及衣原体混合感染角膜[2-6],其比例约占棘阿米巴角膜感染的 23%[7]。1991 年至 2014 年,北京市眼科研究所共收集到棘阿米巴混合感染患者 14 例,其中混合细菌感染 9 例、混合真菌感染 4 例、混合病毒感染 1 例(表 6-3-1,图 6-3-1 和图 6-3-2)。

表 6-3-1　14 例棘阿米巴混合感染病原体种类统计

| 病原体种类 | 例数 | 百分比 /% |
|---|---|---|
| 细菌 | 9 | 64.3 |
| 　铜绿假单胞菌 | 3 | |
| 　表皮葡萄球菌 | 4 | |
| 　金黄色葡萄球菌 | 1 | |
| 　克雷伯杆菌 | 1 | |
| 真菌 | 4 | 28.6 |
| 　镰刀菌 | 1 | |
| 　曲霉菌 | 1 | |
| 　未明确菌种 | 2 | |
| 病毒(单纯疱疹病毒) | 1 | 7.1 |
| 合计 | 14 | 100.0 |

印度报道,在 40 例棘阿米巴角膜炎患者中,16 例与真菌混合感染,5 例与细菌混合感染,2 例为棘阿米巴、真菌与细菌三种病原体的混合感染[7]。

北京市眼科研究所张岩等曾报道了我国第一例棘阿米巴与单纯疱疹病毒Ⅰ型混合感染角膜的病例[8]。2022 年,中国台湾地区报道了一例棘阿米巴与微孢子虫混合感染的病例[9]。另外,不同种类的自生生活阿米巴也可导致角膜混合感染[10](图 6-3-3,图 6-3-4)。

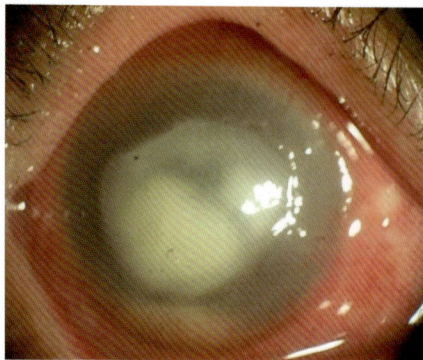

图 6-3-1　棘阿米巴角膜炎合并细菌感染，角膜基质脓疡形成，前房积脓

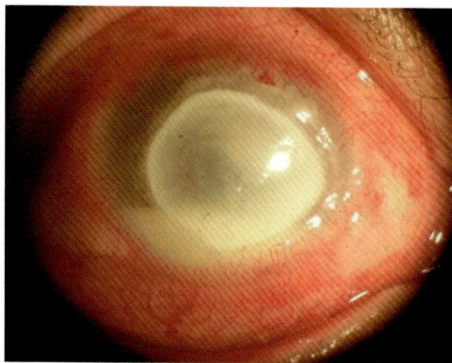

图 6-3-2　棘阿米巴角膜炎合并细菌感染，角膜溃疡表面出现脓性坏死组织，前房可见大量积脓

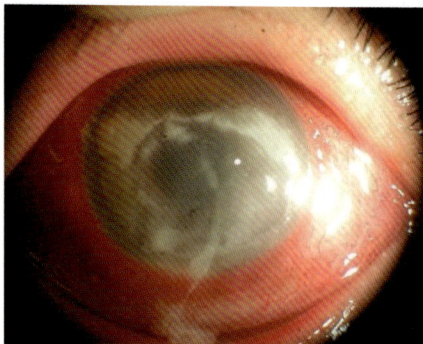

图 6-3-3　棘阿米巴角膜炎合并真菌感染，溃疡表面大量脓性坏死组织，前房积脓，角膜刮片见真菌菌丝

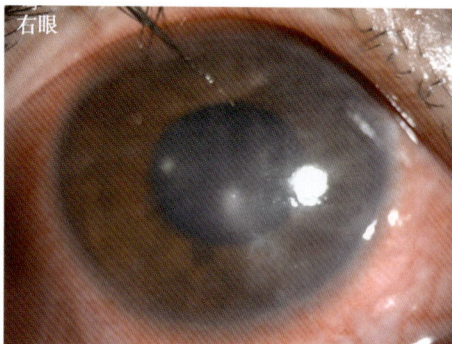

图 6-3-4　棘阿米巴角膜炎合并病毒感染，角膜基质圆形致密浸润灶，KP+，联合抗病毒治疗，病情迅速好转

### 三、混合感染形成的原因

1. **微生物共生**　由于棘阿米巴在自然界以细菌、真菌及其他单细胞生物为食物，所以其体内往往会共生有其他微生物。研究发现，在 38 份临床培养标本中（其中 37 份来自角膜），有 22 份（59.5%）至少同时存在一种共生微生物，而且在 1 份标本中发现有军团菌属和沙眼衣原体两种共生菌，因此研究者认为，共生微生物的存在可增强棘阿米巴对角膜的致病性。因此，混合感染患者的视力预后相对较差，而且延误病因诊断的比例也较高[11]。

2. **生物膜形成**　对 102 例棘阿米巴角膜炎的临床研究发现，其中 74 例为棘阿米巴与一种病原体混合感染，17 例与两种病原体混合感染；在混合感染的病原体中以肠杆菌和曲霉菌最常见；同时发现,有众多种类的共生微生物(64.7% 肠杆菌,50% 铜绿假单胞菌,43.75% 金黄色葡萄球菌,76.92% 肺炎链球菌,28.57% 棒状杆菌,60%α- 溶血链球菌,40% 不动杆菌,100% 念珠菌以及77.8% 曲霉菌)均可形成生物膜,作者分析认为与能够形成生物膜的病原体混合感染后,患者角膜感染病变的程度更为严重[12]。

## 四、混合感染的临床表现特点

1. **病情重,易迁延**　棘阿米巴与细菌或真菌混合感染角膜患者的病情往往较单纯阿米巴感染更重,且病情容易迁延。

2. **治疗更为困难**　混合感染患者的治疗疗程一般更长。然而,也有研究报道认为棘阿米巴混合细菌感染并不影响患者角膜病变的严重程度及视力预后。印度一项对 14 例棘阿米巴与细菌混合感染组(最常见的细菌种类为葡萄球菌)与 24 例单纯棘阿米巴感染组的比较分析发现,两组的人口学数据以及临床表现特征均无统计学差异,而且两组患者的视力预后也无差别[13]。

---

**本节要点**

1. 角膜混合感染(也称为多种微生物角膜感染)是指两种及两种以上微生物同时导致的角膜感染。

2. 由于棘阿米巴在自然界以细菌、真菌以及其他单细胞生物为食物生存,所以其体内往往会共生有其他微生物。

3. 棘阿米巴可与细菌、真菌及衣原体混合感染角膜,棘阿米巴与其他病原体混合感染的比例在 23% 左右;不同种类的自生生活阿米巴也可导致角膜混合感染。

4. 多数研究认为,混合感染会加重病变的严重程度,增加治疗难度。

---

(孙旭光　王智群)

## 参 考 文 献

1. TING DSJ, HO CS, DESHMUKH R, et al. Infectious keratitis: an update on epidemiology, causative microorganisms, risk factors, and antimicrobial resistance. Eye (Lond), 2021, 35 (4): 1084-1101.

2. REETIKA SHARMA, VISHAL JHANJI, GITA SATPATHY, et al. Coinfection with *Acanthamoeba* and pseudomonas in contact lens-associated keratitis. Optom Vis Sci, 2013, 90 (2): e53-55.

3. JIAXU HONG, JIAN JI, JIANJIANG XU, et al. An unusual case of *Acanthamoeba* polyphaga and pseudomonas Aeruginosa keratitis. Diagn Pathol, 2014, 9: 105.

4. 胡建章, 许建斌, 黄礼彬, 等. 真菌及阿米巴混合感染性角膜炎临床分析. 中国实用眼科杂志, 2010, 28 (2): 162-164.

5. N GUPTA, J C SAMANTARAY, S DUGGAL, et al. *Acanthamoeba* keratitis with Curvularia co-infection. Indian J Med Microbiol, 2010, 28 (1): 67-71.

6. V M REDDY, J S PEPOSE, A J LUBNIEWSKI, et al. Concurrent chlamydial and *Acanthamoeba* keratoconjunctivitis. Am J Ophthalmol, 1991, 112 (4): 466-468.

7. ANITA RAGHAVAN, SHAFFIE BAIDWAL, NARENDRAN VENKATAPATHY, et al. The *Acanthamoeba*-fungal keratitis study. Am J Ophthalmol, 2019, 201: 31-36.

8. 张岩, 孙旭光, 邓世靖. 棘阿米巴和单纯疱疹病毒Ⅰ型混合感染性角膜炎一例. 中华眼科杂志, 2004, 40 (3): 210.

9. CHUANG YH, WANG YC, YEN CY, et al. Case series: Unusual presentation of *Acanthamoeba* coinfection in the cornea. Optom Vis Sci, 2022, 99 (7): 605-611.

10. D AITKEN, J HAY, F B KINNEAR. Amebic keratitis in a wearer of disposable contact lenses due to a mixed *Vahlkampfia* and *Hartmannella* infection. Ophthalmology, 199, 103 (3): 485-494.

11. ALFONSO IOVIENO, DOLENA R LEDEE, DARLENE MILLER, et al. Detection of bacterial endosymbionts in clinical *Acanthamoeba* isolates. Ophthalmology, 2010, 117 (3): 445-452.

12. MARWA A HASBY SAAD, HAIDY S M KHALIL. Biofilm testing of microbiota: An essential step during corneal scrap examination in Egyptian *Acanthamoebic* keratitis cases. Parasitol Int, 2018, 67 (5): 556-564.

13. ARSHI SINGH, SRIKANT K SAHU, SAVITRI SHARMA. *Acanthamoeba* keratitis versus mixed *Acanthamoeba* and bacterial keratitis: Comparison of Clinical and Microbiological Profiles. Cornea, 2020, 39 (9): 1112-1116.

# 第四节　棘阿米巴角膜炎并发症

进展期与晚期的棘阿米巴角膜炎患者易发生并发症[1]。

1. 常见并发症　主要包括：
➢ 广泛虹膜前粘连及虹膜萎缩
➢ 继发性青光眼
➢ 角膜内皮细胞功能失代偿
➢ 并发性白内障

2. 少见并发症　主要包括：
> 无菌性前葡萄膜炎
> 角膜缘炎或巩膜炎
> 泪腺炎
3. 罕见并发症　主要包括：
> 脉络膜炎
> 视网膜血管炎
> 眼内炎

## 一、前葡萄膜炎

多数为无菌性前房炎症,轻症患者表现为前房闪辉、浮游细胞,以及角膜后沉着物 KP(图 6-4-1);重症患者表现为前房积脓(图 6-4-2),进而瞳孔后粘连,以及房角粘连。

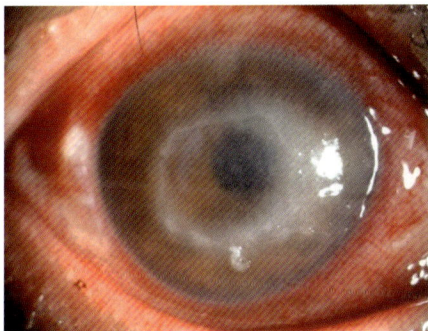

图 6-4-1　棘阿米巴角膜炎,角膜环形浸润,KP++

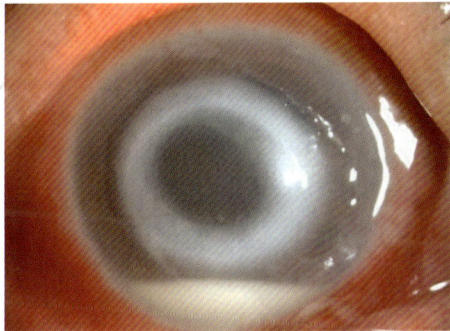

图 6-4-2　棘阿米巴角膜炎,角膜环形浸润,前房积脓

【注意点】

并发前葡萄膜炎的主要原因,以往认为是角膜炎症刺激、长期应用抗棘阿米巴药物所致毒性反应,以及机体对棘阿米巴抗原的免疫反应所致,但是近年来有报道发现多例棘阿米巴角膜炎在行穿透性角膜移植后,发生前房炎症时,前房检测到棘阿米巴病原体[2-4]。

以往认为棘阿米巴滋养体不能突破角膜后弹力层进入眼内,其原因是剧烈的中性粒细胞引发的炎症反应,可以阻止病原体扩散;但是,近期在体外试验中发现,棘阿米巴滋养体可以穿过角膜后弹力层进入前房,其原因是在穿透性角膜移植术后,后弹力层的屏障被暂时性破坏,术后应用免疫抑制剂和糖皮质激素会抑制角膜的固有免疫功能[5]。

## 二、继发性青光眼

进展期及晚期患者,尤其是伴有明显前房炎性反应的患者,容易并发眼压升高或发生继发性青光眼。在临床治疗过程中,如果患者突然眼痛加剧、出现角膜上皮雾状水肿、角膜溃疡愈合过程停滞或原因不明的溃疡加重,应该考虑到继发性眼压升高或青光眼发生的可能性。

【注意点】

前房炎性物质阻塞房角、前葡萄膜炎导致瞳孔闭锁及角膜缘炎症导致小梁网炎是造成眼压升高的可能原因;眼压在 30mmHg 左右时,一般降眼压药物能够将其控制,如果眼压难以用药物控制,则需要抗青光眼手术治疗。

继发性高眼压或青光眼会导致角膜溃疡难以愈合,且会明显增加角膜溃疡穿孔的概率。

## 三、巩膜炎及角膜缘炎

部分晚期患者的角膜炎症可以引起角膜缘炎和前巩膜炎(图 6-4-3,图 6-4-4),此时患者眼痛剧烈,同时伴有眼眶疼及头疼,其程度往往会严重影响患者休息以及治疗依从性。

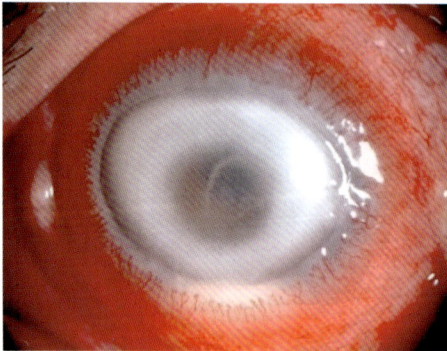

图 6-4-3　棘阿米巴角膜炎晚期患者,全角膜溃疡,沟状融解,深基质层致密环形浸润,前房积脓,角膜缘炎及前巩膜炎,角膜中央区变薄

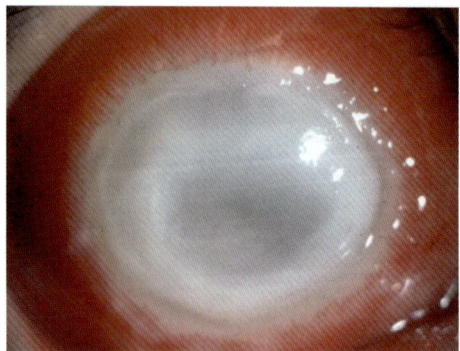

图 6-4-4　棘阿米巴角膜炎晚期患者,全角膜溃疡,沟状融解,角膜缘炎及前巩膜炎,继发性高眼压

【注意点】

并发前巩膜炎的比例为 18.5%(33/178),以往认为其发生与棘阿米巴抗原导致的免疫反应或局部抗棘阿米巴药物毒性反应相关,而并非棘阿米巴直接感染所致,因此,提出可以给予眼局部或全身免疫抑制剂进行治疗[6-7]。

近年有病例报道,在白内障术后发生急性棘阿米巴眼内炎,经药物治疗无效,且眼球摘除,经培养、PCR及病理学检查证实,在角膜、房水、玻璃体、巩膜内均存在棘阿米巴病原体[8];另外,需要注意的是,严重的巩膜炎可能会导致巩膜坏死、巩膜葡萄肿,甚至发生棘阿米巴眼内炎[9-10]。

## 四、并发性白内障

尤其在发生瞳孔粘连及长期前房积脓的患者,或反复进行角膜溃疡烧灼的患者,易发生并发性白内障。

## 五、眼内炎

棘阿米巴角膜炎并发眼内炎较为罕见,文献中报道的病例多为并发巩膜炎后未能及时有效控制病情或在穿透性角膜移植术后发生棘阿米巴眼内炎[11-13]。

【注意点】

全身免疫功能低下的患者,容易发生眼内炎,如肾移植后使用免疫抑制剂治疗的患者[14]、皮肤及肺部棘阿米巴感染的AIDS患者[15]。

国内曾报道一例因被海蜇螫伤后导致棘阿米巴眼内炎的病例,患者在眼红、眼痛、视力下降5个月后,经实验室诊断为棘阿米巴角膜炎合并眼内炎,经药物治疗无效后进行了眼内容摘除术[16];有作者提出,在查找感染性眼内炎病原体时,除了考虑细菌、真菌之外,也要排除棘阿米巴的可能[17]。

由于棘阿米巴可以导致致死性脑膜脑炎,因此,对于棘阿米巴眼内炎的患者除眼科及时处理外,建议请相关科室会诊,给予全身抗棘阿米巴药物治疗。

## 六、泪腺炎

2006年日本报道在20例(21只眼)棘阿米巴角膜炎患者中,38%(8例/8只眼)并发了泪腺炎,其主要临床表现为泪腺区肿大、压痛,其中4例经组织病理、CT或核磁共振诊断,其余4例依据临床表现进行诊断。对泪腺进行病理学观察发现,与角膜炎症程度相对应,泪腺组织有中等程度的淋巴细胞和浆细胞浸润,但是,并没有发现棘阿米巴病原体。

所有并发泪腺炎的患者,并未给予针对泪腺炎的治疗,在经过平均10周的抗棘阿米巴角膜炎的治疗后,泪腺炎症随角膜炎的消退而消失[18]。2015年和2017年土耳其也报道了角膜接触镜相关棘阿米巴角膜炎患者并发泪腺炎的病例[19-20]。目前国内尚未见相关报道。

## 七、其他

除上述并发症之外,部分患者会同时伴发以下体征:眼睑水肿与充血、结膜水肿或结膜上皮糜烂、睑缘炎。这些体征一般与角膜炎症、角膜缘或巩膜炎性刺激、抗棘阿米巴药物的毒性反应有关。

---

**本节要点**

　　1. 进展期与晚期患者易产生并发症。

　　2. 常见并发症　广泛虹膜前粘连及虹膜萎缩、继发性青光眼、角膜内皮细胞功能失代偿、并发性白内障。

　　3. 少见并发症　无菌性前葡萄膜炎、巩膜炎、泪腺炎。

　　4. 罕见并发症　脉络膜炎、视网膜血管炎、眼内炎。

---

（孙旭光）

## 参 考 文 献

1. NÓRA SZENTMÁRY, LOAY DAAS, LEI SHI, et al. *Acanthamoeba* keratitis-Clinical signs, differential diagnosis and treatment. J Curr Ophthalmol, 2019, 31 (1): 16-23.

2. AGARWAL R, MITTAL G, RAJ A, et al. *Acanthamoeba* detection in the anterior chamber after therapeutic penetrating keratoplasty. J Clin Diagn Res, 2014, 8 (6): DD01-2.

3. ARNALICH-MONTIEL F, MARTIN-NAVARRO CM, ALIO JL, et al. Successful monitoring and treatment of intraocular dissemination of *Acanthamoeba*. Arch Ophthalmol, 2012, 130 (11): 1474-1475.

4. FRANCISCO ARNALICH-MONTIEL, MARIA REYES-BATLLE, ROGELIO LÓPEZ-VÉLEZ, et al. Treatment of intraocular spread of acanthamoeba after tectonic corneal graft in *Acanthamoeba* keratitis. Eye (Lond), 2018, 32 (7): 1286-1287.

5. DAVIS MJ, PACKO KH, EPSTEIN RJ, et al. *Acanthamoeba* endophthalmitis following penetrating keratoplasty for *Acanthamoeba* keratitis. Arch Ophthalmol, 2010, 128 (4): 505-506.

6. IOVIENO A, GORE DM, CARNT N, et al. *Acanthamoeba* sclerokeratitis: Epidemiology, clinical features, and treatment outcomes. Ophthalmology, 2014, 121 (12): 2340-2347.

7. DART JK, SAW VP, KILVINGTON S. *Acanthamoeba* keratitis: Diagnosis and treatment update 2009. Am J Ophthalmol, 2009, 148 (4): 487-499.

8. RAGHAVAN A, VEERAPPAN S, RANGARAJAN V. Fulminant *Acanthamoeba* endophthalmitis after cataract surgery-a case report. Cornea, 2020, 39 (8): 1055-1058.

9. MAMMO Z, ALMEIDA DR, CUNNINGHAM MA, et al. *Acanthamoeba* endophthalmitis after recurrent keratitis and nodular scleritis. Retin Cases Brief Rep, 2017, 11 (2): 180-182.

10. HIRANO K, SAI S. Severe *Acanthamoeba* sclerokeratitis in a non-contact lens wearer. Acta Ophthalmol Scand, 1999, 77 (3): 347-348.

11. ARNALICH-MONTIEL F, JAUMANDREU L, LEAL M, et al. Scleral and intraocular

amoebic dissemination in Acanthamoeba keratitis. Cornea, 2013, 32 (12): 1625-1627.

12. BAKER MS, MALTRY AC, SYED NA, et al. Orbital implant exposure after *Acanthamoeba* panophthalmitis. Am J Ophthalmol Case Rep, 2018, 10: 48-50.

13. DAVIS MJ, PACKO KH, EPSTEIN RJ, et al. *Acanthamoeba* endophthalmitis following penetrating keratoplasty for *Acanthamoeba* keratitis. Arch Ophthalmol, 2010, 128 (4): 505-506.

14. KUTNER A, ALDRICH M, PATEL S, et al. *Acanthamoeba* endophthalmitis during treatment for cutaneous disease in a renal transplant patient. Transpl Infect Dis, 2018, 20 (2): e12843.

15. HEFFLER KF, ECKHARDT TJ, REBOLI AC, et al. *Acanthamoeba* endophthalmitis in acquired immunodeficiency syndrome. Am J Ophthalmol, 1996, 122 (4): 584-586.

16. 孙士营, 赵靖, 应良, 等. 海蜇蛰伤致阿米巴性角膜炎合并眼内炎一例. 中华眼科杂志, 2008, 44 (12): 1134-1135.

17. PASCHA J, FRINGS A, WALOCHNIK J, et al. *Acanthamoeba* endophthalmitis-a case report. Ophthalmologe, 2020, 117 (9): 926-929.

18. MACHIKO TOMITA, SHIGETO SHIMMURA, KAZUO TSUBOTA, et al Dacryoadenitis associated with *Acanthamoeba* keratitis. Arch Ophthalmol, 2006, 124 (9): 1239-1242.

19. SENGOR T, KURNA SA, ALTUN A, et al, Contact lens-related *Acanthamoeba* keratitis and accompanying dacryoadenitis. Eye Contact Lens, 2015, 41 (4): 204-209.

20. TOMRIS SENGOR, ERDAL YUZBASIOGLU, SEVDA AYDıN KURNA, et al. Dacryoadenitis and extraocular muscle inflammation associated with contact lens-related *Acanthamoeba* keratitis: A case report and review of the literature. Orbit, 2017, 36 (1): 43-47.

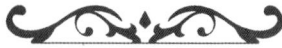

# 第七章
# 棘阿米巴角膜炎的诊断与鉴别诊断

## 第一节　棘阿米巴角膜炎的诊断

### 一、临床诊断

在病原学检查结果出来之前,往往需要医生作出临床诊断。棘阿米巴角膜炎临床诊断的主要依据危险因素、起病时间与病情发展速度,以及特征性角膜体征。

1. **危险因素**　绝大多数患者发病前均有危险因素存在,因此,临床上追问病史时,应特别注意危险因素的询问。常见危险因素包括:外伤尤其是植物性外伤、泥土或污水溅入伤、配戴角膜接触镜尤其是角膜塑形镜配戴史、眼表异物或小昆虫溅入等。

2. **起病时间及病情发展速度**　在危险因素作用后 3~7 天逐渐起病,病情进展相对缓慢,呈从角膜上皮病变,到角膜基质浸润、溃疡形成的发展过程。

3. **角膜特征性体征**(图 7-1-1A~D)

(1)角膜环形浸润:角膜环形浸润可表现为完整的环形,也可为半环形;浸润灶可以在上皮下,也可以在角膜基质层。

(2)放射状角膜神经炎:患者伴有剧烈眼痛,呈现症状与体征分离现象;但是,少数患者的眼痛可不明显。

(3)角膜溃疡边缘出现沟状融解;角膜溃疡区可见粗盐粒状致密浸润灶。

当出现典型临床表现时,棘阿米巴角膜炎的临床诊断并不困难,但是,由于早期患者的临床表现往往不典型,因此,需要结合病史、危险因素、发病时间,以及病情进展速度加以综合判断。

对于配戴角膜接触镜的患者,尤其双眼同时出现角膜炎或出现放射状角膜神经炎时,需要首先排除棘阿米巴感染的可能性。

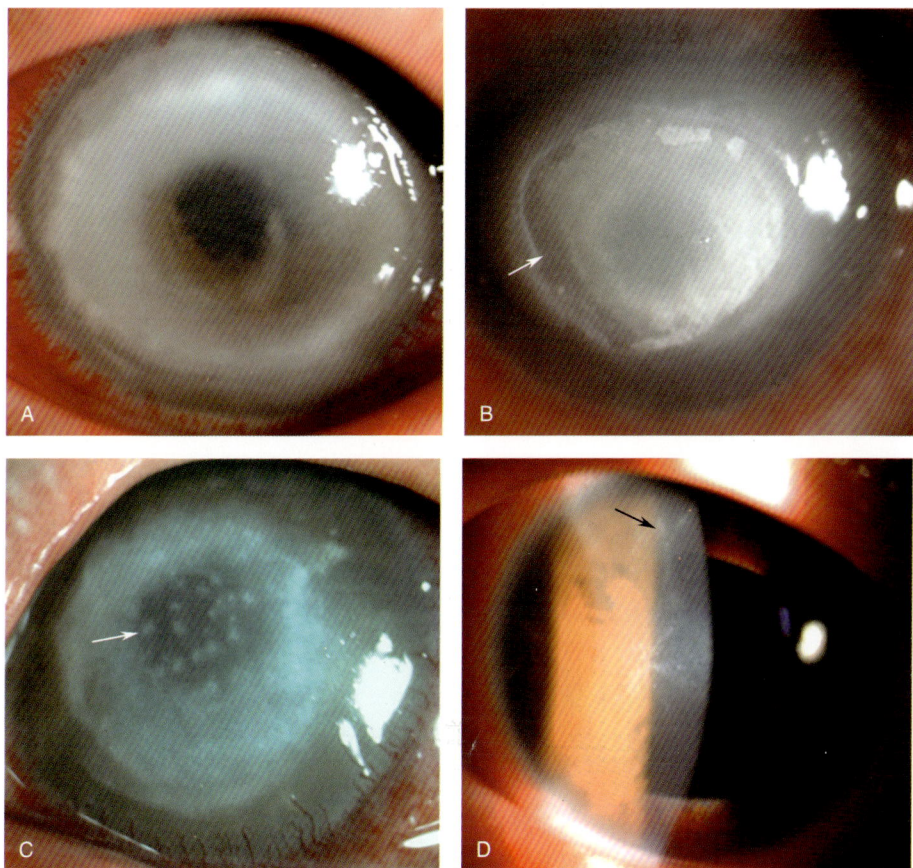

**图 7-1-1　棘阿米巴角膜炎特征性体征**
A. 角膜环形浸润；B. 角膜沟状融解及基质浸润；C. 角膜溃疡区粗盐粒状浸润；
D. 角膜放射状神经炎。

对于发病早期即出现剧烈眼痛或出现症状与体征分离的患者,要重点考虑棘阿米巴感染的可能性。

临床诊断为病毒性角膜炎的患者,糖皮质激素使用后病情加重时,要注意排除棘阿米巴感染的可能性。

## 二、病原学诊断

棘阿米巴角膜炎的病原学诊断依赖于实验室检查(具体检查方法请详见第四章病原学检查)。

### 1. 角膜刮片细胞学检查

(1)湿片法:即刮取角膜标本涂片后直接滴加生理盐水,并在显微镜下观察,此法的检出率低于染色法。

(2)染色法：即刮取角膜标本涂片后，先进行固定与染色(如吉姆萨染色)，再进行显微镜观察。刮片中查见棘阿米巴结构即可作出病原学诊断。

刮片细胞学检查是棘阿米巴角膜炎病原学诊断中的首选方法，其最为快捷，且简便易行。根据我们的经验，熟练掌握后其检出率明显高于其他辅助诊断方法。

【注意点】

刮片细胞学检查，最常检出的是包囊，可以是结构完整的成熟期包囊或包囊前期及空包囊，这些结构均可作为病原学诊断依据。

当疾病进入进展期后，刮片查见滋养体的概率较低[1]。应注意是否同时有其他病原体存在，如细菌、真菌等。

### 2. 棘阿米巴培养

培养法是棘阿米巴病原学诊断的金标准，然而，角膜拭子培养需要 7~12 天才能观察到滋养体生长，因此，难以依此快速诊断。

【注意点】

床旁点种标本可在培养 24~48 小时后即可观察到棘阿米巴生长现象，因此，建议接种后每日观察。

### 3. 活体角膜激光共聚焦显微镜检查

观察到角膜组织中有典型的棘阿米巴包囊影像，可作出病原学诊断。

【注意点】

因角膜激光共聚焦显微镜的成像受到角膜组织状态(如明显的炎性浸润及水肿)等因素影响，无典型包囊影像时并不能完全排除棘阿米巴角膜炎。

当角膜激光共聚焦显微镜查见单个可疑包囊图像时，应该结合病史、危险因素及临床表现，综合分析判断。对于高度怀疑棘阿米巴角膜炎的患者，在诊治过程中可反复检查[2-5]。

### 4. 聚合酶链反应(PCR)

通过特异性引物 JDP1-JDP2 对棘阿米巴 18S rDNA 含 DF3 的部分序列进行 PCR 扩增是目前最常用的棘阿米巴诊断方法。

虽然角膜刮片细胞学检查可以进行快速诊断，但是，当病原体数量较少时，也会出现假阴性结果，因此 PCR 技术在棘阿米巴的快速诊断中有重要价值。

据文献报道，即便标本中有 1~10 个滋养体，都能够通过 PCR 技术检测出来[6]，另外，利用 PCR 技术还可以对棘阿米巴的基因类型进行鉴定[7]。

【注意点】

近年来，宏基因技术在阿米巴角膜炎病原学诊断中逐步得到应用，其不仅可为临床提供病原学诊断依据，而且可以同时对阿米巴进行基因分型。

**本节要点**

1. 棘阿米巴角膜炎的临床诊断主要依据:

(1)存在危险因素,尤其是污水溅伤、配戴角膜接触镜;

(2)在危险因素作用后 3~7 天逐渐起病,一般病情呈缓慢发展的过程;

(3)角膜特征性体征,尤其是角膜环形浸润、放射状神经炎、溃疡边缘沟状融解、粗盐粒状致密浸润灶。

2. 早期患者的临床表现往往不典型,因此,单纯依据早期角膜体征,如点状角膜上皮病变、假树枝状病变等进行临床诊断难度较大,需要结合病史、危险因素、发病时间,以及病情进展速度加以综合判断。

3. 遇到角膜塑形镜配戴者双眼发病的角膜炎,应首先要考虑棘阿米巴感染的可能性。

4. 在病原学诊断方法中,角膜刮片细胞学检查最为简便易行;活体角膜激光共聚焦显微镜检查可提供病原学诊断依据,并有助于指导治疗。

(孙旭光 张 阳)

## 参 考 文 献

1. 王智群, 李然, 张琛, 等. 阿米巴角膜炎刮片细胞学特征. 中华眼科杂志, 2010, 46 (5): 432-436.

2. 李航, 王立, 邹留河, 等. 共焦显微镜在棘阿米巴性角膜炎临床诊断中的应用. 眼科, 2003, 12 (6): 336 338.

3. 孙旭光, 庞国祥, 王智群, 等. 共焦显微镜诊断棘阿米巴性角膜炎二例. 中华眼科杂志, 1999, 35 (5): 400.

4. 张琛, 孙旭光. 共焦显微镜诊断双眼角膜塑型镜相关性阿米巴角膜炎 1 例. 眼视光学杂志, 2007, 9 (3): 182-187.

5. 张琛, 邓世靖, 王智群等. 激光共焦显微镜在阿米巴性角膜炎诊断中的应用. 眼科研究, 2007, 25 (10): 772-774.

6. 张岩, 孙旭光. 棘阿米巴的分型及鉴定研究进展. 国外医学眼科学分册, 2002, 26 (4): 214-217.

7. 姜超, 梁庆丰, 孙旭光. 棘阿米巴角膜炎的病原体基因分型及临床意义. 国际眼科纵览, 2011, 35 (4): 232-236.

## 第二节　棘阿米巴角膜炎的鉴别诊断

在棘阿米巴感染早期,或者角膜体征不典型时,其极易与病毒性角膜炎,以及真菌性角膜炎等相混淆,因此,需要根据危险因素、病史、临床表现以及辅助检查等进行全面分析与判断,认真进行鉴别。

### 一、与病毒性角膜炎的鉴别诊断要点

棘阿米巴角膜炎早期的临床表现最容易与病毒性角膜炎的上皮感染型(主要表现为点状、树枝状或地图状角膜炎)相混淆,需要临床医生认真鉴别。

1. **诱发因素**　病毒性角膜炎患者发病前,多数有发热、劳累、情绪紧张、基础性疾病,以及免疫力下降等诱发因素存在,而绝大多数棘阿米巴角膜炎患者的主要危险因素为外伤、配戴角膜接触镜(包括角膜塑形镜)、污水或泥土或飞虫溅入眼等,这点在临床鉴别诊断中非常重要。

2. **以往角膜炎反复发作病史**　病毒性角膜炎患者以往会有角膜炎反复发作病史,而在一般情况下,棘阿米巴角膜炎患者以往极少有反复发作病史。

【注意点】

对于在角膜塑形镜配戴过程中出现的角膜炎,需要首先排除棘阿米巴感染的可能性。

3. **角膜体征特点**　病毒性角膜炎的树枝状溃疡区为上皮缺损、荧光素染色呈明显阳性,并且在染色 2~3 分钟后,可观察到溃疡边缘组织有明显荧光素浸染现象,另外,其树枝状溃疡的树枝末端膨大(图 7-2-1)。

棘阿米巴角膜炎早期的角膜上皮病变可呈假树枝状上皮病变,其病变区域的上皮呈隆起状,荧光素染色淡染或点簇状染色,无明显浸染现象,并且树枝末端也不呈膨大状改变(图 7-2-2)。

4. **抗病毒治疗疗效观察**　病毒性角膜炎的树枝状、地图状及边缘性溃疡,一般会在抗病毒药物治疗 1~2 周后明显得到控制;而棘阿米巴角膜炎早期角膜上皮病变对抗病毒药物治疗无明显反应。

【注意点】

部分早期棘阿米巴角膜炎患者,在抗病毒药物联合糖皮质激素治疗后,病情可能一度会有所缓解,但是,随着激素的长时间应用,病情会突然出现反复或明显加重。

对于单纯疱疹病毒性角膜炎上皮感染型,一般也禁用局部糖皮质激素治疗;因此,在没有确定排除棘阿米巴角膜炎的可能性前,不要给予眼局部糖皮质激素治疗[1-2]。

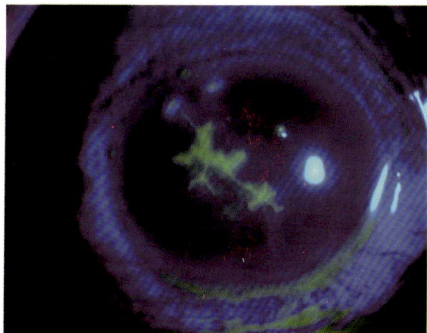

图 7-2-1　单纯疱疹病毒性角膜炎,
树枝状角膜溃疡

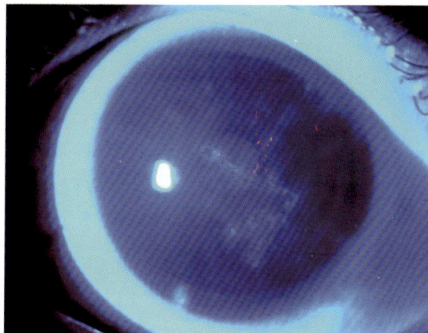

图 7-2-2　棘阿米巴角膜炎,
假树枝状上皮病变

5. 角膜激光共聚焦显微镜图像的特点

在角膜激光共聚焦显微镜检查中,病毒性角膜炎的角膜上皮下或基质中可见多量小圆形炎性细胞,而在早期棘阿米巴角膜炎的角膜组织中炎性细胞较少,并可见典型的包囊影像。

## 二、与真菌性角膜炎的鉴别诊断要点

1. **危险因素**　真菌性角膜炎的危险因素与棘阿米巴角膜炎相类似,因此,难以依据危险因素进行鉴别诊断。

2. **病史**　真菌性角膜炎与棘阿米巴角膜炎的起病过程,均是在危险因素作用后 3~7 天逐渐起病,且病情发展速度相对较慢。

3. **角膜病灶形态**

(1)真菌性角膜炎的溃疡病灶边缘可出现具有特征性的毛刺状浸润(图 7-2-3);而在棘阿米巴角膜炎中很少见到毛刺状浸润。

(2)真菌性角膜炎很少出现角膜环形浸润,然而棘阿米巴角膜炎出现角膜环形浸润的概率是前者的 9~11 倍[3-5]。

(3)真菌性角膜炎很少出现角膜放射状神经炎,而棘阿米巴角膜炎出现放射状角膜神经炎的概率要明显高于真菌性角膜炎[6]。

(4)真菌性角膜炎出现卫星病灶的概率明显高于棘阿米巴角膜炎[7-9]。

4. **角膜刮片细胞学检查**　角膜刮片细胞学检查是鉴别真菌性角膜炎和棘阿米巴角膜感染最快捷、有效的方法。若检查时查见典型的真菌菌丝即可明确病原学诊断(图 7-2-4)。

5. **角膜激光共聚焦显微镜检查**　角膜激光共聚焦显微镜检查为鉴别真菌性角膜炎抑或棘阿米巴角膜感染最快捷、有效的方法之一,查见典型的菌丝结构图像即可明确病原学诊断(图 7-2-5,图 7-2-6)。

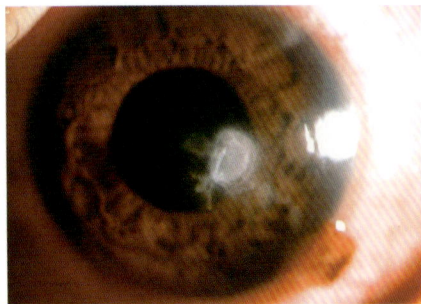

图 7-2-3 真菌性角膜炎,溃疡边缘呈毛刺状浸润

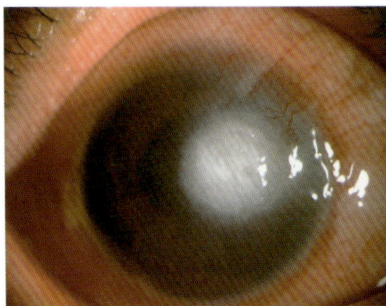

图 7-2-4 真菌性角膜炎,溃疡边缘呈毛刺状浸润

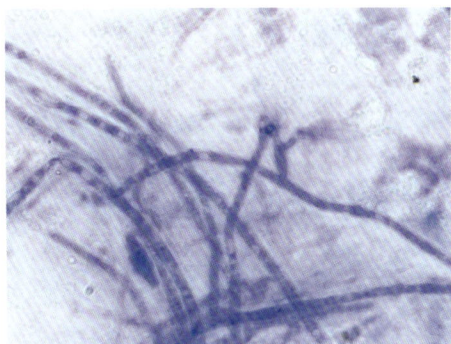

图 7-2-5 真菌性角膜炎(角膜刮片可见真菌菌丝(吉姆萨染色,1 000×)

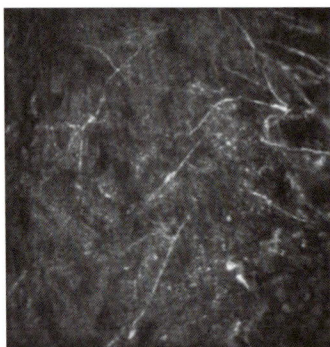

图 7-2-6 真菌性角膜炎,角膜激光共聚焦显微镜检查可见真菌菌丝影像

## 三、与细菌性角膜炎的鉴别诊断要点

1. **危险因素** 细菌性角膜炎的危险因素与棘阿米巴角膜炎相类似,因此,难以依据危险因素进行鉴别诊断。

2. **发病及病情发展** 细菌性角膜炎,尤其是化脓性细菌导致的急性角膜炎,往往起病急速,在危险因素作用后 1~2 天即可起病;发病后迅速形成黄白色脓性浸润或溃疡,溃疡表面常有多量脓性坏死组织或分泌物,且多伴有明显的前房积脓(图 7-2-7,图 7-2-8)。

细菌性角膜炎极少出现角膜环形浸润和放射状角膜神经炎,并且广谱强效抗菌药的冲击治疗对细菌性角膜溃疡多有明显疗效,而对棘阿米巴角膜炎一般无效。

3. **角膜刮片细胞学检查和细菌培养** 细菌性角膜炎的角膜刮片细胞学检查,可见到数量不等的细菌;细菌培养是细菌性角膜炎病原学诊断的金标准。

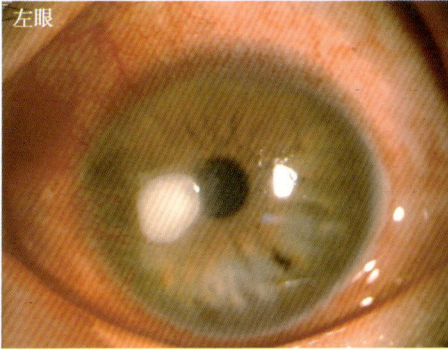

图 7-2-7　细菌性角膜炎,角膜溃疡合并
　　　　　 脓性浸润

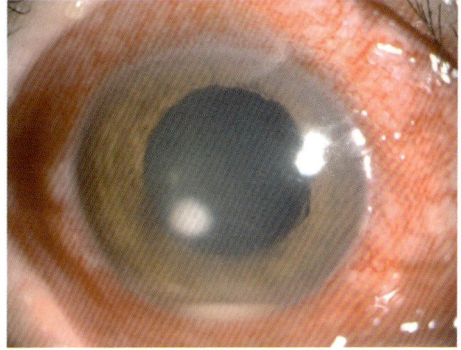

图 7-2-8　细菌性角膜炎,脓性角膜浸润,
　　　　　 前房积脓

【注意点】

部分棘阿米巴角膜炎可以同时与细菌混合感染,因此,在刮片检查中应注意多种病原体存在的可能性。

---

**本节要点**

棘阿米巴角膜炎鉴别诊断要点:

1. 病毒性角膜炎

- 患者发病前多有疲劳、发热、免疫力下降等诱发因素存在,
- 部分患者有角膜炎反复发作史,
- 可出现典型的树枝状或地图状角膜溃疡,
- 抗病毒药物治疗多有效。

2. 真菌性角膜炎

- 患者以从事农业劳动人群为主,
- 早期角膜溃疡即伴有脓性浸润及坏死以及前房积脓,
- 溃疡边缘有毛刺状浸润,
- 角膜刮片细胞学检查或活体角膜激光共聚焦显微镜检查可见典型菌丝。

3. 细菌性角膜炎

- 患者多有角膜外伤或配戴角膜接触镜史,
- 发病急(在危险因素作用后 1~3 天起病),
- 病情发展迅速,很快形成脓性角膜浸润或溃疡,早期即可伴有前房积脓,
- 广谱强效抗生素冲击治疗多可有效控制感染。

(孙旭光)

参 考 文 献

1. KOJI HIRANO, HIDENORI TANAKA, KUMIKO KATO, et al. Topical corticosteroids for infectious keratitis before culture-proven diagnosis. Clin Ophthalmol, 2021, 15: 609-616.

2. DANA ROBAEI, NICOLE CARNT, DARWIN C MINASSIAN, et al The impact of topical corticosteroid use before diagnosis on the outcome of *Acanthamoeba* keratitis. Ophthalmology, 2014, 121 (7): 1383-1388.

3. SRINIVASAN M. Fungal keratitis. Curr Opin Ophthalmol, 2004, 15 (4): 321-327.

4. KLOTZ SA, PENN CC, NEGVESKY GJ, et al. Fungal and parasitic infections of the eye. Clin Microbiol Rev, 2000, 13 (4): 662-685.

5. HUANG AJ, WICHIENSIN P, YANG M. Bacterial keratitis//KRACHMER JH, MANNIS MJ, HOLLAND EJ. Cornea. Philadelphia: Elsevier/Mosby, 2005.

6. JEENA MASCARENHAS, PRAJNA LALITHA, N VENKATESH PRAJNA, et al. *Acanthamoeba*, fungal, and bacterial keratitis: A comparison of risk factors and clinical features Am J Ophthalmol, 2014, 157 (1): 56-62.

7. SHARMA S, GARG P, RAO GN. Patient characteristics, diagnosis, and treatment of non-contact lensrelated *Acanthamoeba* keratitis. Br J Ophthalmol, 2000, 84 (10): 1103-1108.

8. BALASUBRAMANYA R, GARG P, SHARMA S, et al. *Acanthamoeba* keratitis after LASIK. J Refract Surg, 2006, 22 (6): 616-617.

9. KOSRIRUKVONGS P, WANACHIWANAWIN D, VISVESVARA GS. Treatment of *Acanthamoeba* keratitis with chlorhexidine. Ophthalmology, 1999, 106 (4): 798-802.

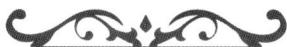

# 第八章
# 棘阿米巴角膜炎的治疗

## 第一节 抗棘阿米巴药物滴眼液及其配制

### 一、眼局部治疗药物种类

目前,临床上应用的眼局部治疗药物主要包括四类:

> ➤ 芳香二脒类药物
> ➤ 双胍类阳离子消毒剂
> ➤ 唑类药物
> ➤ 氨基糖苷类药物

1. **芳香二脒类药物** 临床应用的芳香二脒类商品药有两个品种。

0.1% 羟乙磺酸丙氧苯脒滴眼液和眼膏(商品名 Brolene);

0.1% 二羟乙磺酸己氧苯脒滴眼液(商品名 Desomedine)。

2. **双胍类阳离子消毒剂** 此类药物主要包括:

氯己定(洗必泰)滴眼液,其常用浓度为 0.02%~0.04%;

聚六亚甲基双胍(PHMB)滴眼液,其常用浓度为 0.02%~0.04%。

目前,临床上尚无双胍类阳离子消毒剂眼科商品药物,上述两种滴眼液均为医院内制剂或医院临时配用制剂。

【注意点】近几年来,有文献报道,将上述两种双胍类阳离子消毒剂滴眼液的浓度提高到 0.08%~0.1%。近期欧盟批准了将 0.08%PHMB 滴眼液作为治疗棘阿米巴角膜炎的"孤儿药"用于临床。由于药物毒性会随浓度增高明显增加,因此临床上应谨慎使用高浓度抗棘阿米巴药物滴眼液。

3. **唑类药物** 为一类广谱抗真菌药,在抗棘阿米巴角膜炎的治疗中常作为联合用药,多与双胍类阳离子消毒剂联合应用。此类药物的滴眼液主要包括:

氟康唑、咪康唑、伏立康唑和泊沙康唑。

4. **氨基糖苷类药物**　常用的药物有新霉素和巴龙霉素。新霉素滴眼液临床应用浓度一般为 0.5%；目前尚无巴龙霉素滴眼液应用的报道。在临床治疗中，氨基糖苷类药常作为联合用药，与双胍类阳离子消毒剂联合应用[1]。

## 二、滴眼液的配制

### 1. 氯己定（洗必泰）滴眼液配制方法

(1)原料药：20% 葡萄糖酸氯己定，5% 葡萄糖注射液；

(2)配制滴眼液浓度：0.02%，0.04%；

(3)配制方法：

1)0.02% 氯己定滴（洗必泰）眼液：取 20% 葡萄糖酸氯己定原液 0.5mL，加入 5% 葡萄糖注射液 500mL 中，混匀，分装于无菌眼药瓶中，避光保存。

2)0.04% 氯己定（洗必泰）滴眼液：取 20% 葡萄糖酸氯己定原液 1mL，加入 5% 葡萄糖注射液 500mL 中，混匀，分装于无菌眼药瓶中，避光保存。

### 2. 新霉素滴眼液配制方法

(1)原料药：硫酸新霉素粉剂，灭菌生理盐水；

(2)配制滴眼液浓度：0.5%；

(3)配制方法：取 500mg 新霉素粉剂，加入 100mL 生理盐水，使其完全溶解，分装于无菌眼药瓶中，常温保存。

### 3. PHMB 滴眼液配制方法

(1)原料药：20% 聚六亚甲基双胍（PHMB）原液，5% 葡萄糖注射液；

(2)配制滴眼液浓度：0.02%，0.04%；

(3)配制方法：

1)0.02%PHMB 滴眼液：取 PHMB 原液 0.5mL，加入 5% 葡萄糖注射液 500mL 中，混匀，分装于无菌眼药瓶中，避光保存。

2)0.04%PHMB 滴眼液：取 PHMB 原液 1mL，加入 5% 葡萄糖注射液 500mL 中，混匀，分装于无菌眼药瓶中，避光保存。

### 4. 甲硝唑滴眼液配制方法

(1)原料药：注射用甲硝唑磷酸二钠(粉针剂)，灭菌生理盐水或5%葡萄糖注射液；

(2)配制滴眼液浓度：2%；

(3)配制方法：取0.915g注射用甲硝唑磷酸二钠(粉针剂)(实际含甲硝唑0.862g)，加入43mL灭菌生理盐水或5%葡萄糖注射液中，混匀，分装于无菌眼药瓶中，常温保存。

### 5. 伏立康唑滴眼液配制方法

(1)原料药：注射用伏立康唑(粉针剂)，灭菌生理盐水或5%葡萄糖注射液；

(2)配制滴眼液浓度：1%；

(3)配制方法：取注射用伏立康唑(粉针剂)0.1g，加入10mL灭菌生理盐水或5%葡萄糖注射液中，混匀分装于无菌眼药瓶中，常温保存。

【注意点】

滴眼液配制应遵守所在医院临时配药规定或内部制剂配制的管理要求。在滴眼液应用之前，建议与患者或患者家属签署知情同意书。

配制过程应在无菌环境中进行，最好在无菌操作台内或门诊手术室或消毒后的门诊治疗室内配制。

最好用葡萄糖酸氯己定配制氯己定滴眼液，以减少局部刺激性。

滴眼液应现用现配，配制好的滴眼液开封后，一般放置在4℃，保存期为2周，并应嘱咐患者，滴用前注意检查滴眼液澄清度，如发现有沉淀或絮状物，须立即停止应用。

在无上述药物的情况下，可以试用5%那他霉素滴眼液、0.5%莫西沙星滴眼液点眼；或伏立康唑(50μg/0.1mL)角膜基质内注射治疗，但是，这些药物及治疗方法的实际治疗效果尚待进一步证实[2]。

体外试验发现，0.5%~2.5%聚维酮碘溶液具有抗棘阿米巴的作用[3]，但是其局部点眼治疗棘阿米巴角膜炎的临床效果，仍需要大宗病例的临床对照研究加以证实[4]。

参　考　文　献

1. VARGA JH, WOLF TC, JENSEN HG, et al. Combined treatment of *Acanthamoeba* keratitis with propamidine, neomycin, and polyhexamethylene biguanide. Am J Ophthalmol, 1993, 115 (4): 466-470.

2. RAGHAVAN A, NAIR AV, KAVITHA N, et al. Voriconazole in the successful management of a case of *Acanthamoeba*-Cladosporium keratitis. Am J Ophthalmol Case Rep, 2021, 22: 101107.

3. MARCIN PADZIKL A-F, WANDA BALTAZAL B-D, DAVID BRUCE CONN, et al. Effect of povidone iodine, chlorhexidine digluconate and toyocamycin on amphizoic amoebic strains, infectious agents of *Acanthamoeba* keratitis-a growing threat to human health worldwide. Annals of Agricultural and Environmental Medicine, 2018, 25 (4): 725-731.

4. MARCIN PADZIK, WANDA BALTAZA, DAVID BRUCE CONN, et al. Effect of povidone iodine, chlorhexidine digluconate and toyocamycin on amphizoic amoebic strains, infectious agents of *Acanthamoeba* keratitis-a growing threat to human health worldwide. Ann Agric Environ Med, 2018, 25 (4): 725-731.

# 第二节　全身抗棘阿米巴角膜炎药物

**1. 米替福新**（miltefosine）　其化学成分为十六烷基磷酸胆碱,具有抗利什曼原虫属、克氏锥虫和溶组织内阿米巴的作用。最近研究表明,米替福新对各种棘阿米巴原虫菌株均有抑制作用。目前,已经有利用米替福新联合 PHMB 滴眼液成功治疗棘阿米巴角膜炎的临床病例报道,研究者认为口服米替福新可作为难治性棘阿米巴角膜炎的辅助治疗,但其疗效和安全性仍需进一步研究[1-2]。

2016 年,美国食品药品管理局将米替福新作为"孤儿药",批准其口服治疗难治性棘阿米巴角膜炎,其常规治疗剂量为:

（1）体重在 33~44kg 的患者,口服米替福新 50mg,每日 2 次;

（2）体重 ≥45kg 的患者,口服米替福新 50mg,每日 3 次[3]。

口服米替福新治疗棘阿米巴角膜炎的推荐疗程为 2 个月。另外,动物试验结果表明,眼局部滴用 65.12μg/mL 浓度的米替福新滴眼液可有效治疗棘阿米巴角膜炎,而且发现其与 PHMB 滴眼液联合治疗的疗效更佳[4-5]。

【注意点】

服用米替福新的不良反应包括:胎儿毒性、不孕、肾毒性、肝毒性、血小板减少和胃肠道副作用。在服药期间,患者需定期监测全血细胞计数、肾功能和肝功能。米替福新与食物一起服用可减轻胃肠道不良反应。

目前,该药尚未在我国注册治疗棘阿米巴角膜炎。

2. **抗真菌类药物**

(1)伊曲康唑与酮康唑:文献报道口服伊曲康唑后,角膜内的药物浓度仅为 $0.05\mu g/g$;口服酮康唑,虽可达到较高的组织浓度 $(0.5\mu g/g)$ [6],但仍不能有效杀灭棘阿米巴包囊,且长期全身用药副作用较大。

(2)伏立康唑:病例报道口服伏立康唑 200mg,每日 2 次,可辅助治疗棘阿米巴角膜炎,但是其实际疗效有待进一步证实[7]。

3. **喷他脒**　研究发现角膜移植术前给予患者静脉滴注喷他脒 (pentamidine)190~400mg/d,疗程 14 天(疗程范围 7~26 天),有助于棘阿米巴角膜炎的病原体清除、提高术后植片透明比例,以及可获得术后更好的视力[8]。

4. **棘阿米巴角膜炎并发巩膜炎患者全身药物**　推荐治疗方案[9-10]如下:

(1)轻度巩膜炎:局部糖皮质激素滴眼液联合口服非甾体抗炎药。

(2)重度巩膜炎:联合全身糖皮质激素或免疫抑制剂或抗代谢药物。

1)静脉滴注甲泼尼龙 1g,每日 1 次,连续 2~3 天;

2)同时口服泼尼松龙 0.5~1mg/(kg·d);口服环孢素 A3~7.5mg/(kg·d),或口服麦考酚酯(mycophenolate)1g,每日 2 次,或口服硫唑嘌呤(azathioprine) 100mg,每日 1 次。根据病情控制情况,所有药物逐步减量至停用。

【注意点】

应严格掌握全身糖皮质激素或免疫抑制剂的适应证。对于儿童及老年患者,应慎重长时间全身使用糖皮质激素或免疫抑制剂;服药期间,需要定期查肝肾功能及全血细胞。

全身药物停用后,眼局部抗棘阿米巴药物应持续应用到疗程结束。

5. **治疗棘阿米巴脑膜脑炎的药物**　药物主要包括三大类[11]:

(1)抗菌药:包括利福平(rifampicin)、克拉霉素(clarithromycin)、阿奇霉素 (azithromycin)、磺胺嘧啶(sulfadiazine)等。

(2)唑类药物:包括氟康唑(fluconazole)、酮康唑(ketoconazole)、甲硝唑 (metronidazole)、伊曲康唑(itraconazole)、伏立康唑(voriconazole)。

(3)其他:两性霉素 B(amphotericin B)、米替福新(miltefosine)、喷他脒 (pentamidine)、氟胞嘧啶(flucytosine)、阿苯达唑(albendazole)。

---

**本节要点**

1. 眼局部治疗棘阿米巴角膜炎的药物主要有四类。

　➢ 芳香二脒类药物

　➢ 双胍类阳离子消毒剂

> ➤ 咪唑类药物
> ➤ 氨基糖苷类药物

其中大多数属于院内制剂或临时配制制剂。

2. 院内临时配制药物应遵守所在医院相关部门的管理规定。

3. 在国外,米替福新已经被批准口服治疗难治性棘阿米巴角膜炎,但是,该药在我国尚未获得批准。

4. 对于并发巩膜炎的严重感染患者,可联合全身糖皮质激素、免疫抑制剂或抗代谢药物治疗。

(孙旭光　王智群)

## 参 考 文 献

1. BARISANI-ASENBAUER T, WALOCHNIK J, MEJDOUBI L, et al. Successful management of recurrent *Acanthamoeba* keratitis using topical and systemic miltefosine. Acta Ophthalmologica, 2012.

2. ANDREA NARANJO, JAIME D MARTINEZ, DARLENE MILLER, et al. Systemic miltefosine as an adjunct treatment of progressive *Acanthamoeba* keratitis. Ocul Immunol Inflamm, 2021, 29 (7-8): 1576-1584.

3. SHELLY H WATSON, NAKUL S SHEKHAWAT, YASSINE J DAOUD. Treatment of recalcitrant *Acanthamoeba* keratitis with photoactivated chromophore for infectious keratitis corneal collagen cross-linking (PACK-CXL). Am J Ophthalmol Case Rep, 2022, 25: 101330.

4. POLAT ZA, OBWALLER A, VURAL A, et al. Efficacy of miltefosine for topical treatment of *Acanthamoeba* keratitis in Syrian hamsters. Parasitology Research, 2012, 110 (2): 515-522.

5. POLAT ZA, WALOCHNIK J, OBWALLER A, et al. Miltefosine and polyhexamethylene biguanide: A new drug combination for the treatment of *Acanthamoeba* keratitis. Clin Exp Ophthalmol, 2014, 42 (2): 151-158.

6. SAVANI DV, PERFECT JR, COBO LM, et al. Penetration of new azole compounds into the eye and efficacy in experimental Candida endophthalmitis. Antmicrob Ag Chemother, 1987, 31 (1): 6-10.

7. KRISTIN E HIRABAYASHI, CHARLES C LIN, CHRISTOPHER N TA. Oral miltefosine for refractory *Acanthamoeba* keratitis. Am J Ophthalmol Case Rep, 2019, 16: 100555.

8. SACHER BA WAGONER, GOINS KM, SUTPHIN JE, et al. Treatment of acanthamoeba keratitis with intravenous pentamidine before therapeutic keratoplasty. Cornea, 2015, 34 (1): 49-53.

9. LEE GA, GRAY TB, DART JK, et al. *Acanthamoeba* sclerokeratitis: Treatment with systemic immunosuppression. Ophthalmology, 2002, 109 (6): 1178-1182.

10. IOVIENO A, GORE DM, CARNT N, et al. *Acanthamoeba* sclerokeratitis: Epidemiology,

clinical features, and treatment outcomes. Ophthalmology, 2014, 121 (12): 2340-2347.

11. ALEXANDRE TARAVAUD, ZINEB FECHTALI-MOUTE, PHILIPPE M LOISEAU. Drugs used for the treatment of cerebral and disseminated infections caused by free-living amoebae. Clin Transl Sci, 2021, 14 (3): 791-805.

# 第三节　棘阿米巴角膜炎治疗原则及方案

## 一、治疗原则

- 以眼局部药物治疗为主,应选择两种或两种以上药物联合使用。
- 一般情况下,药物治疗疗程至少需在 3 个月以上。
- 根据不同分期,选择针对性的治疗方案。
- 角膜病灶局部清创有利于减少病原体载量和提高药物渗透性。
- 药物治疗效果不佳时,应及时手术治疗,术后仍需继续药物治疗。

## 二、治疗方案

### (一) 早期患者的治疗

#### 1. 眼局部药物治疗

(1)抗棘阿米巴药物选择:对于早期病灶局限于上皮层及上皮层下的患者,一般选择两种药物联合应用。

1)0.02% 氯己定(洗必泰)滴眼液和 0.02%PHMB 滴眼液联合治疗;

2)0.02% 氯己定(洗必泰)滴眼液或 0.02%PHMB 滴眼液,与下列药物联合应用:

0.1% 羟乙磺酸丙氧苯脒滴眼液和眼膏(商品名 Brolene);

0.1% 二羟乙磺酸己氧苯脒滴眼液(商品名 Desomedine);

0.5% 新霉素滴眼液;

1% 伏立康唑滴眼液;

2%~4% 甲硝唑滴眼液等。

(2)抗棘阿米巴药物的使用方法

1)在治疗的初始 3 天内,每种药物至少每小时点眼 1 次,并需要昼夜给药;

2)之后根据病情控制程度,改为白天每小时 1 次,晚间给予加替沙星眼用凝胶或夫西地酸眼用凝胶,再治疗 1~2 周;

3)如病情得到进一步控制,可逐渐减少点眼次数为每 2 小时 1 次,连续治疗

2 周,后改为每 3 小时 1 次,再连续治疗 2 周;之后再改为每日 3~4 次;

4)当感染基本控制后,改为每日 1~2 次维持治疗,直至疗程结束。

(3)散瞳与止痛:在局部抗棘阿米巴药物治疗的同时,应该给予散瞳,以减轻前房反应,并有利于减轻疼痛;对于剧烈眼痛的患者,可以口服镇痛药或镇静药物,有利于患者休息和提高眼局部药物治疗的依从性。

【注意点】一般不建议给予局部非甾体抗炎药滴眼液进行止痛,尤其对于角膜上皮缺损的患者。

2. **局部病灶清创** 对于早期上皮病灶范围较大或浅基质层浸润、溃疡的患者,除药物治疗之外,可以进行角膜上皮病灶区或角膜浸润、溃疡区的局部清创。用刮匙或小圆刀片刮除病灶表面的坏死组织,根据病情,每周进行 1~2 次清创(图 8-3-1,图 8-3-2)。

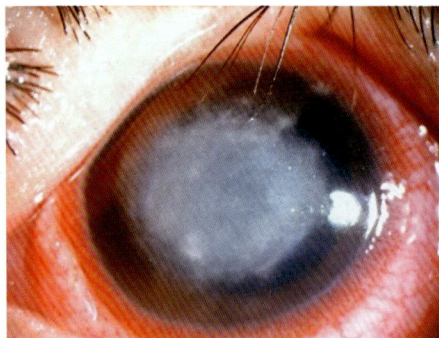

图 8-3-1 2011-07-15,女,14 岁,学生,右眼棘阿米巴角膜炎 1 个月余,治疗前角膜浅基质层浸润,溃疡形成

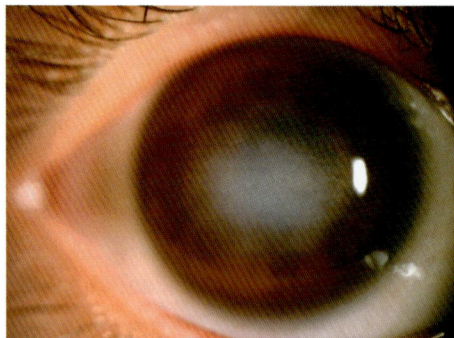

图 8-3-2 同一患者,2011-11-21,在局部抗棘阿米巴药物与局部烧灼治疗后,角膜浸润明显减轻,溃疡基本愈合

【注意点】

由于部分患者存在与细菌混合感染的可能性,因此,在抗棘阿米巴药物治疗的同时,应给予氟喹诺酮类抗菌药,如 0.5% 左氧氟沙星滴眼液,或 0.3% 加替沙星滴眼液,或 0.5% 莫西沙星滴眼液治疗,每日 4~6 次;晚间涂 0.3% 加替沙星眼用凝胶或妥布霉素眼膏。

治疗期间应注意眼压变化,如有眼压升高,应及时处理。

对于病程迁延,或出现角膜新生血管明显长入的患者,可以加用 0.1% 他克莫司滴眼液,每日 2~3 次治疗。

(二)进展期患者的治疗

1. **眼局部药物治疗**

(1)抗棘阿米巴药物选择:一般选择两种或三种药物联合治疗。

1)0.02%~0.04% 氯己定(洗必泰)滴眼液和 0.02%~0.04%PHMB 滴眼液联

合治疗。

2) 0.02%~0.04% 氯己定(洗必泰)滴眼液和 0.02%~0.04%PHMB 滴眼液,并与下列药物联合应用:

0.1% 羟乙磺酸丙氧苯脒滴眼液和眼膏(商品名 Brolene);

0.1% 二羟乙磺酸己氧苯脒滴眼液(商品名 Desomedine);

0.5% 新霉素滴眼液;

1% 伏立康唑滴眼液;

2%~4% 甲硝唑滴眼液等点眼[1]。

(2)抗棘阿米巴药物的使用方法

1)在治疗的初始 7 天内,每种药物至少每小时点眼 1 次,并需要昼夜给药;

2)之后改为白天每小时 1 次,晚间给予妥布霉素眼膏或夫西地酸眼用凝胶治疗,连续治疗 3~4 周;

3)之后根据病情控制情况,逐渐减少点眼次数为每 2 小时 1 次,在连续治疗 3~4 周后,改为每 3 小时 1 次,再连续治疗 3~4 周,之后改为每日 4 次;

4)在感染控制后改为每日 1~2 次维持治疗,直至疗程结束;

(3)散瞳与止痛:进展期患者须给予散瞳治疗,以减轻前房反应,并有利于减轻疼痛;对于剧烈眼痛的患者,可给予口服镇痛药或镇静药物,有利于患者休息,以及提高局部药物治疗的依从性。

2. **全身药物治疗**

(1)口服特比奈芬 250mg,每日 1 次,连续 1~2 周;

(2)或口服伊曲康唑 100mg,每日 1 次,连续 1~2 周;

(3)或静脉滴注或口服伏立康唑 200mg,每日 2 次,连续 1~2 周。

3. **角膜病灶清创与烧灼治疗**

(1)角膜病灶清创:方法同上所述。

(2)角膜病灶局部烧灼:在角膜病灶进行清创处理后,用 5% 碘酊进行局部烧灼治疗,一般每周 1~2 次为宜;由于碘酊的局部刺激性较大,对于不能耐受的患者,可以改为 5% 聚维酮碘进行局部烧灼(具体操作请见手术治疗方法)。

【注意点】不建议频繁进行局部碘酊烧灼治疗,以避免引发或加重前房炎症反应,以及加重患者的疼痛。

4. **手术治疗**

(1)角膜病灶组织片层切除

1)对于经过上述治疗措施病情仍无明显控制者,可以进行角膜病灶局部组织片层切除,切除后戴绷带式角膜接触镜,并继续进行药物治疗。

2)在角膜病灶切除后,可在创面覆盖新鲜或冻干羊膜(图 8-3-3,图 8-3-4),并继续药物治疗。

(2)角膜移植手术治疗:经上述治疗效果仍不佳者,应尽快行角膜移植手术治疗。

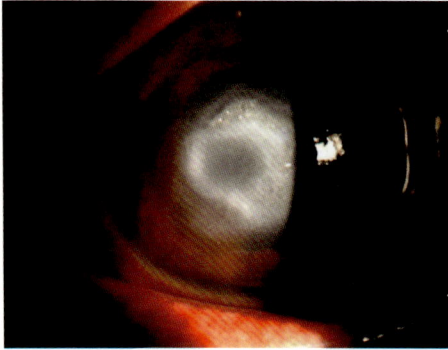

图 8-3-3 棘阿米巴角膜炎角膜溃疡,基质浸润

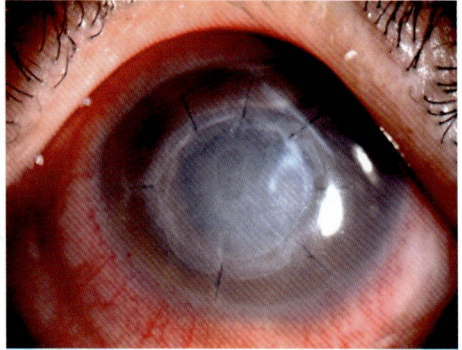

图 8-3-4 同一患者,角膜病灶局部切除 + 羊膜移植术后第 3 天,角膜浸润明显减轻

【注意点】

进展期患者的角膜感染明显控制后,局部抗棘阿米巴药物仍然要维持每日点眼 1~2 次,总治疗疗程为 6 个月。

对于抗棘阿米巴药物治疗超过 1 个月的患者,尤其当角膜溃疡迁延不愈时,需要注意出现药源性角膜病变的可能性(图 8-3-5);当出现药源性角膜病变时,应减少抗棘阿米巴药物的点眼次数,并给予眼用凝胶或无防腐剂的玻璃酸钠滴眼液,同时口服维生素 C、维生素 $B_2$,以促进溃疡愈合。

为预防继发感染,尤其对于角膜清创或角膜病灶片层切除后的患者,建议给予氟喹诺酮类抗菌药,每日 4~6 次;晚间涂 0.3% 加替沙星眼用凝胶或妥布霉素眼膏。

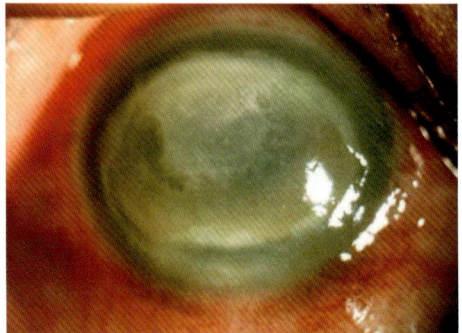

图 8-3-5 棘阿米巴角膜炎,药物治疗 2.5 个月后出现药源性角膜病变

(三)晚期患者的治疗

1. **药物治疗** 局部及全身药物治疗方案同进展期。

2. **手术治疗**

(1)晚期患者的角膜斑翳或瘢痕明显影响视功能时,可择期进行增视性角膜移植手术(图 8-3-6)。

(2)对于药物治疗效果不佳、活动性病灶累及角膜深基质层、溃疡迁延不愈或有角膜穿孔倾向的患者,应及时行治疗性角膜移植手术(图 8-3-7)。

【注意点】

术前可利用角膜激光共聚焦显微镜检查,观察病原体累及角膜的范围和深度,有利于确定手术术式和移植片直径的大小。

术后须继续给予局部抗棘阿米巴药物治疗,疗程不应少于 3 个月。手术后 1 个月内,应慎用糖皮质激素滴眼液,对于有免疫排斥反应倾向的高危患者,可给予 1% 环孢素滴眼液,或 0.1% 他克莫司滴眼液。

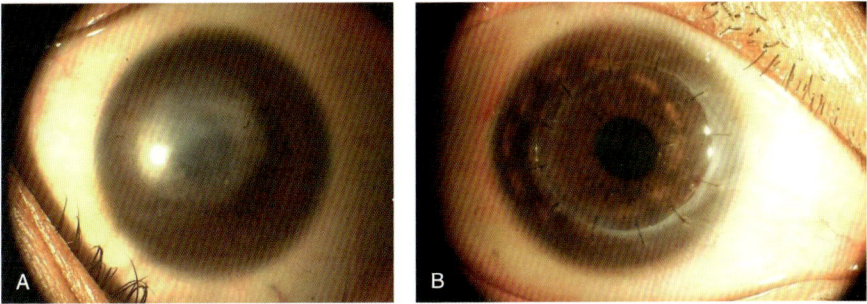

**图 8-3-6　晚期棘阿米巴角膜炎术前及术后**
A.晚期棘阿米巴角膜炎患者,角膜斑翳形成;B.同一患者,行增视性角膜移植术后。

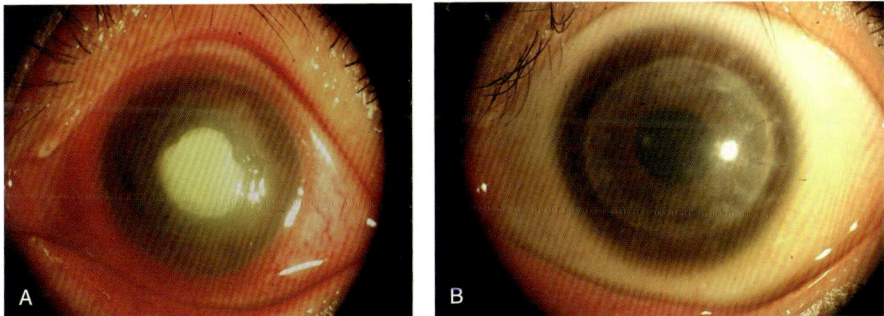

**图 8-3-7　进展期棘阿米巴角膜炎术前及术后**
A.进展期棘阿米巴角膜炎,角膜溃疡、浸润,药物治疗效果不佳;B.同一患者,
治疗性角膜移植术后。

## 三、手术治疗方法

### (一)角膜溃疡清创及局部烧灼

1. **角膜溃疡面清创方法**　表面麻醉后,开睑器撑开眼睑,充分暴露角膜病灶,用干棉签将溃疡面的分泌物揩净,用小圆刀片/刮匙逐层刮除溃疡表面的坏死组织,尽量将其清除,之后可用 5% 碘酊烧灼溃疡表面[2-3]。

**2. 角膜溃疡局部烧灼方法**　在角膜溃疡面清创后,用无菌棉签沾取 5% 碘酊或 5% 聚维酮碘溶液,对溃疡区进行烧灼,一般时间控制在 20~30 秒,之后用生理盐水冲洗溃疡表面 30~60 秒(图 8-3-8)。

【注意点】

清创时应注意刀刃需平行于溃疡表面用力,不要向下切割组织,清除坏死组织应逐层进行,切勿一次刮除过深。对于有角膜后弹力层膨出,或角膜穿孔倾向的患者禁忌清创治疗。

角膜溃疡区烧灼不宜频繁进行,避免造成组织愈合障碍、溃疡迁延,以及前房炎性反应加重。一般每周 1~2 次烧灼治疗即可。

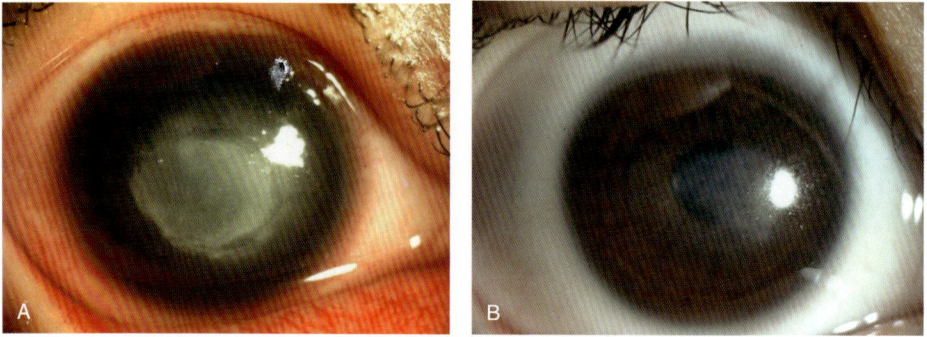

**图 8-3-8　棘阿米巴角膜炎患者 1 术前及术后**

A. 棘阿米巴角膜炎患者,角膜溃疡、溃疡周边区沟状融解、基质浸润;B. 同一患者,在抗棘阿米巴药物治疗的同时,给予角膜病灶清创、5% 碘酊烧灼,治疗 2 个月后,角膜薄云翳形成。

**（二）角膜病灶组织片层切除联合羊膜移植或结膜瓣遮盖**

对于经积极抗棘阿米巴药物治疗后,虽然病灶范围局限,但是角膜溃疡仍迁延不愈、表面坏死物较多、基质浸润明显、角膜激光共聚焦显微镜显示基质内仍有多量包囊、病变深度主要位于角膜前层基质的患者,可进行角膜病灶片层组织切除,或联合羊膜移植或结膜瓣遮盖,以减少病原体载量及促进角膜愈合。

**1. 角膜病灶组织片层切除**　表面麻醉后,开睑器撑开眼睑,用尖刀片层切除角膜溃疡区坏死及明显浸润组织,深度达病灶基底无明显浸润区,之后用 5% 碘酊或聚维酮碘烧灼 20~30 秒,生理盐水冲洗。若病变较深,切除深度超过角膜基质前 1/4,应联合羊膜移植或结膜瓣遮盖。

**2. 角膜病灶组织片层切除联合羊膜移植或结膜瓣遮盖**　角膜病灶组织片层切除及烧灼后,根据切除区域大小及形状,裁剪羊膜 2~4 层,上皮面向上平铺填充于溃疡区内,之后再在溃疡区表面覆盖一层大于溃疡区约 3mm 的羊膜片,10-0 尼龙线间断缝合固定。术毕,可佩戴角膜绷带镜并包扎 1 天(图 8-3-9,图 8-3-10)。

【注意点】

病灶切除不宜过深,范围不宜过大,以免术后角膜组织愈合不良。有观点认为,冻干羊膜复水后仍能保持透明,利于术后对角膜病变的观察,并利于患者视力恢复。移植前可用 0.02% 氯己定(洗必泰)滴眼液浸泡羊膜 10~15 分钟,使羊膜起到药物缓释的作用,有利于进一步控制术后感染。

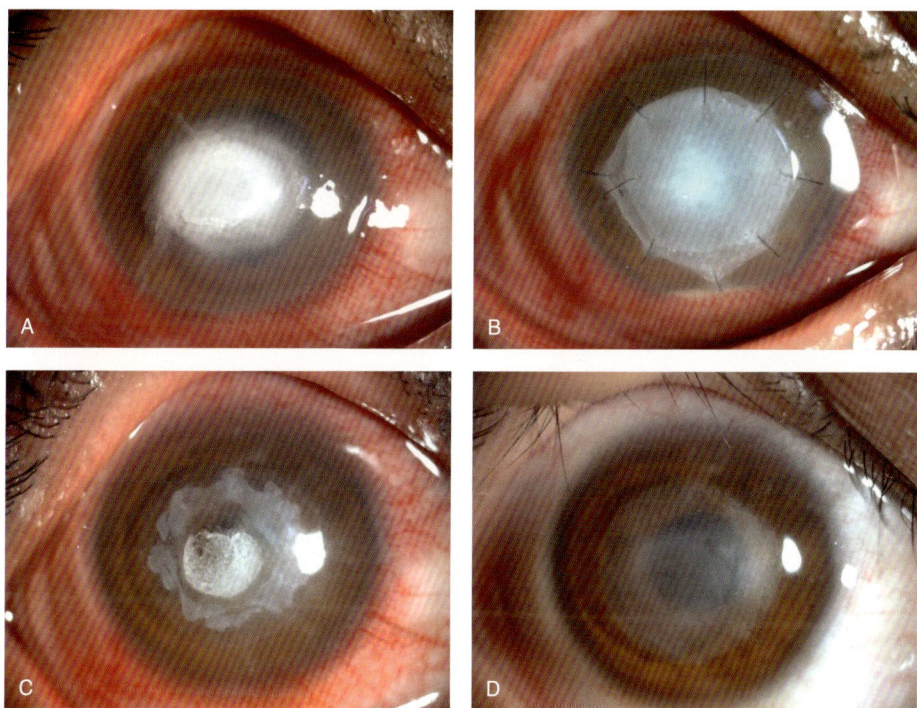

**图 8-3-9　棘阿米巴角膜炎患者 2 术前及术后**

A. 抗棘阿米巴药物治疗 1 个月后,角膜病灶局限,角膜中央 6mm 溃疡,溃疡基底覆盖坏死组织,基质浸润明显;B. 角膜病灶切除联合新鲜羊膜移植术后第 1 天,羊膜平伏,无吸收,其下可见基质浸润减轻,前房下方少许积脓;C. 羊膜移植术后 1 个月,角膜溃疡明显局限,羊膜大部分吸收,基质无明显浸润;D. 羊膜移植术后半年,角膜中央云翳。

【注意点】

术后密切观察溃疡区病情变化,并继续给予抗棘阿米巴药物治疗。可根据病情的控制情况,同时给予抗菌药及促角膜损伤修复药物,促进组织愈合[4]。

(三) 角膜移植

对于进展期或晚期患者,经积极抗棘阿米巴药物治疗后,病灶仍逐渐扩大、病变迁延不愈、基质浸润明显,尤其是病变累及角膜深基质层、角膜激光共聚焦

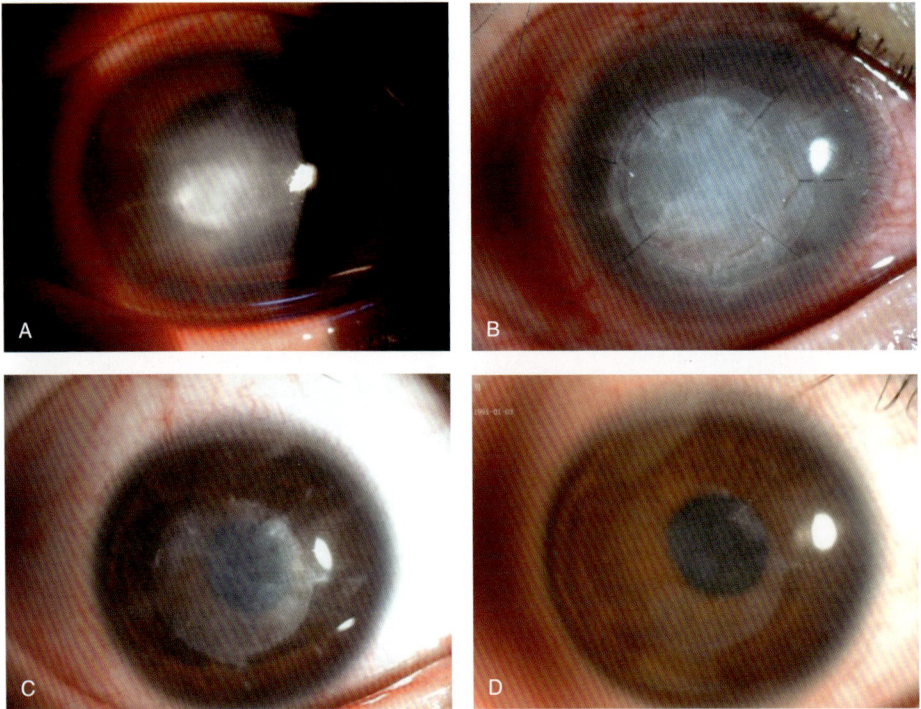

**图 8-3-10　棘阿米巴角膜炎患者 3 术前及术后**

A. 棘阿米巴角膜炎治疗 2 个月后,角膜中央 4mm 不规则溃疡,角膜基质浸润,周边浅基质层可见新生血管长入;B. 角膜病灶切除联合冻干羊膜移植术后第 1 天,羊膜平伏,无吸收,其下可见基质浸润,下方角膜新生血管长入;C. 羊膜移植术后 3 个月,角膜溃疡愈合,上皮下可见灰白色羊膜,已部分吸收,角膜基质无浸润,云翳形成;D. 术后 42 个月,角膜中央不均匀薄翳,裸眼视力 0.8。

显微镜显示角膜深基质层内有多量包囊,可考虑角膜移植术。对于晚期角膜斑翳或白斑形成的患者,为提高视力可行增视性角膜移植手术。

1. **板层角膜移植**

病变位于角膜基质浅中层的患者,可行板层角膜移植(图 8-3-11)。术前在裂隙灯下或利用角膜激光共聚焦显微镜,仔细观察溃疡深度,确定切除病变深度。

麻醉后,选择直径大于角膜病变 1~2mm 的环钻钻取病变角膜,仔细剖切病灶至植床透明后,10-0 尼龙线将大于植床 0.25mm 的供体角膜固定于植床。

2. **穿透性角膜移植**

对于病变已侵犯角膜深基质层的患者,可行穿透性角膜移植。麻醉后,根据病变大小,选择直径大于角膜病变 1~2mm 的环钻转切病变角膜,深度达 3/4

以上角膜厚度时,尖刀穿刺进入前房,角膜剪剪除病变角膜,将直径大于植床0.25mm 的供体角膜用 10-0 尼龙线固定于植床(图 8-3-12)。

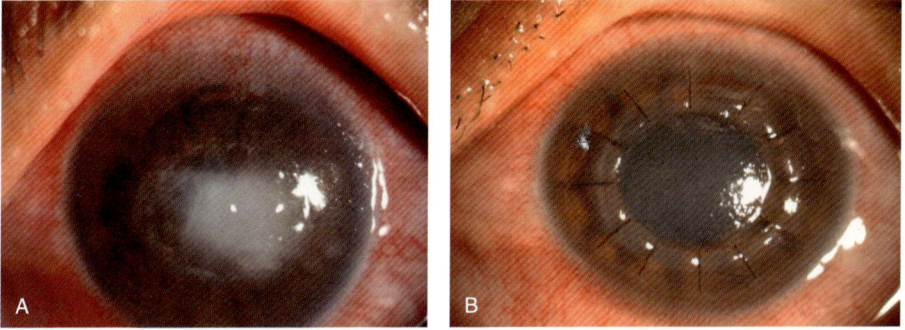

**图 8-3-11　进展期棘阿米巴角膜炎患者角膜移植术前及术后**
A. 进展期棘阿米巴角膜炎术前;B. 同一患者,角膜移植术后 1 周。

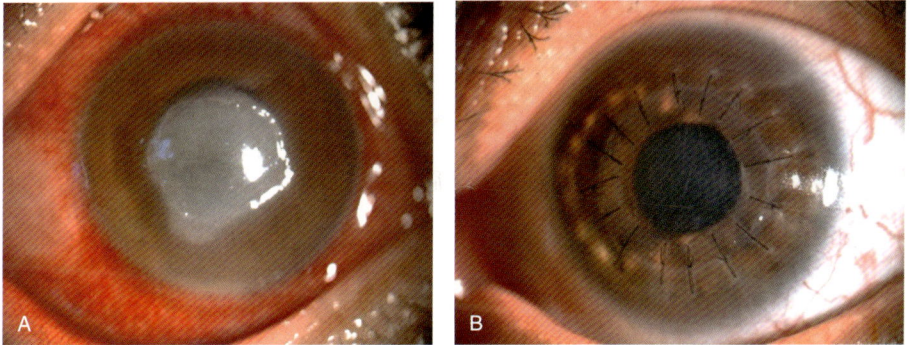

**图 8-3-12　棘阿米巴角膜炎 2 个月**
A. 手术治疗前,角膜溃疡迁延不愈,前房积脓;B. 同一患者,角膜移植后,植片透明。

【注意点】
　　术后继续使用抗棘阿米巴药物治疗,疗程至少 3 个月。手术后 1 个月内应慎用糖皮质激素药物,可用 1% 环孢素滴眼液或 0.1% 他克莫司滴眼液点眼。
　　角膜移植术后,如果患者的临床症状突然加重,应该警惕以下情况:

1. 术后棘阿米巴角膜炎复发(图 8-3-13)。
2. 角膜移植排斥反应。
3. 继发其他微生物感染,如细菌或病毒感染等。
4. 继发前葡萄膜炎。
5. 继发高眼压或继发青光眼。

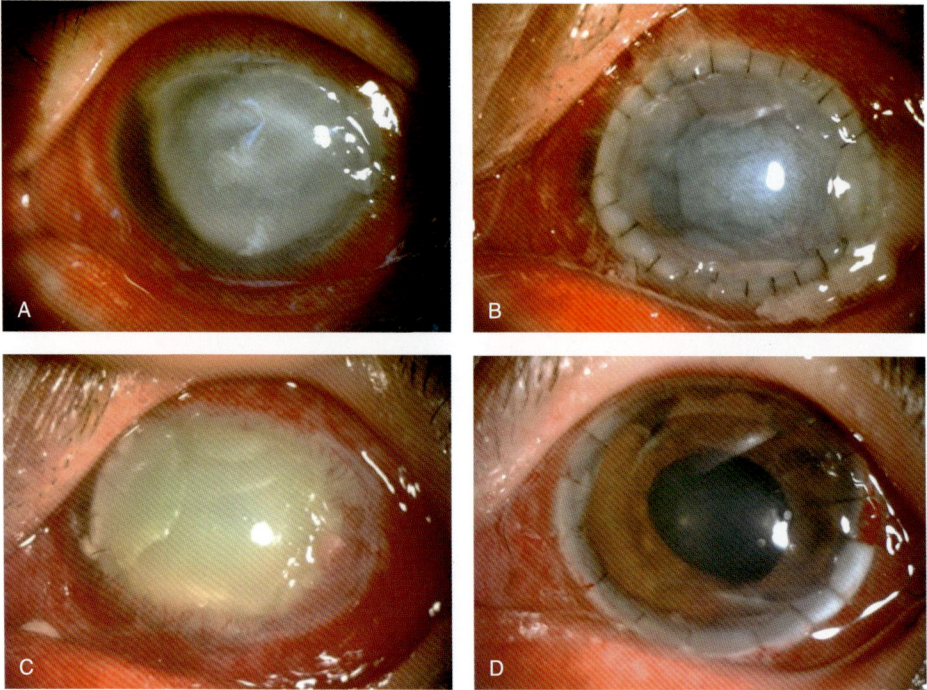

**图 8-3-13 晚期棘阿米巴角膜炎**

A.角膜大面积溃疡浸润；B.第一次角膜移植后感染复发,角膜植片水肿、浸润；C.药物治疗
2周后全角膜植片混浊,脓疡形成；D.再次行全角膜移植。

### 3. 角膜移植手术方式的选择

对于棘阿米巴角膜炎,是选择板层角膜移植,抑或穿透性角膜移植,一直存在不同的意见。有作者认为,对于药物治疗无效的患者,行深板层角膜移植较穿透性角膜移植的复发率低[5],然而,也有作者认为深板层角膜移植只适于病变程度较轻的患者[6]。

2022年,Antonio Di Zazzo等汇总了1980年至2021年的相关文献,并结合其团队手术治疗的35例棘阿米巴角膜炎病例资料,进行分析发现[7]:

(1)对文献报道的359只眼棘阿米巴角膜炎手术结果分析:术后移植片透明率比较,治疗性穿透性角膜移植术后移植片透明率为73%,深板层角膜移植术后移植片透明率为84%,增视性角膜移植术后移植片透明率为94%。

(2)术后棘阿米巴角膜炎复发率比较结果表明,治疗性穿透性角膜移植术后复发率为16.8%,深板层角膜移植术后复发率为19%,而增视性穿透性角膜移植术后复发率仅为9.5%。

(3)术后最佳矫正视力比较结果发现,炎症消退后行角膜手术,患者术后的高阶相差更低;深板层角膜移植术较穿透性角膜移植术的术后高阶相差更低,并且术后最佳矫正视力前者也优于后者。

(4)综合评价后,作者推荐角膜移植手术方式选择方案为:

1)对于早期药物治疗效果不佳的患者,选择深板层角膜移植术;

2)对于进展期及晚期活动性病灶的患者,选择治疗性穿透性角膜移植术;

3)感染完全控制后 6~12 个月,进行增视性角膜移植手术。

---

**本节要点**

1. 根据疾病的不同分期,采用针对性治疗方案。
- 早期以药物治疗为主,一般选择两种药物联合治疗。
- 进展期以药物联合手术治疗。
- 晚期患者应行角膜移植手术治疗。

2. 药物治疗的同时,可联合角膜病灶局部清创与烧灼、羊膜移植或结膜瓣遮盖手术等治疗。

3. 根据患者病情,可选择深板层角膜移植、治疗性穿透性角膜移植,以及增视性角膜移植手术。

4. 角膜移植手术后 1 个月内,应避免眼局部使用糖皮质激素药物,可用 1% 环孢素滴眼液或 0.1% 他克莫司滴眼液点眼。

5. 术后应继续局部抗棘阿米巴药物治疗,疗程至少 3 个月,并密切随诊,防止复发。

---

(孙旭光　邓世靖)

## 参 考 文 献

1. SZENTMÁRY N, DAAS L, SHI L, et al. *Acanthamoeba* keratitis-Clinical signs, differential diagnosis and treatment. J Curr Ophthalmol, 2018, 31 (1): 16-23.

2. JACOB LORENZO-MORALES, NAVEED A KHAN, JULIA WALOCHNIK. An update on *Acanthamoeba* keratitis: Diagnosis, pathogenesis and treatment. Parasite, 2015, 22: 10.

3. UEKI N, EGUCHI H, OOGI Y, et al. Three cases of *Acanthamoeba* keratitis diagnosed and treated in the early stage. Journal of Medical Investigation, 2009, 56 (3-4): 166-169.

4. ABDULHALIM B, WAGIH MM, GAD AA, et al. Amniotic membrane graft to conjunctival flap in treatment of non-viral resistant infectious keratitis: A randomised clinical study. British Journal of Ophthalmology, 2015, 99 (1): 59-63.

5. ROOZBAHANI M, HAMMERSMITH KM, RAPUANO CJ, et al. Therapeutic penetrating keratoplasty for acanthamoeba keratitis: A review of cases, complications and predictive factors.

Int Ophthalmol, 2019, 39 (12): 2889-2896.

6. BAGGA B, GARG P, JOESPH J, et al. Outcome of therapeutic deep anterior lamellar kerato-plasty in advanced *Acanthamoeba* keratitis. Indian J Ophthalmol, 2020, 68 (3): 442-446.

7. ANTONIO DI ZAZZO, GIUSEPPE VARACALLI, CHIARA DE GREGORIO, et al. Thera-peutic corneal transplantation in *Acanthamoeba* keratitis: Penetrating xersus lamellar kerato-plasty. Cornea, 2022, 41 (3): 396-401.

## 第四节　棘阿米巴角膜炎的探索性治疗方法

近年来,诸如光动力学疗法、冷冻疗法、乙醇疗法,以及低温等离子疗法等,均被用于体内或体外抑制棘阿米巴的研究,其中前三种疗法已被成功地用于少数临床病例的治疗。然而,迄今为止,这些疗法仅作为棘阿米巴角膜炎探索性辅助治疗手段,其确切的疗效仍待进一步研究证实。

### 一、光动力学疗法

光动力学疗法(photodynamic therapy,PDT)在抗微生物方面的应用可以追溯到 20 世纪,最初研究者发现将草履虫暴露于吖啶橙或曙红染料后,在阳光照射下发生光动力效应,并可以将虫体杀灭。虽然抗感染光动力学疗法(antimicrobial PDT,aPDT)在体内外动物实验中均显示良好的治疗前景,但是相关的临床应用研究报道仍然较少。

1. **定义**　抗感染光动力学疗法是指利用激发光光源,照射渗透到组织中的光敏剂,使之产生单态氧和 / 或氧自由基,进而导致微生物细胞损伤或死亡的治疗方法,其应用于眼局部治疗具有以下优势。

➢ 全身副作用很少。

➢ 与微生物的结合速度快、选择性强。

➢ 微生物对其不会产生耐药性。

➢ 对具有分泌生物膜的微生物仍然具有治疗效果。

在 20 世纪 90 年代,PDT 被引入眼科治疗领域,当时主要用于治疗脉络膜新生血管,而在眼感染治疗方面的应用研究很少[1]。从 2000 年开始,aPDT 作为眼部细菌性感染的辅助治疗方法逐渐在临床上开始尝试应用。

2. **原理**　光敏剂在其吸收峰光源(通常是红光、蓝光、近红外光,以及紫外线等)的激发下,从基态转变为短暂的单重态,之后迅速转换为三重态,当从三重态回到基态时,会发生两型反应。

Ⅰ型反应:受照射后的光敏剂通过电子转移,与生物分子,如脂类、蛋白质和氨基酸等成分发生反应,进而产生超氧阴离子自由基和羟基自由基。

Ⅱ型反应:受照射后的光敏剂通过将能量转移给分子氧,使之转变为单线态氧,因此,Ⅱ型反应是氧依赖性光动力学疗法。

超氧阴离子自由基、羟基自由基及单态氧分子均可对微生物细胞产生破坏作用。在 aPDT 的作用过程中,光敏剂、激发光和组织细胞中的氧分子是三个关键要素,它们各自本身都没有细胞毒性作用,也不会引起组织明显损伤,而只有在三者相互作用下,才能发挥治疗功效。

值得注意的是,由于单线态氧和活性氧分子的半衰期仅在微秒级,且其扩散距离亦在微米范围以内,因此,只有聚集在微生物细胞中的光敏剂,在接受到激发光照射后,才能发挥治疗作用。

### 3. 体外及动物实验结果

(1)虎红 - 光动力学疗法:在兔棘阿米巴角膜炎动物模型的研究中,经虎红 - 光动力学疗法治疗的两组(0.1% 和 0.2% 虎红溶液组)以及对照组,均接受 518nm 波长的光照射,功率为 5.4J/cm$^2$,实验结果证明虎红 - 光动力学疗法治疗可有效减少兔角膜组织内棘阿米巴的数量,并且可减轻角膜感染的严重程度[2]。

动物实验表明,尽管光照射后的虎红代谢物可在角膜组织中存留 5 周,但此时其已无释放氧自由基的作用,因此 0.1% 浓度的虎红 - 光动力学疗法具有良好的安全性[3]。另有研究表明,尽管虎红在角膜组织中的渗透性有限,但是其所产生的氧自由基可以到达角膜基质层,而且对角膜内皮及角膜缘干细胞活性没有影响[4]。

(2)核黄素 - 紫外线光动力学疗法(corneal cross-linking,CXL)在体外细胞培养液中加入 0.1% 核黄素 -5- 磷酸溶液,经紫外线 -A(UV-A,365nm 波长)照射,能量为 3mW/cm$^2$,持续 30 分钟,试验结果表明,该疗法对棘阿米巴滋养体无杀灭作用。

在利用中国仓鼠建立棘阿米巴角膜炎动物模型的研究中,给予 0.1% 核黄素 -5- 磷酸溶液点眼,每 5 分钟一次,共 30 分钟,之后进行 UV-A 光源(365nm 波长)照射 30 分钟,总能量为 5.4J/cm$^2$,在照射过程中,连续滴用核黄素溶液和表面麻醉剂,每 5 分钟一次,试验结果显示与对照组比较,CXL 组并无明显疗效[5]。

迄今为止,体内和体外试验研究结果均未能显示 CXL 具有杀棘阿米巴的效果,而且有体外研究表明,用比治疗圆锥角膜的推荐剂量高 10 倍的参数条件,未发现其具有增强 PHMB 或氯己定(洗必泰)杀灭棘阿米巴包囊的效果[6-7]。

家兔动物模型研究结果也显示,CXL 治疗棘阿米巴角膜炎无效[8]。另外,有作者提出 CXL 会降低角膜对抗棘阿米巴药物的组织渗透性[9]。然而,近期已经有应用 CXL 成功辅助治疗棘阿米巴角膜炎的临床病例报告。

(3)亚甲蓝 - 光动力学疗法:将棘阿米巴滋养体放入 0.25mM 和 0.5mM 亚甲蓝(美蓝)溶液中孵育 10 分钟,之后用卤素灯光(660nm ± 10nm 波长)照射 30

分钟,最大输出能量为 6mW/cm²,试验结果表明,在体外亚甲蓝 - 光动力学疗法具有抗棘阿米巴的作用,并且可与 PHMB 和两性霉素 B 产生协同治疗作用[10]。

(4)二氢卟酚衍生物 - 光动力学疗法:兔棘阿米巴动物模型研究的结果表明,二氢卟酚衍生物 - 光动力学疗法治疗棘阿米巴角膜炎的有效率仅为 58%[11]。因此,其抗棘阿米巴的确实效果仍需要进一步研究证实[12]。

(5)甘露糖共轭卟啉 - 光动力学疗法:甘露糖共轭卟啉的吸收波长范围为 425~475nm。在体外培养条件下,将棘阿米巴与甘露糖共轭卟啉一起孵育 1 小时,洗涤 3 次除去细胞孵育液后,用吸收峰波长的光照射 1 小时,试验结果表明,甘露糖共轭卟啉 - 光动力学疗法具有明显杀棘阿米巴滋养体的作用,并且可以抑制包囊的脱囊过程;试验还发现,用甘露糖共轭卟啉溶液预处理可降低棘阿米巴 A.castellanii 虫株的细胞毒性(从 97% 降到 4.9%)[13]。

(6)竹红菌素 - 光动力学疗法(HB-PDT):北京市眼科研究所张琛等进行的体外试验结果表明,浓度 1μg/mL 的竹红菌素,经可见光(功率密度 50mW/cm²)照射 30 分钟后,可杀灭近 100% 滋养体;浓度 20μg/mL 的竹红菌素,在同样的照射条件下,可杀灭近 100% 包囊[14](图 8-4-1)。

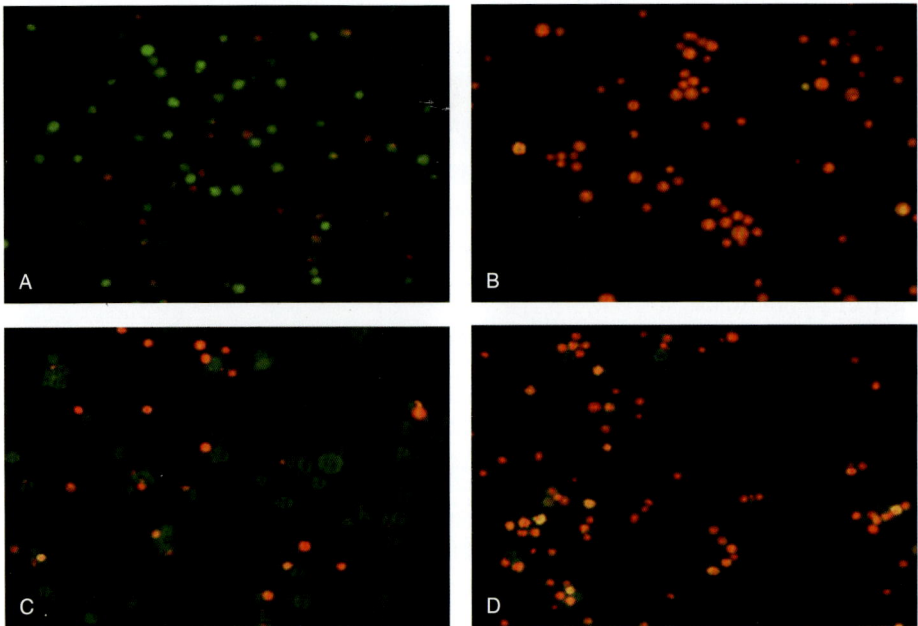

**图 8-4-1 HB-PDT(功率密度 50mW/cm²,照射 30 分钟)处理阿米巴后,**
**LIVE/DEAD 细胞活性 / 毒性染色,荧光显微镜下观察**

A. HB 浓度 0.06μg/mL,约 85% 滋养体呈现绿色荧光;B. HB 浓度 1μg/mL,约 100% 滋养体呈现红色荧光;C. HB 浓度 0.625μg/mL,约 83% 包囊呈现绿色荧光;D. HB 浓度 20μg/mL,约 100% 包囊呈现红色荧光(100×)。

#### 4. 临床病例报告

(1)虎红 - 光动力学疗法:美国 Bascom Palmer 眼科研究所报道了 18 例用虎红 - 光动力学疗法治疗感染性角膜炎的病例,其中 10 例为棘阿米巴角膜炎。作者认为,对于严重的、进展性的棘阿米巴角膜炎,在进行治疗性角膜移植术之前,给予虎红 - 光动力学疗法治疗,是一种有效的辅助治疗方法。

治疗方法:先刮除病变区角膜上皮,局部滴用生理盐水 - 平衡液配制的 0.1% 和 0.2% 虎红溶液,每 5 分钟 1 次,共 30 分钟,之后用绿光光源照射。

能量参数:能量为 $6mW/cm^2$,照射时间为 15 分钟,总能量为 $5.4J/cm^2$ [15]。

研究分析发现,虎红 - 光动力学疗法可有效减少需要行穿透性角膜移植术患者的比例,而且经光动力学疗法治疗后,再行角膜移植手术,术后 1 年的角膜植片透明率增加[16]。

(2)核黄素 - 紫外线光动力学疗法(corneal cross-linking,CXL):日本学者在 20 世纪 60 年代证明了核黄素暴露在可见光或紫外光下,可灭活烟草花叶 RNA 病毒[17]。在眼科领域,核黄素 - 紫外线光动力学疗法最初是用作治疗角膜扩张性疾病,如圆锥角膜。2000 年,Schnitzler 等首次报道了用 CXL 治疗不同原因导致角膜融解性溃疡的病例[18]。

1)CXL 治疗感染性角膜炎的机制:2008 年,Iseli 等人提出了利用 CXL(此方法也被称为 photo-activated chromophore for keratitis corneal cross-linking,PACK-CXL)治疗感染性角膜溃疡的可能机制:

➤ 抗蛋白酶融解作用:PACK-CXL 可增加角膜胶原蛋白对蛋白酶(如胰蛋白酶和胶原酶)融解作用的抵抗力。

➤ 直接灭活病原体:PACK-CXL 所产生的氧自由基及活性氧等可以直接作用于病原体的 RNA 和 DNA,从而抑制或灭活病原体。

➤ 细胞凋亡:PACK-CXL 可以使病原体细胞发生凋亡[19-20]。

有研究发现,在 PACK-CXL 治疗过程中,角膜前基质的温度可接近 75℃,所以热效应也可起到灭活棘阿米巴滋养体作用[21]。PACK-CXL 一般是应用于经常规药物治疗效果不佳或无效、病情持续进展的患者,目前相关的临床应用均为个案或系列病例报道。

2)常规 PACK-CXL 治疗方法及治疗参数

治疗方法:

a.用开睑器充分暴露角膜,0.1% 丁卡因滴眼液点眼,每 5 分钟一次,共 4 次,进行表面麻醉。

b.清除中央病灶区的角膜上皮以及浸润组织,随之滴 0.1% 核黄素磷酸盐溶液,每 3 分钟给药一次,持续 30 分钟。

c.进行紫外线 A 照射。

治疗参数：工作距离：5cm；能量：$3mW/cm^2$；光斑直径：9mm；一次连续照射时间：30 分钟；总能量：$5.4J/cm^2$。在 30 分钟的照射期间，每 5 分钟追加滴 0.1% 核黄素磷酸盐溶液一次。

交联 24 小时后，棘阿米巴角膜炎患者的症状显著改善，尤其是疼痛明显减轻；交联 10 天后，角膜上皮完全愈合；治疗 2 个月后，角膜薄翳形成[22]。

3）高能量 PACK-CXL 方法及治疗参数

治疗方法：同上。

治疗参数：能量：$4mW/cm^2$；照射时间：30 分钟；总能量为 $7.2J/cm^2$。

作者认为，高能量 PACK-CXL 治疗晚期棘阿米巴角膜炎，可有效杀死包囊，并建议将此参数列为棘阿米巴角膜炎 PACK-CXL 治疗的标准参数[23-24]。

目前 PACK-CXL 仅作为棘阿米巴角膜炎的辅助治疗方法，很少单独应用。Makdoumi 等曾尝试单独应用 PACK-CXL 治疗棘阿米巴角膜炎，结果发现单纯 PACK-CXL 治疗的 16 只眼，之后均需要接受治疗性角膜移植术。

4）PACK-CXL 的并发症：PACK-CXL 治疗可能出现的并发症包括：

> ➤ 疼痛与干眼。
> ➤ 角膜上皮愈合延迟。
> ➤ 角膜基质融解或角膜基质变性。
> ➤ 诱发病毒性或无菌性角膜炎。
> ➤ 角膜内皮细胞损伤或丢失（当角膜厚度变薄时容易发生）。
> ➤ 角膜水肿[25]。

# 二、冷冻疗法

1933 年，Bietti 首次利用二氧化碳和丙酮混合预冷却的金属探头，从巩膜面封闭视网膜裂孔。1965 年，Krwawicz 利用冷冻疗法成功治疗上皮型和基质型疱疹病毒性角膜炎[26]，研究证明，快速冷冻可减少病毒的核酸合成和能量供应，从而抑制病毒复制；另外，冷冻后组织可释放内源性干扰素，可抑制病毒复制[27-28]。

在冷冻过程中，细胞内外迅速形成冰晶，随着冰晶缓慢解冻，细胞被破坏而死亡。利用干冰对兔真菌性角膜炎进行冷冻治疗研究（温度：-50℃；时间：7~8秒），结果显示冷冻疗法可有效治疗真菌性角膜炎[29]。

## 1. 冷冻剂及其温度

（1）氟利昂（-29.8~-40.8℃）；

（2）一氧化二氮（-88.5℃）；

（3）固体二氧化碳（−79℃）；

（4）液氮（−195.6℃）。

2. **体外抗棘阿米巴试验** 1986 年,Meisler DM 利用从患者角膜组织中培养的棘阿米巴进行体外试验,结果表明反复冻融过程可以有效杀灭滋养体,但是,并不能完全杀灭包囊[30]。

3. **临床病例报告**

（1）药物联合冷冻治疗:印度报道 1 例棘阿米巴角膜炎并发巩膜炎的病例,局部滴用乙醇联合冷冻疗法有效控制了感染[31];西班牙曾报道 2 例角膜移植术后并发结节性巩膜炎的病例,利用冷冻疗法对巩膜炎病灶进行反复冻融,取得良好疗效[32];美国曾报道 1 例棘阿米巴角膜炎并发巩膜炎的病例,并在巩膜炎症的部位培养出棘阿米巴,经过冷冻治疗后,组织病理学检查证实巩膜组织中已经无滋养体和包囊存在[33]。

（2）角膜移植手术联合冷冻疗法:Klüppel M 报道了 3 例晚期棘阿米巴角膜炎患者,在角膜移植术中,对受体角膜周边区进行冷冻治疗,术后平均随访 10 个月,无一例患者复发,角膜植片均透明[34]。

【注意点】

虽然冷冻疗法已被部分作者列为治疗顽固性棘阿米巴角膜炎的辅助性治疗方法之一[35-36],但是也有研究报道 9 例棘阿米巴角膜炎患者经过冷冻,或冷冻联合核黄素 - 紫外线光动力学疗法治疗后,其角膜组织中仍有滋养体或包囊存在[37],因此,冷冻疗法的确实疗效仍待进一步深入研究。有作者提出,经角膜冷冻后,可能会发生感染向巩膜播散、角膜融解以及角膜穿孔[38]。

## 三、乙醇疗法

乙醇具有广谱抗菌活性,几乎对所有微生物,如细菌、真菌、病毒和棘阿米巴原虫,均有杀灭作用。乙醇的抗菌最佳浓度范围在 60%~90%,其主要作用于微生物细胞膜,通过增加细胞膜通透性、改变 pH、减少糖分吸收等的作用抑制微生物生长。

1. **体外试验** 体外试验结果曾显示,40%、60%、80% 和 99.9% 的乙醇可完全抑制隐匿腐霉生长;乙醇也被应用于个别隐匿腐霉角膜炎病例的临床治疗。另外,通过组织病理学和红外光谱观察发现,经无水乙醇处理后的尸体角膜的胶原纤维更为致密,且没有发现角膜基质坏死现象[39]。

体外研究发现,乙醇对棘阿米巴滋养体和包囊均具有细胞毒性作用,63% 乙醇作用 30 秒即可有效抑制滋养体,作用 120 秒可以有效抑制包囊[40]。

2. **临床病例报告** 在一项单中心、回顾性的临床研究中,作者收集了 2009 年至 2015 年间共 22 名(24 只眼)棘阿米巴角膜炎患者,其中 20 只眼(83.3%)在抗棘阿米巴药物(0.02%聚六亚甲基双胍和0.1%羟乙磺酸丙氧苯脒治疗的同时,接受了1次20%乙醇局部烧灼30秒,严重者接受了3次20%乙醇烧灼,之后用10mL生理盐水冲洗。

结果分析发现,在联合角膜上皮清创术之后,感染得到完全控制,所有患者均不需要行增视性角膜移植手术,而且在18个月随访中无复发病例,最佳矫正视力均达到20/20。而其他没有接受乙醇烧灼治疗的4只眼则进行了抢救性、治疗性角膜移植手术。由此作者认为,乙醇烧灼治疗对于早期棘阿米巴角膜炎有效,并且没有发现任何并发症[41]。印度2023年报道,乙醇疗法联合冷冻疗法及抗棘阿米巴药物治疗,可有效治疗棘阿米巴并发性巩膜炎[31]。

## 四、低温等离子疗法

1. **定义**　等离子(plasma)是一种离子化的气体物质,一般是在高温等条件下,由物质的原子被电离后产生。非热等离子(non-thermal plasma,NTP),也称为低温等离子,是在室温下所产生的等离子。目前NTP已经广泛应用于生物学和医学领域,如消毒、加速血液凝固、促进伤口愈合、口腔科疾病治疗,以及癌症治疗。

2. **机制**　在等离子作用下,组织产生的活性氧和活性氮化物具有灭活病原体的作用。在通常条件下,等离子对细菌的灭活在几秒到几分钟内即可完成,对酵母菌的灭活需要几分钟,而对霉菌和细菌孢子则需要几十分钟,对于嵌入生物膜的微生物则需要更长时间才能将其灭活。

3. **体外试验**

(1)使用直流电晕放电作为等离子体源,对悬浮液中和浸没在水中的角膜接触镜上的棘阿米巴包囊进行灭活研究,结果显示使用直流电负极瞬态火花电晕放电产生的低温等离子,在40分钟内,可完全灭活悬浮液中包囊,50分钟内灭活附着在角膜接触镜上的包囊,而且等离子体不会改变镜片物理性质[42]。

(2)在高电压产生的低温等离子(电功率为$50mW/cm^2$,频率为20kHz)作用下,多噬和卡氏棘阿米巴滋养体分别于1分钟和2分钟内完全灭活,而包囊在4分钟后完全灭活[43]。

(3)眼表安全性试验:尽管会在结膜成纤维细胞和角膜细胞内产生活性氧和短暂氧化应激反应,但是低温等离子不会对眼组织细胞造成明显损伤[44]。

目前,低温等离子疗法的研究仅限于体外对棘阿米巴抑制作用的观察,其临床实际应用价值仍需要深入研究。

**本节要点**

目前,探索新的棘阿米巴角膜炎治疗药物及方法已成为研究重点之一。

1. 在光动力学疗法中,虎红-光动力学疗法成功治疗的病例值得关注。
2. 冷冻疗法和乙醇疗法已经有临床治疗病例的报道。
3. 低温等离子疗法的治疗效果有待临床研究证实。

(孙旭光　张　琛)

## 参 考 文 献

1. HUNG J-H, LEE C-N, HSU H-W, et al. Recent advances in photodynamic therapy against fungal keratitis. Pharmaceutics, 2021, 13 (12): 2011.
2. ATALAY HT, UYSAL BS, SARZHANOV F, et al. Rose bengal-mediated photodynamic anti-microbial treatment of *Acanthamoeba* keratitis. Curr Eye Res, 2020, 45 (10): 1205-1210.
3. MARTINEZ JD, ARRIETA E, NARANJO A, et al. Rose bengal photodynamic antimicrobial therapy: A pilot safety study. Cornea, 2021, 40 (8): 1036-1043.
4. NARANJO A, PELAEZ D, ARRIETA E, et al. Cellular and molecular assessment of rose bengal photodynamic antimicrobial therapy on keratocytes, corneal endothelium and limbal stem cell niche. Exp Eye Res, 2019, 188: 107808.
5. KASHIWABUCHI R, CARVALHO F, KHAN Y, et al. Assessing efficacy of combined ribo-flavin and UV-A light (365 nm) treatment of *Acanthamoeba* trophozoites. Invest Ophthalmol Vis Sci, 2011, 52 (13): 9333-9338.
6. DEL BUEY M, CRISTOBAL J, CASAS P, et al. Evaluation of in vitro efficacy of combined riboflavin and ultraviolet a for *Acanthamoeba* isolates. Am J Ophthalmol, 2012, 153 (3): 399-404.
7. LAMY R, CHAN E, GOOD S, et al. Riboflavin and ultraviolet A as adjuvant treatment against *Acanthamoeba* cysts. Clin Exp Ophthalmol, 2016, 44 (3): 181-187.
8. BERRA M, GALPERÍN G, BOSCARO G, et al. Treatment of *Acanthamoeba* keratitis by corneal cross-linking. Cornea, 2013, 32 (2): 174-178.
9. TSCHOPP M, STARY J, FRUEH BE, et al. Impact of corneal cross-linking on drug penetration in an ex vivo porcine eye model. Cornea, 2012, 31 (3): 222-226.
10. MITO T, SUZUKI T, KOBAYASHI T, et al. Effect of photodynamic therapy with methylene blue on *Acanthamoeba* in vitro. Invest Ophthalmol Vis Sci, 2012, 53 (10): 6305-6313.
11. DWIA PERTIWI Y, CHIKAMA T, SUEOKA K, et al. Efficacy of photodynamic anti-

microbial chemotherapy for *Acanthamoeba* keratitis in vivo. Lasers Surg Med, 2021, 53 (5): 695-702.

12. PERTIWI YD, CHIKAMA T, SUEOKA K, et al. Antimicrobial photodynamic therapy with the photosensitizer TONS504 eradicates *Acanthamoeba*. Photodiagnosis Photodyn Ther, 2019, 28: 166-171.

13. AQEEL Y, SIDDIQUI R, ANWAR A, et al. Photochemotherapeutic strategy against *Acanthamoeba* infections. Antimicrob Agents Chemother, 2015, 59 (6): 3031-3041.

14. Z Chen, S Xuguang, W Zhiqun. In vitro amoebacidal activity of photodynamic therapy on *Acanthamoeba*. Br J Ophthalmol, 2008, 92 (9): 1283-1286.

15. NARANJO A, ARBOLEDA A, MARTINEZ JD, et al. Rose bengal photodynamic antimicrobial therapy for patients with progressive infectious keratitis: A pilot clinical study. Am J Ophthalmol, 2019, 208: 387-396.

16. SEPULVEDA-BELTRAN PA, LEVINE H, ALTAMIRANO DS, et al. Rose bengal photodynamic antimicrobial therapy: A review of the intermediate-term clinical and surgical outcomes. Am J Ophthalmol, 2022, 243: 125-134.

17. TSUGITA A, OKADA Y, UCHARA K. Photosensitized inactivation of ribonucleic acids in the presence of riboflavin. Biochim Biophys Acta, 1965, 103 (2): 360-363.

18. SCHNITZLER E, SPORL E, SEILER T. Irradiation of cornea with ultraviolet light and riboflavin administration as a new treatment for erosive corneal processes, preliminary results in four patients. Klin Monbl Augenheilkd, 2002, 217 (3): 190-193.

19. H P ISELI, M A THIEL, F HAFEZI, et al. Ultraviolet A/riboflavin corneal cross-linking for infectious keratitis associated with corneal melts. Cornea, 2008, 27 (5): 590-594.

20. E SPOERL, G WOLLENSAK, D DITTERT, et al. Thermomechanical behavior of collagencross-linked porcine cornea. Ophthalmologica, 2004, 218 (2): 136-140.

21. J L GRIFFIN. Temperature tolerance of pathogenic and nonpathogenic free-living amoebas. Science, 1972, 178 (4063): 869-870.

22. DEMIRCI G, OZDAMAR A. A case of medication-resistant *acanthamoeba* keratitis treated by corneal crosslinking in Turkey. Case Rep Ophthalmol Med, 2013, 2013: 608253.

23. NATEGHI PETTERSSON M, LAGALI N, MORTENSEN J, et al. High fluence PACK-CXL as adjuvant treatment for advanced *Acanthamoeba* keratitis. Am J Ophthalmol Case Rep, 2019, 15: 100499.

24. MAKDOUMI K, MORTENSEN J, SORKHABI O, et al. UVA-riboflavin photochemical therapy of bacterial keratitis: A pilot study. Graefes Arch Clin Exp Ophthalmol, 2012, 250 (1): 95-102.

25. RICHA AGARWAL, PARUL JAIN, RITU ARORA. Complications of corneal collagen crosslinking. Indian J Ophthalmol, 2022, 70 (5): 1466-1474.

26. KRWAWICZ T. Recent developments in ocular cryosurgery and cryotherapy. Trans Ophthalmol Soc UK, 1965, 85: 545-551.

27. KRASHEN AS. Cryotherapy of herpes of the mouth. J Am Dent Assoc, 1970, 81 (5): 1163-1165.

28. D'ALENA P, OKUMOTO M, CRAWFORD B. Cryotherapy of stromal herpes simplex keratitis in rabbits. Am J Ophthalmol, 1971, 72 (1): 134-138.

29. CHEN Y, YANG W, GAO M, et al. Experimental study on cryotherapy for fungal corneal ulcer. BMC Ophthalmol, 2015, 15: 29.

30. MEISLER DM, LUDWIG IH, RUTHERFORD I, et al. Susceptibility of *Acanthamoeba* to cryotherapeutic method. Arch Ophthalmol, 1986, 104 (1): 130-131.

31. AGARWAL S, PANDEY S, SRINIVASAN B, et al. Possible synergistic role of cryo-alcohol therapy in infectious scleritis-scope and rationale for expanding indications and review of the literature. Cornea, 2023, 42 (2): 194-203.

32. ARNALICH-MONTIEL F, JAUMANDREU L, LEAL M, et al. Scleral and intraocular amoebic dissemination in *Acanthamoeba* keratitis. Cornea, 2013, 32 (12): 1625-1627.

33. EBRAHIMI KB, GREEN WR, GREBE R, et al. *Acanthamoeba* sclerokeratitis. Graefes Arch Clin Exp Ophthalmol, 2009, 247 (2): 283-286.

34. KLÜPPEL M, REINHARD T, SUNDMACHER R, et al. Therapy of advanced amoeba keratitis with keratoplasty à chaud and adjuvant cryotherapy. Ophthalmologe, 1997, 94 (2): 99-103.

35. J SZENTMÁRY N, DAAS L, SHI L, et al. *Acanthamoeba* keratitis-Clinical signs, differential diagnosis and treatment. Curr Ophthalmol, 2018, 31 (1): 16-23.

36. SZENTMÁRY N, DAAS L, MATOULA P, et al. *Acanthamoeba* keratitis. Ophthalmologe, 2013, 110 (12): 1203-1210.

37. HAGER T, HASENFUS A, STACHON T, et al. Crosslinking and corneal cryotherapy in *Acanthamoeba* keratitis-a histological study. Graefes Arch Clin Exp Ophthalmol, 2016, 254 (1): 149-153.

38. BINDER PS. Cryotherapy for medically unresponsive acanthamoeba keratitis. Cornea, 1989, 8 (2): 106-114.

39. AGARWAL S, SRINIVASAN B, JANAKIRAMAN N, et al. Role of topical ethanol in the treatment of pythium insidiosum keratitis-A proof of concept. Cornea, 2020, 39 (9): 1102-1107.

40. AQEEL Y, RODRIGUEZ R, CHATTERJEE A, et al. Killing of diverse eye pathogens (*Acanthamoeba* spp., Fusarium solani, and Chlamydia trachomatis) with alcohols. PLoS Negl Trop Dis, 2017, 11 (2): e0005382.

41. LIN IH, TSENG SH, HUANG FC, et al. Effect of ethanol pretreatment in *Acanthamoeba* keratitis: A long-term follow-up study. Infect Drug Resist, 2018, 11: 937-943.

42. MĚŘÍNSKÁ T, SCHOLTZ V, KHUN J, et al. Inactivation of *Acanthamoeba* cysts in suspension and on contaminated contact lenses using non-thermal plasma. Microorganisms, 2021, 9 (9): 1879.

43. HEASELGRAVE W, SHAMA G, ANDREW PW, et al. Inactivation of *Acanthamoeba* spp. and other ocular pathogens by application of cold atmospheric gas plasma. Appl Environ Microbiol, 2016, 82 (10): 3143-3148.

44. BRUN P, VONO M, VENIER P, et al. Disinfection of ocular cells and tissues by atmospheric-pressure cold plasma. PLoS One, 2012, 7 (3): e33245.

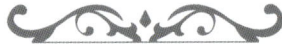

# 第九章
# 棘阿米巴角膜炎典型病例与分析

**病例一  双眼角膜塑形镜相关棘阿米巴角膜炎**

1. **一般资料**  患者男性,20岁,学生,加拿大华裔,半年前来北京留学。

2. **主诉**  "双眼红、疼痛、视力下降半个月"。

3. **现病史**  患者过夜配戴角膜塑形镜(orthokeratology,OK镜)4年,在国外一直用自来水冲洗镜片;半年前来北京大学留学,其间仍然用自来水清洗镜片,之后再用护理液清洗浸泡镜片。2周前感觉双眼红、刺痛,在学校医院就诊,按"病毒性角膜炎"治疗,给予抗病毒滴眼液和抗菌类滴眼液治疗,病情无好转,且近1周双眼红痛逐渐加重,视力明显下降,于2006年12月5日来首都医科大学附属北京同仁医院眼科门诊就诊。

4. **眼科检查**  右眼未矫正视力0.4,左眼0.2;双眼睑轻度肿胀,双眼刺激征(++),混合充血(++),结膜囊无明显分泌物,双角膜中央区上皮假树枝状溃疡;上部周边角膜上皮下可见多处放射状角膜神经炎改变,角膜基质层无浸润(图9-1-1),前房闪辉(−),瞳孔直径3mm,指测眼压$T_n$。

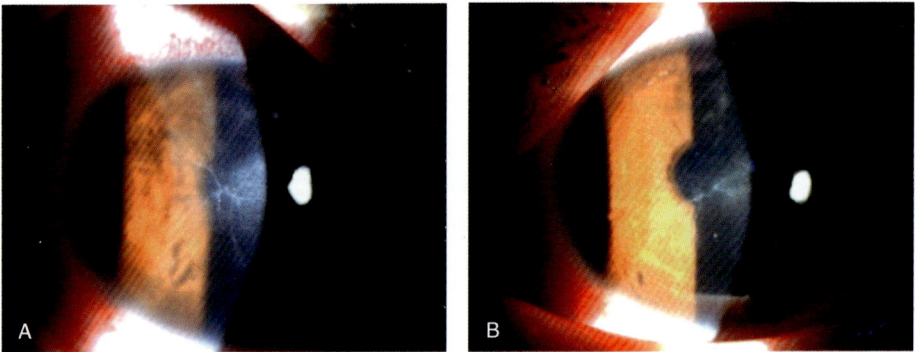

**图 9-1-1  双眼角膜上皮假树枝状溃疡,放射状角膜神经炎**
A.右眼;B.左眼。

## 5. 辅助检查

（1）微生物学检查

1）角膜刮片细胞学检查：可见多量棘阿米巴包囊，双壁蓝染（图 9-1-2）。

2）棘阿米巴培养：双眼角膜溃疡区及 OK 镜镜盒液棘阿米巴培养均为阳性，并查见典型棘阿米巴滋养体。

3）细菌及真菌培养：均为阴性。

（2）活体角膜激光共聚焦显微镜检查（以下简称角膜共聚焦显微镜）：双眼角膜上皮层内可见数个典型棘阿米巴包囊影像，以及基质层浸润的炎症细胞（图 9-1-3）。

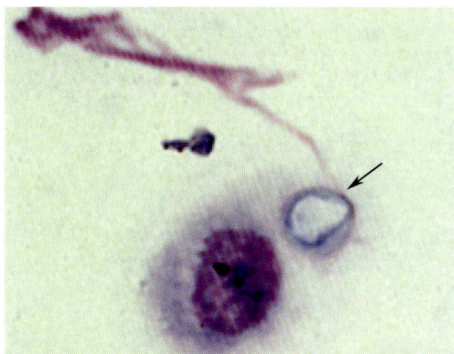

图 9-1-2　角膜刮片细胞学检查吉姆萨染色可见棘阿米巴包囊（箭头所示，1 000×）

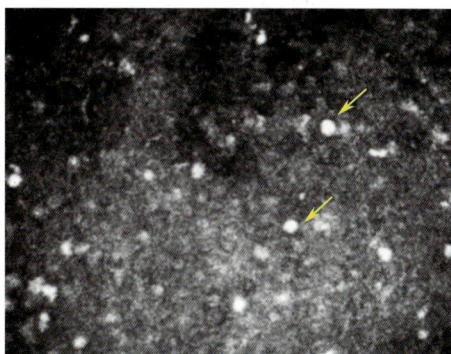

图 9-1-3　角膜共聚焦显微镜检查，角膜基质内可见棘阿米巴包囊（箭头所示，800×）

6. **诊断**　双眼棘阿米巴角膜炎（早期）。

7. **治疗方案**

（1）对双眼角膜病灶区上皮进行局部清创。

（2）药物治疗：0.04% 氯己定（洗必泰）滴眼液和 0.5% 新霉素滴眼液点眼，每小时 1 次；48 小时后改为每日 6 次，中午及晚间使用 0.1% 羟乙磺酸丙氧苯脒（Brolene）眼膏。

8. **治疗效果随访**

（1）治疗 1 周后，患者刺激症状明显减轻，双角膜中央区上皮假树枝状溃疡愈合，放射状角膜神经炎程度减轻，0.04% 氯己定（洗必泰）滴眼液和 0.5% 新霉素滴眼液改为每日 4 次。

（2）治疗 1 个月后，双眼刺激征（−），双角膜上皮及上皮下线状、小片状薄翳形成（图 9-1-4）。

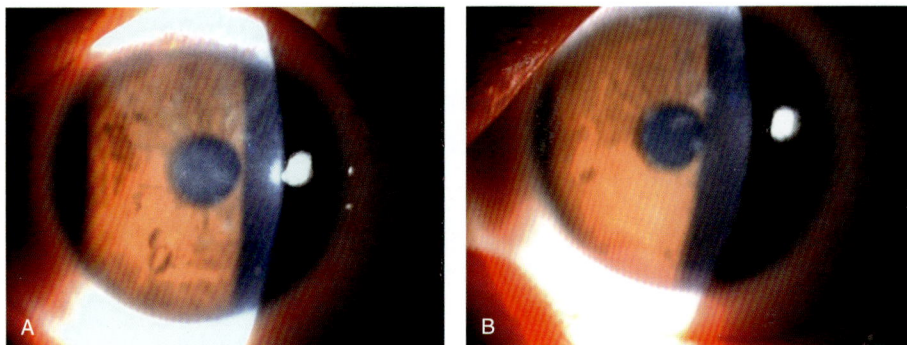

**图 9-1-4　治疗 1 个月后，双角膜上皮及上皮下片状薄翳形成**
A. 右眼；B. 左眼。

（3）治疗 3 个月后，双眼矫正视力均为 0.9，随诊 1 年无复发。

**9. 诊治要点分析**

（1）双眼棘阿米巴角膜炎多与角膜接触镜配戴相关：棘阿米巴角膜炎多数为单眼发病，双眼发病者较少。双眼发病的患者绝大多数为角膜接触镜配戴者[1]。

本例患者为双眼角膜棘阿米巴感染，有明确的危险因素，即过夜配戴角膜塑形镜与自来水冲洗镜片。临床上对于配戴角膜接触镜，尤其是配戴角膜塑形镜发生双眼同时感染角膜炎的病例，首先需要考虑棘阿米巴感染的可能性。

（2）早期需要与病毒性角膜炎相鉴别：早期棘阿米巴角膜炎的病变多局限在角膜上皮层及上皮层下，主要表现为角膜上皮点簇状、假树枝状或片状混浊，部分患者可以出现放射状角膜神经炎的表现，此时往往容易与病毒性角膜炎的上皮感染型（主要表现为树枝状、地图状或边缘性溃疡）混淆。

由于病毒性角膜炎的上皮感染型，在抗病毒药物治疗后的 1~2 周内均可有效控制，因此，对于抗病毒治疗无效的患者，应结合危险因素，及时给予患者角膜刮片细胞学检查和活体角膜激光共聚焦显微镜检查以明确诊断。

（3）早期患者以局部药物治疗为主：对于棘阿米巴角膜炎早期的患者，由于病变主要累及角膜上皮层及上皮层下，因此主要采用眼局部抗棘阿米巴药物治疗的方案；对于本例患者，由于考虑为双眼发病，以及患者希望能尽快有效地控制病情，取得较好的视力预后，因此，在药物治疗的同时，我们给予角膜病变区清创治疗。清创既可以刮除病灶的炎性坏死组织，又能够减少病灶区内的病原体载量，且有利于药物在角膜组织内渗透。

**病例二　植物外伤后棘阿米巴角膜炎**

1. **一般资料**　患者男性，39 岁，农民，既往体健。

2. **主诉**　"右眼红痛、视力下降半个月"。

3. **现病史**　半个月前患者在劳动中不慎被玉米叶划伤右眼，当时用毛巾擦拭后并无不适,3 天后感右眼磨红,在当地诊所予氯霉素滴眼液点眼,1 周后无好转,且眼红疼加重,伴视力下降,到当地市级医院就诊,诊断为"右眼角膜炎",给抗菌药滴眼液治疗仍无效果,经活体角膜激光共聚焦显微镜检查提示棘阿米巴感染,随即诊断为"右眼棘阿米巴角膜炎",因当地无抗棘阿米巴治疗药物,故转诊至首都医科大学附属北京同仁医院眼科就诊。

4. **眼科检查**　视力:右眼 0.01,左眼 0.6,右眼睫状充血 ++,中央区角膜浅基质层溃疡,直径约 3mm,边界清楚,周围角膜基质水肿(图 9-2-1),前房无积脓,指测眼压 Tn。

5. **辅助检查**　微生物检查:右眼角膜刮片细胞学检查发现可疑包囊。

6. **诊断**　右眼棘阿米巴角膜炎(早期)。

7. **治疗方案**　给予 0.02%PHMB 滴眼液和 0.02% 氯己定(洗必泰)滴眼液点眼,每小时 1 次,共 48 小时(昼夜),之后改为日间两种药物每小时 1 次;复方托比卡胺散瞳,每日 2 次;晚间用 0.3% 加替沙星眼用凝胶。

8. **治疗效果随访**

(1)治疗 3 周后,角膜溃疡较前局限,角膜基质水肿明显减轻(图 9-2-2),将两种抗棘阿米巴滴眼液减为每日 6 次;

(2)再治疗 1 个月后,停用 0.02%PHMB 滴眼液,将 0.02% 氯己定(洗必泰)滴眼液改为每日 3 次,维持治疗至角膜薄翳形成。最后一次随诊时裸眼视力:右眼 0.1,左眼 0.6。

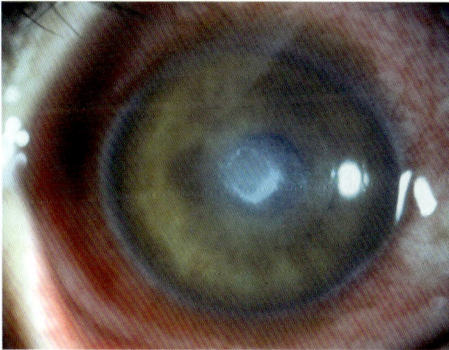

图 9-2-1　棘阿米巴角膜炎早期,角膜中央区约 3mm 浅溃疡

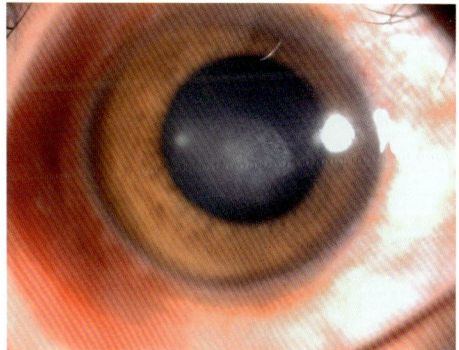

图 9-2-2　治疗 3 周后,角膜溃疡基本愈合

9. **诊治要点分析**

(1)植物外伤导致棘阿米巴角膜炎多为单眼发病,临床上特别需要与细菌性角膜炎、真菌性角膜炎相鉴别。

1)细菌性角膜炎发病迅速,一般在外伤后 1~3 天即发病,而且病情发展迅速,角膜很快形成脓性溃疡,多伴有前房积脓。

2)真菌性角膜炎起病较细菌性角膜炎要迟缓,早期容易与棘阿米巴角膜炎相互混淆,真菌性角膜溃疡为脓性浸润坏死灶,其边缘多有毛刺状浸润形成,刮片细胞学检查有助于鉴别诊断。

(2)注意抗棘阿米巴药物对角结膜的毒性反应

1)早期患者的病变范围往往比较局限,溃疡多局限在角膜浅基质层,深部基质没有明显累及,因此抗棘阿米巴药物治疗效果较好。

2)在药物治疗的最初2~3周,应联合两种或两种以上药物治疗,并且使用频度至少应为每小时1次,之后根据病情控制情况逐渐减量;病变明显控制后可改为一种抗棘阿米巴药物维持治疗,并且同时滴用无防腐剂的玻璃酸钠滴眼液,以减少抗棘阿米巴药物长期使用可能带来的角膜结膜毒性反应。

(3)慎用糖皮质激素滴眼液治疗:尽管有学者认为应用糖皮质激素滴眼液可有助于炎症消退、减少角膜瘢痕形成的程度、有助于患者视力恢复,但是,根据我们的临床经验,在没有确认感染完全控制的条件下,糖皮质激素滴眼液的使用要十分谨慎。

### 病例三　昆虫溅入导致棘阿米巴角膜炎

1. **一般资料**　患者男性,28岁,农民,既往体健。

2. **主诉**　"左眼红痛,伴视力下降2个月"。

3. **现病史**　患者在田间劳动时,被小飞虫溅入左眼,当时用衣袖擦拭后,感觉眼睛轻度异物感,但并未就诊;1周后左眼红磨加重,并出现视物模糊,随即在当地医院就诊,诊断为"细菌性角膜炎",给予抗菌药滴眼液点眼和全身抗菌药输液,治疗3周病情逐渐加重,转至地区医院会诊,角膜刮片细胞学检查怀疑真菌感染,随即给予5%那他霉素滴眼液点眼治疗,并同时给予结膜下抗菌药注射治疗,每日1次,连续2周,病情有所控制,但是角膜溃疡迁延不愈,2005年10月18日转入首都医科大学附属北京同仁医院眼科门诊就诊。

4. **眼科检查**　视力:右眼1.0,左眼0.01,左眼角膜中央区基质溃疡,直径约5mm,溃疡基底部组织可见致密浸润,溃疡边缘区可见沟状融解,前房无积脓(图9-3-1);眼压:右眼16mmHg,左眼20mmHg。

5. **微生物检查**　角膜刮片细胞学检查可见典型棘阿米巴包囊(图9-3-2);棘阿米巴培养阳性。

6. **诊断**　左眼棘阿米巴角膜炎(进展期)。

7. **治疗方案**　0.04%氯己定(洗必泰)滴眼液和0.5%新霉素滴眼液每小时1次;48小时(昼夜)后改为每日6次,中午及晚间使用左氧氟沙星眼膏。药物治疗2天后,患者由于经济问题,希望带药回当地治疗,为加快感染控制,随即给予角膜溃疡病灶局部组织片层切除术(图9-3-3);术后患者带抗棘阿米巴药物回当地继续治疗。

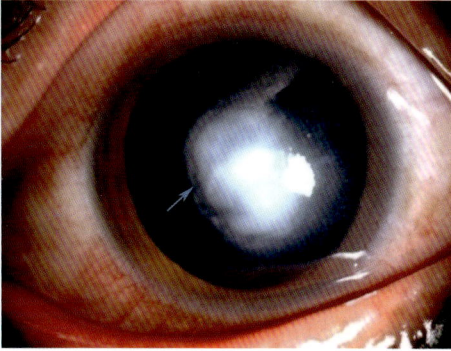

图 9-3-1　左眼棘阿米巴角膜炎,角膜溃疡直径约 5mm,溃疡边缘区可见沟状融解(箭头所示)

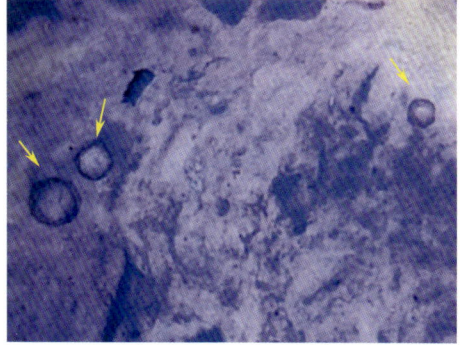

图 9-3-2　角膜刮片细胞学检查可见典型棘阿米巴包囊(箭头所示)(革兰氏染色,1 000×)

### 8. 治疗效果随访

(1)治疗 1.5 个月后复诊,裂隙灯检查可见左眼角膜斑翳形成(图 9-3-4),左眼视力眼前指数;抗棘阿米巴药物维持治疗,0.02% 氯己定(洗必泰)滴眼液每日 2 次。

(2)3 个月后未见复发,患者自行停药,之后失访。

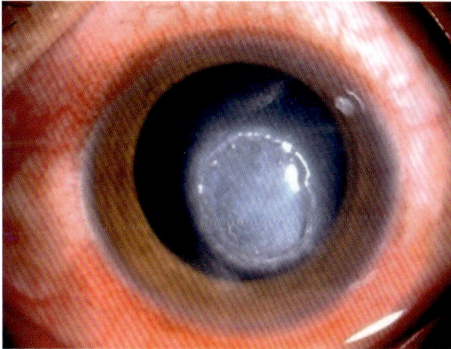

图 9-3-3　角膜溃疡局部组织片层切除术后,溃疡区坏死组织被清除

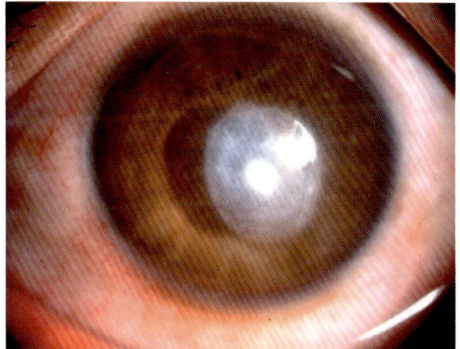

图 9-3-4　角膜溃疡局部组织片层切除术后 1.5 个月,角膜斑翳形成

### 9. 诊治要点分析

(1)角膜溃疡区局部组织片层切除术,既可去除溃疡区坏死组织,同时也可以清除组织内病原体,减少病原体载量,减轻组织炎症反应;另外,还可增加抗棘阿米巴药物在角膜组织的渗透性。

(2)由于棘阿米巴病原体体积较大,即便是被药物杀死的棘阿米巴包囊,也可在组织内存留很长时间才能被清除,长时间存在于角膜组织中的病原体残体既可导致炎症,也可诱发免疫反应,因此,对进展期的患者,适时进行角膜溃疡坏死组织切除,有利于感染控制和组织修复。

(3)行角膜溃疡局部组织片层切除时,切除之后可以联合羊膜移植或自体结膜瓣遮盖。

### 病例四　棘阿米巴与真菌混合感染性角膜炎

1. **一般资料**　患者,男性,59 岁,外科医师。

2. **主诉**　"右眼红疼、畏光、视力下降 2 个月余"。

3. **现病史**　患者于 2 个月前,在锯骨折固定石膏时,不慎被石膏碎屑溅伤右眼,当时并无明显症状,用生理盐水冲洗后,并未做其他处理;3 天后出现右眼红疼,至当地医院就诊,按"细菌性角膜炎"治疗,治疗 2 周后病情加重,行角膜刮片细胞学检查,结果发现真菌菌丝,随即诊断为"真菌性角膜炎",给予抗真菌药物(5% 那他霉素滴眼液、0.1% 氟康唑滴眼液等)治疗。治疗 1 个月后,角膜溃疡迁延不愈,再加用抗菌药物治疗,病情仍无好转,于 1999 年 1 月 21 日转入首都医科大学附属北京同仁医院眼科就诊。

4. **眼科检查**　视力:右眼 0.02,左眼 1.0,右眼混合充血 ++,角膜中央及偏下区基质浸润混浊,范围约为 7mm×8mm,角膜溃疡约为 2mm×3mm(图 9-4-1A),前房可见纤维素性渗出,瞳孔药物性散大,直径约 7mm,眼底窥不入。左眼检查未见异常。

5. **微生物检查**　右眼角膜刮片细胞学检查,查见真菌菌丝及棘阿米巴包囊(图 9-4-1B),真菌及棘阿米巴培养结果均为阴性。

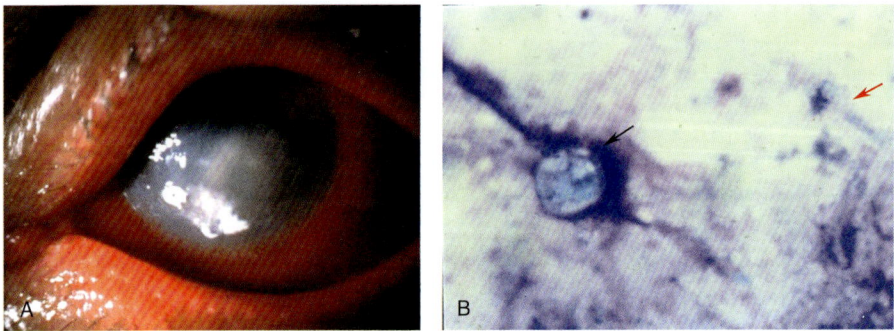

**图 9-4-1　棘阿米巴与真菌混合感染**
A.角膜中央偏下区基质浸润混浊,角膜溃疡;B.刮片细胞学检查可见棘阿米巴包囊
(黑色箭头所示)与真菌菌丝(红色箭头所示)。

6. **诊断**　右眼棘阿米巴与真菌混合感染性角膜炎。

### 7. 治疗方案

(1) 0.02% 氯己定(洗必泰)滴眼液、5% 那他霉素滴眼液及 0.1% 酮康唑滴眼液点眼,每日 4 次,连续 5 周;1% 阿托品眼膏散瞳,每日 1 次。

(2) 口服伊曲康唑 200mg,每日 1 次,连续 2 周。

(3) 行右角膜溃疡面 5% 碘酊烧灼,每周 2 次,共 2 周。

### 8. 治疗效果随访

(1) 治疗 2 周后,复查角膜刮片细胞学检查,未见真菌菌丝及棘阿米巴包囊,加用金褐霉素点眼,每日 6 次。

(2) 治疗 3 个月后复查,右眼角膜薄翳形成,裸眼视力右眼 0.02,左眼 1.0。

(3) 药物治疗半年后,患者在外院行穿透性角膜移植,未再来本院复诊。

### 9. 诊治要点分析

(1) 棘阿米巴合并真菌性角膜感染的病例较为少见,由于真菌性角膜炎与棘阿米巴角膜炎的危险因素、起病过程及临床表现有较多相似性,仅根据临床表现加以鉴别较为困难,因此,微生物检查是明确诊断的重要方法;临床上对治疗效果不理想或者病情反复的患者,不能满足一次的刮片细胞学检查结果,应多次进行角膜刮片细胞学检查,以期发现不同病原体,并及时指导调整治疗方案。

(2) 由于棘阿米巴以其他微生物为食物,其体内可能携带有细菌、真菌或病毒,因此,混合感染角膜的可能性不容忽视。临床上熟练掌握角膜刮片细胞学检查方法以及提高显微镜下对于不同病原体准确识别能力,对于发现混合感染十分关键。

(3) 有文献报道,眼部抗真菌药物有一定抗棘阿米巴作用,反之亦然,但是对于真菌和棘阿米巴混合感染的患者,仍然需联合抗棘阿米巴和抗真菌药物同时治疗;对于病情迁延的病例,还需要给予全身抗真菌药物治疗。

(4) 由于棘阿米巴包囊可较长期地存留在角膜组织中,因此,对于棘阿米巴和真菌混合感染的患者,药物治疗疗程至少需要 6 个月,以避免感染复发。

**病例五　棘阿米巴角膜炎合并单纯疱疹病毒感染**

1. **一般资料**　患者女性,17 岁,学生。

2. **主诉**　"右眼痛、流泪、视力下降 1 个月"。

3. **现病史**　患者配戴角膜塑形镜治疗近视 2 年,1 个月前出现右眼痛、流泪,于外院初诊为"病毒性角膜炎",给予抗病毒滴眼液治疗,病情无明显改善,且逐渐视力下降,于 2002 年 2 月 25 日来首都医科大学附属北京同仁医院眼科就诊。

4. **眼科检查**　裸眼视力右眼 0.5,左眼 0.5,右眼刺激征(+),混合充血(++),角膜中央区上皮粗糙,荧光素点染,面积约 4mm×4mm,角膜浅基质层可见多处点片状浸润病灶,基质轻度水肿;12:00 位角膜神经炎改变(图 9-5-1)。左眼未见异常。

**5. 微生物检查**  右眼角膜刮片细胞学检查和细菌、真菌及棘阿米巴培养结果均为阴性。

**6. 临床诊断**  右眼棘阿米巴角膜炎（可疑）。

**7. 治疗方案**  0.02% 氯己定（洗必泰）滴眼液、0.2% 甲硝唑滴眼液、0.5% 新霉素滴眼液，各每小时 1 次；复方托吡卡胺滴眼液，每日 2 次；氧氟沙星眼膏，每晚 1 次。

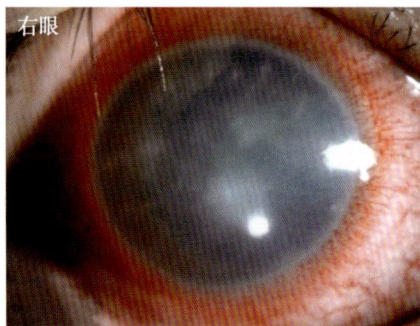

**图 9-5-1**  角膜中央区上皮粗糙，浅基质层多处点片状浸润，上周边放射状角膜神经炎

**8. 治疗效果随访**

(1)2002 年 3 月 14 日行活体角膜激光共聚焦显微镜检查、单纯疱疹病毒 Ⅰ型（HSV- Ⅰ）检测，以及镜盒液棘阿米巴培养。角膜共聚焦显微镜检查可见多量棘阿米巴包囊；HSV- Ⅰ检查结果为阳性。

随即修正诊断：右眼棘阿米巴与单纯疱疹病毒混合感染性角膜炎。继续抗棘阿米巴药物治疗的同时，加用 0.1% 阿昔洛韦滴眼液，每日 6 次。

(2)治疗 1 周后，再次行角膜共聚焦显微镜检查，棘阿米巴包囊数量较前减少。0.02% 氯己定（洗必泰）滴眼液和 0.5% 新霉素滴眼液次数减少为每日 4~6次；氧氟沙星眼膏，每晚 1 次；0.1% 阿昔洛韦滴眼液，每日 6 次，其他滴眼液停用。

(3)2002 年 3 月 25 日右眼裸眼视力恢复到 0.3，角膜塑形镜镜盒液棘阿米巴培养结果阳性。再持续治疗 1 个月后复诊，右眼角膜薄翳形成（图 9-5-2）。角膜共聚焦显微镜检查，偶见个别棘阿米巴包囊存在。0.02% 氯己定（洗必泰）滴眼液和 0.5% 新霉素滴眼液减少至每日 3~4 次，维持治疗 8 个月后未见复发。

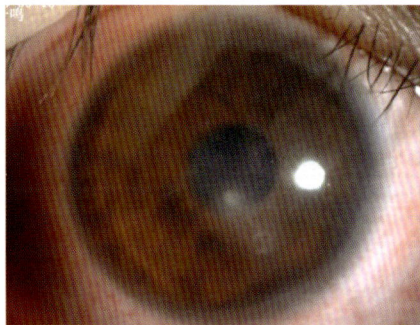

**图 9-5-2**  同一患者，再治疗 1 个月后右眼角膜薄翳形成

**9. 诊治要点分析**

(1)本例患者既往有角膜塑形镜配戴史，角膜体征表现为点状上皮缺损、上皮下及浅基质层浸润、放射状角膜神经炎，尽管首次病原学检查棘阿米巴为阴性，但是，根据危险因素、发病及病情进展缓慢、角膜上皮病变和放射状棘角膜神经炎，仍然首先考虑有棘阿米巴感染的可能性，并给予了相应的药物治疗。

(2)根据我们的临床经验，角膜塑形镜配戴者出现放射状角膜神经炎，其最常见的病因为棘阿米巴感染。

(3)棘阿米巴角膜炎早期多表现为角膜上皮点状、片状上皮缺损,以及角膜浅基质层浸润,因而易与病毒性角膜炎相混淆,本例患者HSV-Ⅰ检测为阳性,提示为棘阿米巴与HSV-Ⅰ混合感染,而且联合抗病毒药物治疗后,病情得到明显有效的控制。

(4)角膜共聚焦显微镜检查为无创性的角膜检查方法,可以反复进行检查,对棘阿米巴角膜炎的确诊和治疗疗效的监测有良好的临床应用价值。

### 病例六　成人角膜塑形镜相关棘阿米巴角膜炎

1. **一般资料**　患者,女性,27岁,在读研究生。

2. **主诉**　"左眼红疼,伴视力下降1个月"。

3. **现病史**　患者配戴夜戴型角膜塑形镜10余年,近年来,镜片清洗剂使用不规范,并经常用自来水清洗镜片。患者于1个月前感左眼红磨,在当地医院就诊,诊断为"左眼病毒性角膜炎",给予抗病毒药物、抗菌药物及散瞳药物(更昔洛韦眼用凝胶每日4次,氧氟沙星眼膏每晚1次,复方托比卡胺每日2次)治疗,治疗2周后,病情不见好转,加用妥布霉素地塞米松眼膏,每日1次;治疗1周后,左眼红疼加重,且视力明显下降,随即到首都医科大学附属北京同仁医院眼科门诊就诊。

4. **眼科检查**　视力检查:右眼0.3,左眼眼前手动;左眼睫状充血++,角膜中央区溃疡,直径约5mm,溃疡表面可见较多坏死组织,角膜基质层致密浸润,前房积脓1mm(图9-6-1)。

5. **辅助检查**

(1)微生物检查:左眼角膜病灶刮片细胞学检查发现多量棘阿米巴成熟包囊、囊前期及空包囊。

(2)角膜共聚焦显微镜检查,发现角膜基质内多量阿米巴包囊。

6. **诊断**　左眼角膜塑形镜相关棘阿米巴角膜炎。

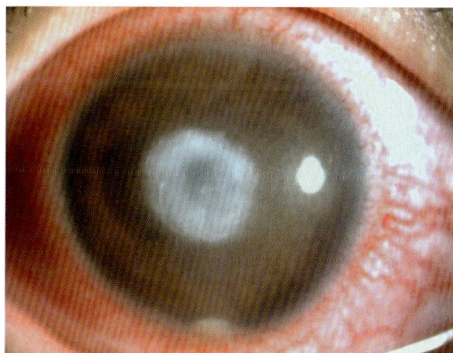

图 9-6-1　成人角膜塑形镜相关棘阿米巴角膜炎,2010-08-02手术前角膜溃疡,前房积脓

7. **治疗方案**　给予0.04%氯己定(洗必泰)滴眼液每小时1次,0.04%聚六亚甲基双胍(PHMB)滴眼液每小时1次;48小时后改为日间每小时1次;复方托吡卡胺散瞳,每日2次;晚间用0.3%加替沙星眼用眼胶。

8. **治疗效果随访**

(1)治疗3周后,病情无任何好转,患者眼疼症状加剧,故建议手术治疗。在局部麻醉下行左眼板层角膜移植术,病理学检查发现角膜组织内大量典型棘阿米巴包囊。

（2）术后继续使用 0.02% 氯己定（洗必泰）滴眼液点眼，每日 6 次，1 个月后逐渐减量，术后药物治疗疗程为 3 个月。

（3）术后 10 个月随诊，角膜植片透明（图 9-6-2），角膜荧光素染色（−），左眼视力 0.3，矫正后 0.7；右眼矫正视力 0.8。

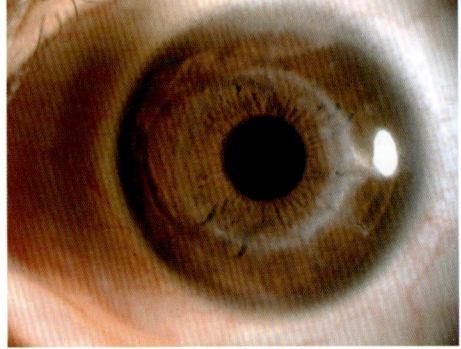

图 9-6-2　同一患者，手术后 10 个月随访，角膜植片透明

### 9. 诊治要点分析

（1）实验研究发现，自来水中存在致病性棘阿米巴原虫，因此，对于任何角膜接触镜片均应禁用自来水进行清洗，以避免棘阿米巴感染的发生。

（2）糖皮质激素可以促进棘阿米巴包囊向滋养体转化，并增强棘阿米巴对药物的耐受性，另外，糖皮质激素可以抑制角膜组织的免疫功能，影响组织愈合，可明显加重棘阿米巴角膜炎病变程度，甚至导致难治性棘阿米巴角膜炎的发生，因此，在临床上对于确诊或高度怀疑棘阿米巴角膜炎的患者，在感染未得到有效控制前，应该禁用糖皮质激素。

（3）对于抗棘阿米巴药物治疗无明显效果、角膜溃疡继续扩大或加深、前房炎症不见减轻，甚至加重，以及出现药物不能控制的持续性高眼压、影响角膜溃疡愈合的患者，应及时采取手术治疗。

（4）对所有棘阿米巴角膜炎行角膜移植手术的患者，术后应常规应用抗棘阿米巴药物治疗，疗程应大于 3 个月；可根据术前病变程度，术后采用一种或两种抗棘阿米巴药物进行治疗，如 0.02% 氯己定（洗必泰）滴眼液和 0.02%PHMB 滴眼液。

### 病例七　医务人员配戴角膜塑形镜相关棘阿米巴角膜炎

**1. 一般资料**　患者女性，43 岁，眼科医师，配戴角膜塑形镜近 20 年。

**2. 主诉**　"右眼红磨、视力下降 3 个月"。

**3. 现病史**　患者于 2021 年 11 月底开始自觉右眼不适，自行滴用 0.1% 氟米龙滴眼液（次数不详），断续滴用 1 个月余；2021 年 12 月 15 日患者感右眼红磨，伴疼痛及视力下降，在当地医院就诊。

**4. 眼科检查**　当地医院检查记录：右眼充血不明显，角膜中央区上皮粗糙感，轻度混浊，荧光素染色可见点片状着染，上皮下浅基质层可见散点状浸润灶（图 9-7-1，图 9-7-2），前房未见异常。角膜共聚焦显微镜检查未见典型包囊影像。

**5. 当地医院初步临床诊断**　右眼病毒性角膜炎。

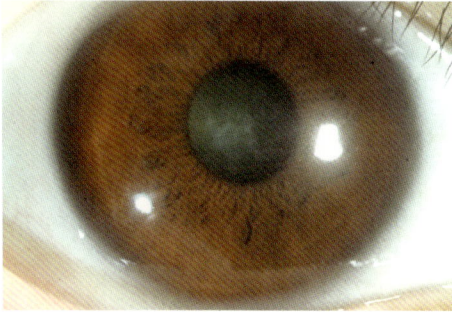

图 9-7-1　角膜中央区上皮粗糙,上皮下浅基质层可见散点状浸润灶

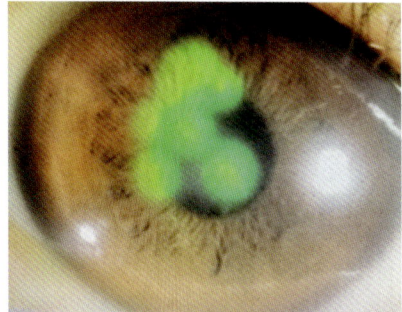

图 9-7-2　角膜中央区出现多个圆形浸润病灶、浅层溃疡形成,荧光素染色阳性

6. **治疗方案**　给予眼局部与全身抗病毒药物治疗,以及糖皮质激素滴眼液治疗(具体药物和次数不详)。

7. **治疗效果随访**

(1)治疗 2 周后(2021 年 12 月 29 日)复查,右眼症状基本消失,角膜上皮病变以及浅基质层浸润灶明显消退,患者自觉视力有所提高,故继续按前方案治疗。

(2)患者于 2022 年 1 月 21 日感右眼红疼,视力明显下降,角膜中央区出现多个圆形浸润病灶、浅层溃疡形成,荧光素染色阳性。随即停用糖皮质激素滴眼液,继续抗病毒药物治疗。

(3)继续治疗 3 周后(2022 年 2 月 9 日)复查,右眼角膜上皮修复;再次进行活体角膜激光共聚焦显微镜检查,检查结果未见到病原体。随嘱患者继续抗病毒药物治疗,并恢复糖皮质激素滴眼液治疗。

(4)再治疗 1 周后(2022 年 2 月 16 日),出现角膜环形浸润(图 9-7-3),随即请北京同仁医院眼科会诊,角膜共聚焦显微镜检查结果显示:右眼角膜上皮下及基质层可见多量棘阿米巴包囊。

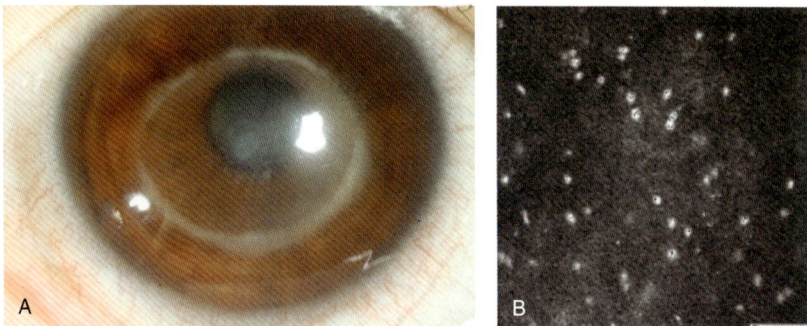

图 9-7-3　医务人员配戴角膜塑形镜导致棘阿米巴角膜炎

A. 棘阿米巴角膜炎,角膜环形浸润;B. 活体角膜激光共聚焦显微镜检查可见多量包囊影像。

随即修正诊断为：右眼棘阿米巴角膜炎（角膜塑形镜相关）。给予患者0.02%PHMB滴眼液和0.02%氯己定（洗必泰）滴眼液点眼，每小时1次。

（5）抗棘阿米巴药物治疗1周后，病情持续加重（图9-7-4），后因角膜溃疡加深，局部角膜变薄，行治疗性穿透性角膜移植术；术后出现角膜内皮细胞功能失代偿、大泡性角膜病变，以及并发性白内障，之后再次行增视性穿透性角膜移植联合白内障摘除＋人工晶状体植入手术。

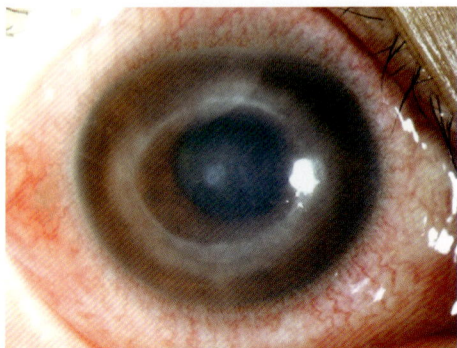

图9-7-4　抗棘阿米巴药物治疗1周后，角膜环形浸润持续加重

8. **诊治要点分析**

（1）对于角膜塑形镜相关感染的患者，在临床难以判断是何种病原体时，禁用糖皮质激素是重要的处理原则，该患者在出现角膜炎临床表现后，自行较长时间点用糖皮质激素滴眼液，掩盖了病情，给后续诊断与治疗带来了较大困难。

（2）角膜共聚焦显微镜检查对棘阿米巴有病原学诊断价值，但是，在疾病早期或患者早期应用糖皮质激素后，棘阿米巴病原体的影像可以很不典型，容易漏诊；仔细对角膜共聚焦显微镜影像进行判读，熟悉其形态特点，必要时请上级医院进行会诊，可以避免漏诊的发生。

（3）我们建议在抗棘阿米巴药物治疗一段时间、感染得到一定程度控制后，再行角膜移植手术为妥，而且药物治疗可以减少病原体载量、局限病灶范围，更有利于减少术后感染的复发。

### 病例八　角膜塑形镜相关角膜环形浸润鉴别诊断

1. **一般资料**　患者，女性，9岁，学生。"双眼屈光不正"病史4年余，全身及家族史无特殊。

2. **主诉**　"右眼突发眼红、刺痛半天"。

3. **现病史**　配戴角膜塑形镜1个月余，半天前突感右眼红、刺疼，随至当地医院就诊。

4. **眼科检查**　视力：右眼0.1，左眼0.8；眼压（NCT）：右眼21mmHg，左眼18mmHg；右眼结膜囊多量黄白色分泌物（图9-8-1），结膜混合充血（++），角膜中央区浅基质层可见环形灰白色浸润，稍隆起，直径约3mm，环形浸润区内角膜荧光素染色（FL）（-），病灶边缘呈多个毛刺状；环形病灶颞上方可见点簇状混浊卫星灶（图9-8-2），FL（+），前房闪辉（-），瞳孔居中约3mm，对光反应灵敏。左眼前后节未见异常。

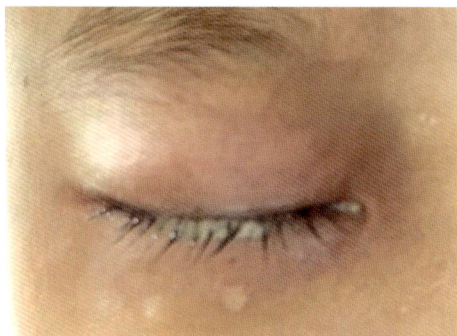

图 9-8-1　右眼睑缘及结膜囊可见
黄白色分泌物

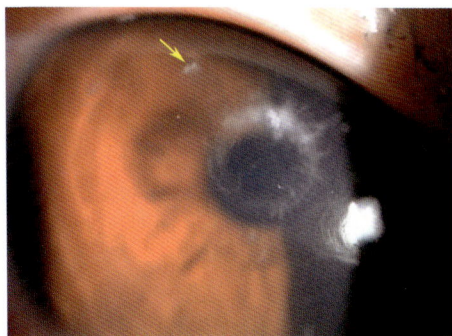

图 9-8-2　角膜中央见环形浸润,边界呈多个
毛刺状,上方周边角膜可见卫星灶(箭头所示)

5. **初步诊断**　右眼细菌性角膜炎。诊断依据:患者有配戴角膜塑形镜史、发病仅半天就已经出现明显的角膜致密浸润病灶,结膜囊多量脓性分泌物,符合细菌感染的急性发病、病情发展迅速、化脓性病灶的特点。

6. **治疗方案**　将角膜及角膜塑形镜等标本送检微生物检查后,立即给予 2% 阿米卡星滴眼液(院内制剂)联合 0.5% 左氧氟沙星滴眼液点眼,每 15 分钟至半小时 1 次,2% 硫酸阿托品眼用凝胶,每日 2 次。

7. **治疗效果随访**

(1)治疗 8 小时后,患者自觉右眼痛减轻,右眼全角膜上皮出现轻度雾状水肿,角膜卫星灶混浊明显消退,角膜中央区出现圆形、化脓性溃疡灶,直径约 3mm,毛刺状病灶消失,溃疡表面可见少量脓性分泌物附着(图 9-8-3),前房浮游细胞(++)(图 9-8-4)。

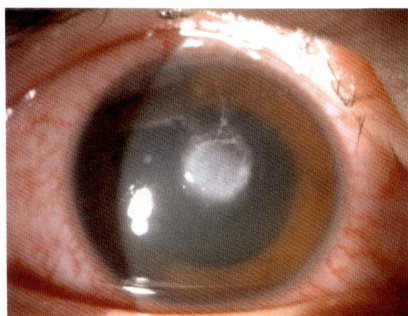

图 9-8-3　抗菌治疗 8 小时后,卫星病灶
明显消退,环形病灶范围内不均匀混浊,
少量脓性分泌物附着

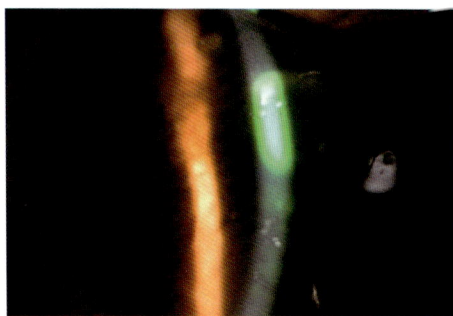

图 9-8-4　前房可见浮游细胞

（2）抗菌药治疗后第 2 天,患者的刺激症状明显减轻,角膜上皮雾状水肿减轻,中央溃疡灶范围局限(图 9-8-5)。随即将两种抗菌药滴眼液点眼次数改为每小时 1 次,晚 12 点后改用 0.3% 加替沙星眼用凝胶每 2 小时 1 次。

微生物检查结果:右眼角膜及角膜塑形镜片细菌培养均为阴性,镜片吸棒细菌培养结果为铜绿假单胞菌;根据培养结果,以及抗细菌治疗明显有效的临床表现,故确定诊断为:角膜塑形镜相关铜绿假单胞菌性角膜炎。

（3）治疗 4 天后,右眼角膜溃疡愈合,角膜上皮大部分修复,停用 2% 阿米卡星滴眼液,加用 1% 醋酸泼尼松龙滴眼液每日 2 次,其余用药同前。

（4）治疗 6 天后,右眼角膜溃疡完全愈合,云翳形成,右眼矫正视力 0.3,眼压 13mmHg。糖皮质激素滴眼液及抗菌药滴眼液次数逐渐减量。

（5）治疗半个月后复查:右眼矫正视力 $0.5^{+1}$,眼压 14mmHg,结膜无充血,角膜中央见直径 3mm 云翳形成(图 9-8-6)。

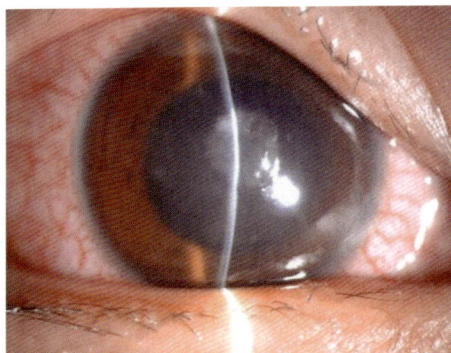

图 9-8-5　治疗第 2 天角膜中央溃疡灶范围局限

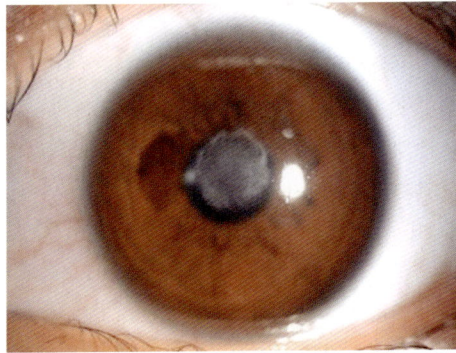

图 9-8-6　治疗半个月后角膜中央薄翳形成

## 8. 诊治要点分析

（1）在角膜塑形镜相关感染性角膜炎中,送检角膜取材微生物培养的阳性率为 78.4%,角膜塑形镜片的培养阳性率为 50%,护理液的培养阳性率为 32.8%[2],因此,临床送检角膜标本时,应注意在送检角膜标本的同时,送检镜片及相关物品的标本,有助于临床上的病因诊断。

（2）在一般情况下,角膜出现环形浸润,以及病灶边缘毛刺状,结合危险因素,临床上多首先考虑棘阿米巴或真菌性角膜炎的可能,但是,也不要忽略结合发病急缓、病情发展情况进行判断。本例患者发病半天就已经形成了角膜致密浸润病灶,而且结膜囊有多量脓性分泌物,因此,主管医生分析认为,这些均与棘阿米巴及真菌感染的临床表现特点不符合,故初步临床诊断为细菌性角膜炎;通过强化抗细菌治疗后,病情很快得到控制,也验证了细菌性角膜炎初步诊断的正确性。

（3）对于角膜塑形镜相关的细菌性角膜炎，最常见的感染病原体为铜绿假单胞菌（36.4%~52%）[3]，该菌对角膜组织的破坏性极强，因此一经诊断，应即给予两种或三种广谱强效抗菌药联合强化治疗（频繁点眼，必要时结膜下注射）。

（4）在感染得到有效控制、溃疡基本愈合后，局部可加用糖皮质激素滴眼液，以快速消除角膜基质水肿、减轻角膜瘢痕，有利于视功能的恢复，一般先选用0.1%氟米龙滴眼液。

（该病例由泉州爱尔眼科医院李晓霞主任提供）

**病例九 联合核黄素-紫外线光动力学疗法治疗早期棘阿米巴角膜炎**

1. **一般资料** 患者男性，15岁，留学生，既往有角膜塑形镜配戴史。

2. **主诉** "右眼畏光1个月，眼红、异物感，伴视力下降2周"。

3. **现病史** 患者1个月前开始出现右眼畏光症状，但并未就诊；2周前右眼出现眼红、异物感等眼部不适症状，伴视力下降，在当地医院就诊，诊断为"右眼角膜炎"，予药物治疗（具体不详），但未用过糖皮质激素类药物；药物治疗后症状无明显好转，遂回国转至北京爱尔英智眼科医院角膜科就诊。

4. **眼科检查** 视力：右眼0.04，矫正0.1；左眼0.4，矫正1.0。

在裂隙灯下检查见右眼混合充血++，全角膜基质水肿，上皮层下灰白混浊，散在致密点状混浊病灶，KP（++），前房无积脓（图9-9-1），左眼未见异常。眼压：右眼12.3mmHg，左眼13.1mmHg。

5. **微生物检查** 在行角膜病灶区清创的同时，进行了角膜刮片细胞学检查，可见典型棘阿米巴包囊（图9-9-2）；棘阿米巴培养阳性。经PCR鉴定，导致感染的虫株为棘阿米巴虫株T4基因型。

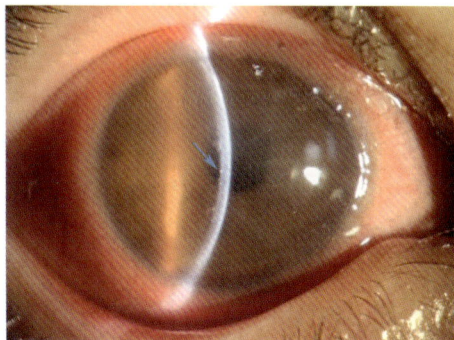

图9-9-1 右眼全角膜基质水肿，上皮层下灰白混浊，KP（++）（箭头所示）

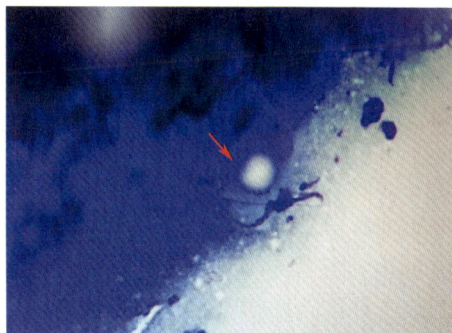

图9-9-2 右眼角膜病灶区刮片细胞学检查见包囊结构（箭头所示）

6. **角膜共聚焦显微镜检查** 角膜上皮层可见多量致密圆点状高反光影像

（棘阿米巴包囊）（图 9-9-3）。

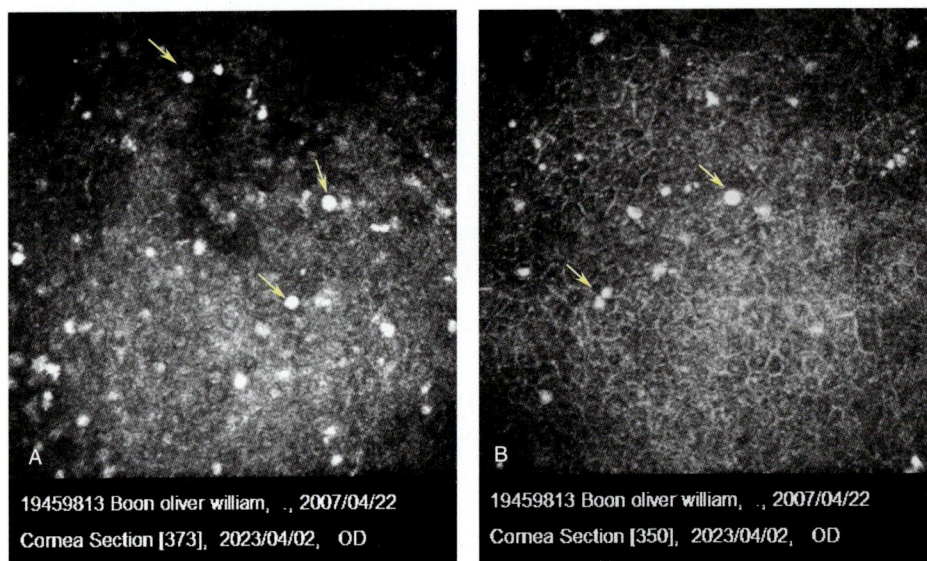

A. 19459813 Boon oliver william, ., 2007/04/22
Cornea Section [373], 2023/04/02,　OD

B. 19459813 Boon oliver william, ., 2007/04/22
Cornea Section [350], 2023/04/02,　OD

**图 9-9-3　右眼棘阿米巴角膜炎，角膜激光共聚焦显微镜检查所见**
A. 上皮层内见多量圆点状致密高反光影像；B. 基底细胞层见圆点状致密高反光影像
（箭头所示）。

7. **诊断**　右眼棘阿米巴角膜炎（早期）。

8. **治疗方案**

（1）右眼行角膜病灶清创、核黄素 - 紫外线光动力学疗法（CXL）治疗。

（2）术后给予 0.04% 氯己定（洗必泰）滴眼液和 0.04%PHMB 滴眼液每小时 1 次（院内制剂）；连续 48 小时（昼夜）后，改为每 2 小时 1 次，并给予 0.3% 加替沙星眼用凝胶每晚 1 次。

9. **治疗效果随访**

（1）治疗 2 周后复诊，患者矫正视力恢复至 0.4，眼部刺激症状明显减轻，上方周边角膜可见新生血管长入，角膜混浊较前变淡（图 9-9-4），调整 0.04% 氯己定（洗必泰）滴眼液和 0.04%PHMB 滴眼液为每日 6 次，加用 0.1% 他克莫司滴眼液每日 2 次，0.3% 玻璃酸钠滴眼液每日 4 次，加替沙星眼膏每晚 1 次。

（2）治疗 1.5 个月后复诊，矫正视力 0.6，角膜水肿明显减轻，上方角膜基质内新生血管长入增多（图 9-9-5），加用 0.5% 氯替泼诺滴眼液每日 2 次，两种抗棘阿米巴药物减量至每日 4 次。

（3）治疗 3.5 个月后复诊，裂隙灯检查：右眼无明显充血，角膜周边血管明显减少，部分血管闭锁，角膜中央薄翳形成（图 9-9-6），右眼矫正视力 0.8。眼前节相干光断层扫描（OCT）示上皮层混浊明显减轻，角膜基质水肿吸收，中央角膜厚度 511μm，内皮面光滑（图 9-9-7）。停用 0.02% 氯己定（洗必泰）滴眼液，将 0.02%PHMB 滴眼液改为每日 3 次，继用 0.1% 他克莫司滴眼液每日 2 次，0.1% 无防腐剂玻璃酸钠滴眼液每日 4 次。

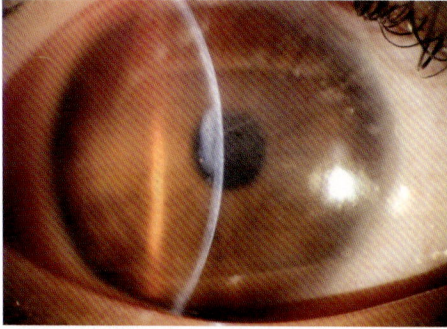

图 9-9-4　治疗后 2 周后，上方周边角膜可见基质内新生血管长入，角膜混浊较前变淡

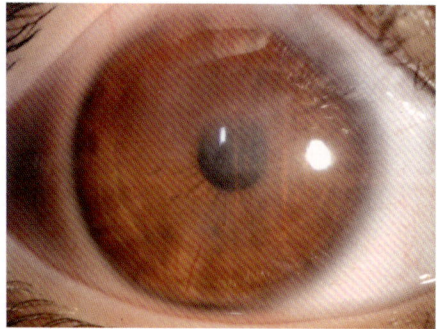

图 9-9-5　治疗 1.5 个月后角膜水肿较前减轻，上方角膜基质内新生血管较前增多

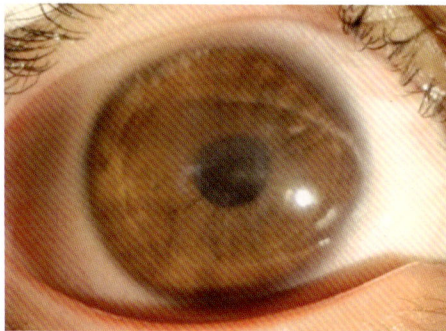

图 9-9-6　治疗 3.5 个月后右眼无明显充血，角膜周边血管明显减少变细，中央薄翳形成

## 10. 诊治要点分析

（1）棘阿米巴角膜炎早期临床表现不具有特异性，极易被误诊为病毒性角膜炎或角膜上皮损伤。对于角膜塑形镜配戴者尤其应注意及时进行活体角膜激光共聚焦显微镜及角膜刮片细胞学检查，以明确病因。

（2）由于在疾病早期，棘阿米巴虫体主要集中在上皮层或上皮层下，及时行角膜刮片细胞学检查，不仅有助于病原学诊断，而且可有效清除部分病原体，减少病原体载量，有助于药物治疗。

（3）核黄素 - 紫外线光动力学疗法（CXL）治疗棘阿米巴角膜炎，对于早期患者具有一定的辅助治疗效果，在本例患者的治疗中，联合应用抗棘阿米巴药物、

CXL 和病灶清创术治疗,显示出了较好的临床效果。

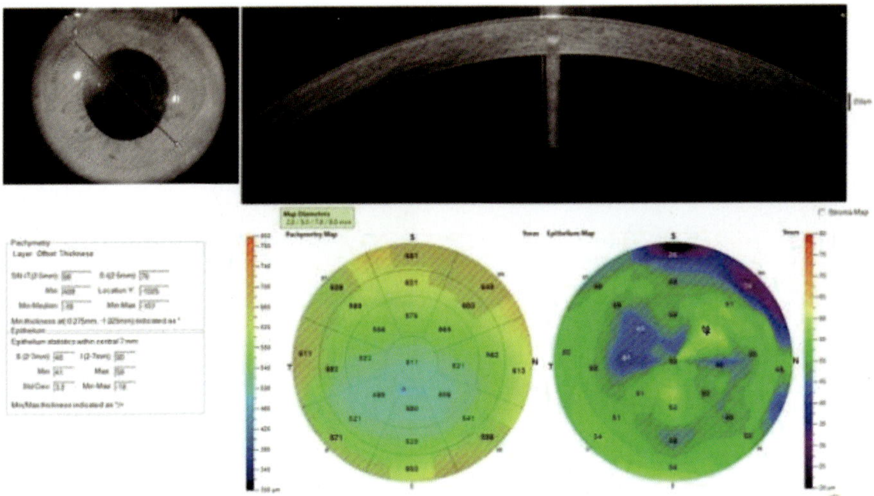

图 9-9-7　治疗 3.5 个月后右眼前节 OCT 见角膜上皮层混浊明显减轻,
基质水肿吸收,内皮面光滑

(4)该病例在发病 1 个月后才确诊为棘阿米巴角膜炎,但是,由于其在确诊前未用过糖皮质激素类药物治疗,所以病情没有迅速发展,且治疗预后较好。

(5)在感染控制之后,如果发现角膜新生血管长入明显,可加用 0.1% 他克莫司滴眼液治疗,其可以有效控制角膜新生血管进展,有助于恢复角膜透明性。

(6)治疗随访期间,应根据角膜激光共聚焦显微镜下包囊数量的减少和 / 或临床表现改善程度,及时进行调整抗棘阿米巴药物的使用频次,以避免长期频繁用药所产生的角膜药物毒性反应。

(此病例由北京爱尔英智眼科医院刘畅主任提供)

**病例十　羊膜移植辅助治疗棘阿米巴角膜炎**

患者 1　王某某,女性,左眼棘阿米巴角膜炎进展期,角膜中央区溃疡、环形浸润、基质水肿,前房可见少量积脓(图 9-10-1A),在抗棘阿米巴药物治疗一段时间后,给予患者角膜溃疡局部清创、羊膜移植(图 9-10-1B);羊膜移植后 5 个月复查,角膜溃疡完全愈合,角膜薄翳形成(图 9-10-1C)。

患者 2　蒋某某,男性,棘阿米巴角膜炎进展期,角膜中央区溃疡,溃疡表面覆盖坏死组织(图 9-10-2A),虽然经过抗棘阿米巴药物治疗,但角膜溃疡仍迁延不愈;给予患者羊膜移植后,角膜溃疡明显局限(图 9-10-2B);羊膜移植约 8 个月后,角膜薄翳形成(图 9-10-2C)。

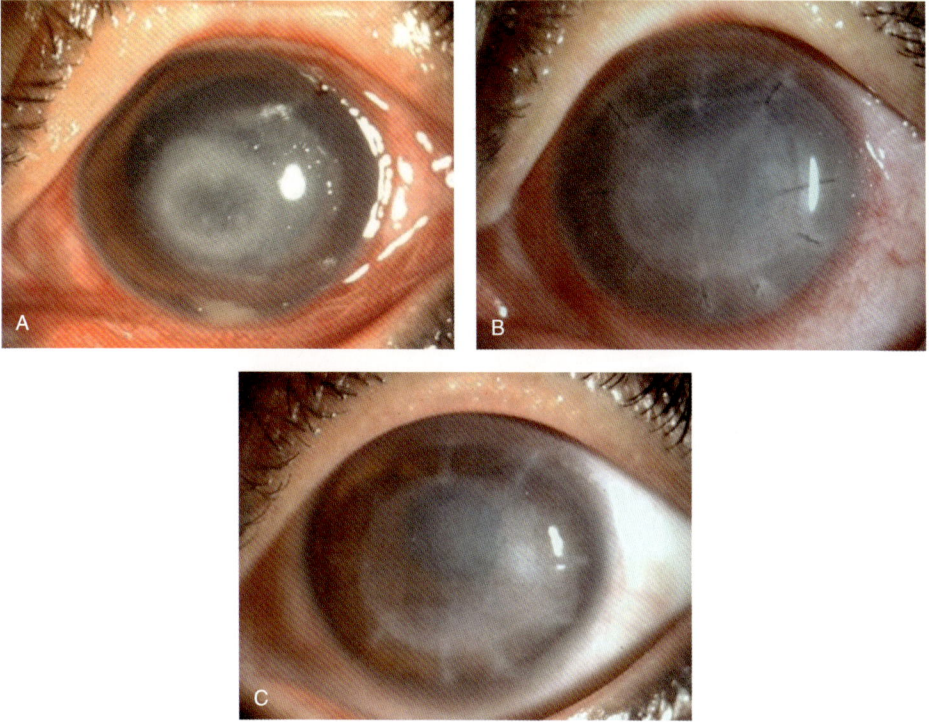

**图 9-10-1　羊膜移植辅助治疗棘阿米巴角膜炎病例 1**

A. 棘阿米巴角膜炎进展期,角膜中央区溃疡、环形浸润、基质水肿,前房可见少量积脓(2009年 3 月 27 日); B. 在抗棘阿米巴药物治疗一段时间后,给予患者角膜溃疡局部清创、羊膜移植(2009 年 6 月 11 日); C. 羊膜移植后 5 个月复查,角膜溃疡完全愈合,角膜薄翳形成。

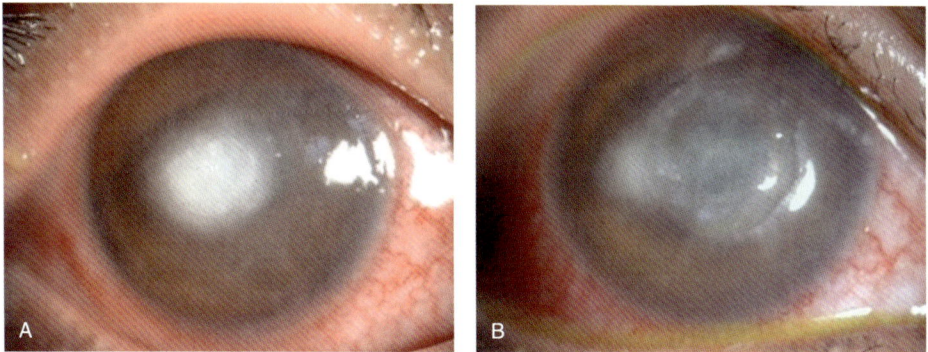

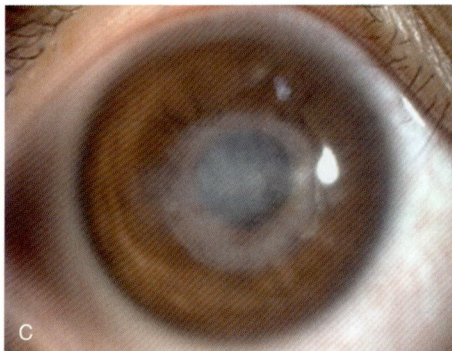

**图 9-10-2 羊膜移植辅助治疗棘阿米巴角膜炎病例 2**
A. 棘阿米巴角膜炎进展期,角膜中央区溃疡,溃疡表面覆盖坏死组织(2007 年 6 月 11 日);
B. 给予患者羊膜移植后,角膜溃疡明显局限(2007 年 8 月 16 日,注:羊膜移植线已经拆除);
C. 羊膜移植约 8 个月后,角膜云翳形成(2008 年 4 月 8 日)。

治疗要点分析:

(1)在药物治疗过程中,当遇到角膜溃疡迁延不愈或炎症控制不良时,可以应用羊膜移植进行治疗。移植前需要尽量清除溃疡区坏死组织,之后根据溃疡深度,选择单层或多层羊膜移植,移植后需要继续用抗棘阿米巴药物治疗。

(2)移植前的清创不仅能够去除坏死组织、减少组织内棘阿米巴虫体载量,而且有助于溃疡修复。有文献报道,羊膜具有"生物绷带"的作用有助于角膜创伤的修复[4]。

(3)羊膜移植后,需要给予抗菌药滴眼液预防继发性细菌感染,譬如给予0.3% 加替沙星眼用凝胶,或 0.5% 莫西沙星滴眼液,每日 4~6 次,晚间涂 0.3% 加替沙星眼用凝胶 1 次。

(4)2004 年,Bourcier T 等报道了 6 例重度棘阿米巴角膜炎患者,在药物治疗的同时行羊膜移植,术后平均随访 14 个月,结果表明,所有病例的角膜炎症明显减轻,4 例角膜上皮完全修复、2 例部分修复,4 例角膜新生血管减少。研究者认为,对于重度棘阿米巴角膜炎患者,羊膜移植可能是有效的辅助治疗方法[5-6]。

(5)有文献报道,在对棘阿米巴角膜炎病灶进行片层切除后,可以覆盖自体结膜瓣进行治疗[7-8]。结膜瓣的血管和淋巴管可以增强角膜组织对棘阿米巴的免疫反应[9]。

(此病例由首都医科大学附属北京同仁医院眼科邓世靖医生提供)

# 参 考 文 献

1. MCKELVIE J, ALSHIAKHI M, ZIAEI M, et al. The rising tide of *Acanthamoeba* keratitis in Auckland, New Zealand: A 7-year review of presentation, diagnosis and outcomes (2009-2016). Clin Exp Ophthalmol, 2018, 46 (6): 600-607.

2. KAM KW, YUNG W, LI GKH, et al. Infectious keratitis and orthokeratology lens use: A systematic review. Infection, 2017, 45 (6): 727-735.

3. 刘畅, 周奇志, 王智群, 等. 角膜塑形镜相关性棘阿米巴角膜炎早期诊治的关键环节. 中华实验眼科杂志, 2020 (03): 217-218.

4. AGARWAL S, KHAN TA, VANATHI M, et al. Update on diagnosis and management of refractory corneal infections. Indian J Ophthalmol, 2022, 70 (5): 1475-1490.

5. BOURCIER T, PATTEAU F, BORDERIE V, et al. Amniotic membrane transplantation for the treatment severe *Acanthamoeba* keratitis. Can J Ophthalmol, 2004, 39 (6): 621-631.

6. NASEF MH, EL EMAM SY, ELSHORBAGY MS, et al. *Acanthamoeba* keratitis in egypt: Characteristics and treatment outcomes. Clin Ophthalmol, 2021, 15: 1339-1347.

7. 蒋永祥, 张月琴, 乐琦骅, 等. 基质环形浸润性棘阿米巴角膜炎的治疗与分期初探. 眼科研究, 2007 (09): 685-687.

8. 邓新国, 孙秉基, 王丽娅, 等. 非接触镜使用者的棘阿米巴角膜炎一例. 眼科研究, 1993 (04): 302-304.

9. CREMONA G, CARRASCO MA, TYTIUN A, et al. Treatment of advanced *Acanthamoeba* keratitis with deep lamellar keratectomy and conjunctival flap. Cornca, 2002, 21 (7): 705-708.

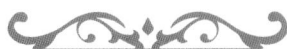

# 第十章
## 其他致病性自生生活阿米巴角膜炎

## 第一节　概　　述

在导致角膜感染的自生生活阿米巴中,以棘阿米巴(也曾被称为有棘阿米巴)最为常见,因此,以往绝大多数阿米巴角膜炎相关的基础与临床研究均集中于棘阿米巴,而对于其他致病性自生生活阿米巴导致角膜感染的研究报道较少。然而,近年来,文献中报道了多例非棘阿米巴性阿米巴角膜炎(non-*Acanthamoeba* amoebic keratitis,NAAK)及其相关研究,值得临床加以关注。

1. **患者地域分布**　2022 年,Siobhan Moran 等统计了 18 篇有关非棘阿米巴性阿米巴角膜炎的文章,综合分析结果发现,病例报道大多来自发达国家,如英国、爱尔兰、美国、法国、日本、德国、西班牙、意大利。另外,土耳其、伊朗和埃及也有病例报道。

迄今为止,尚未见到有文章报道我国非棘阿米巴性阿米巴角膜炎的病例。

2. **患者性别及年龄分布**　在文献报道的病例中,以女性患者为多,占61.5%;69.2% 的患者年龄在 30 岁及 30 岁以下。

3. **危险因素**　配戴角膜接触镜为第一位的危险因素,占到了 92.4%(61/66)。

4. **阿米巴的种属及其在眼感染中所占比例**

(1)种属分布

与眼科感染有关的非棘阿米巴主要包括:

➢ 耐格里属(*Naegleria*)阿米巴

➢ 哈式虫属(*Vermamoeba*)阿米巴

➢ 简变虫属(*Vahlkampfia*)阿米巴

➢ 蒲变虫属(*Vannella*)阿米巴

➢ 以及 *Paravahlkampfia* 和 *Allovahlkampfia* 阿米巴等。

其中以哈式虫属阿米巴最为常见,占 53%,简变虫属阿米巴次之,占 23%。

(2)在眼感染中所占百分比:感染角膜的非棘阿米巴种类所占百分比如表 10-1-1 所示。

表 10-1-1　感染角膜的非棘阿米巴种类及所占百分比

| 阿米巴种类 | 百分比 /% |
| --- | --- |
| 哈式虫属(*Vermamoeba*)阿米巴 | 53% |
| 简变虫属(*Vahlkampfia*)阿米巴 | 23% |
| *Vermamoeba* 与 *Vahlkampfia* | 7.5% |
| *Vermamoeba* 与棘阿米巴 *Acanthamoeba* | 6% |
| *Vahlkampfia* 与棘阿米巴 *Acanthamoeba* | 4.5% |
| *Vermamoeba* 与 *Vannella* | 3% |
| *Paravahlkampfia* | 1.5% |
| *Allovahlkampfia* | 1.5% |

【注意点】

在文献报道的病例中,有 21% 为两种阿米巴的混合感染,而其中又有一半是与棘阿米巴混合感染;此外,这些非棘阿米巴种属还可能与细菌、真菌混合感染角膜[1]。

1998 年 Dua H S 等报道了一例耐格里属阿米巴导致角膜炎的病例[2];2016 年 Carsten Balczun 等曾报道,在一例角膜接触镜配戴者的镜片盒中检测出狒狒巴拉姆希阿米巴(*Balamuthia mandrillaris*)的 DNA,因此,作者提示该阿米巴有可能成为角膜炎的病原[3]。

---

**本节要点**

1. 目前,非棘阿米巴性阿米巴角膜炎的病例报道多来自发达国家。
2. 女性患者多见;绝大多数患者为角膜接触镜配戴者。
3. 最常见的种属为哈式虫属阿米巴和简变虫属阿米巴。
4. 有 21% 患者为两种阿米巴混合感染。

---

(孙旭光)

────●◆●── 参 考 文 献 ──●◆●────

1. SIOBHAN MORAN, RONNIE MOONEY, FIONA L HENRIQUEZ. Diagnostic considerations for non- *Acanthamoeba* Amoebic keratitis and clinical outcomes. Pathogens, 2022, 11 (2): 219.

2. H S DUA, A AZUARA-BLANCO, M HOSSAIN, et al. Non-*Acanthamoeba* amebic keratitis. Cornea, 1998, 17 (6): 675-677.

3. CARSTEN BALCZUN, PATRICK L SCHEID. Detection of Balamuthia mandrillaris DNA in the storage case of contact lenses in Germany. Parasitol Res, 2016, 115 (5): 2111-2114.

# 第二节　病　原　学

## 一、耐格里属阿米巴

耐格里属(*Naegleria*)阿米巴有 30 多个种,其中只有福氏耐格里阿米巴(*N.fowleri*)和澳大利亚耐格里阿米巴(*N.australiensis*)可导致人类疾病,其主要感染中枢神经系统,引起致死性脑膜脑炎[1],以及导致人类角膜感染[2]。

1. **自然界分布**　福氏耐格里阿米巴多孳生于各种淡水水源,包括淡水池、水坑水、湖水、河水、游泳池水、温泉水、电力工厂的热废水、水疗池水、养鱼池水、排污水和农业灌溉渠水等,以及灰尘中。另外,在正常人的鼻腔和咽喉部也曾分离出过福氏耐格里阿米巴虫株,然而,在海水中尚未发现有该属阿米巴存在。

2. **生物学特征**　福氏耐格里阿米巴有三种存在形式:滋养体、鞭毛体和包囊(图 10-2-1)。当环境水源中的离子浓度改变时,滋养体与鞭毛体可以相互转化,因此,耐格里属阿米巴也被称为阿米巴样鞭毛虫。当环境条件不适宜生存时,滋养体可转化为包囊,待条件因素适宜时,包囊又可以转化回滋养体;但是,鞭毛体与包囊之间不能相互转化。

(1)滋养体:滋养体是福氏耐格里阿米巴生长、繁殖及感染致病的形式。

1)光学显微镜下形态:福氏耐格里阿米巴滋养体较小,直径范围为 10~25μm,为圆形或长椭圆形,运动活跃;滋养体表面不形成棘突,细胞一端有钝圆形伪足(也称为叶状伪足),是滋养体的特征性形态结构。滋养体的胞质呈颗粒状,含有丰富的水泡、收缩泡及食物泡等,胞质中可见一个特征性透明状细胞核,核中央区有一个圆形致密的斑状核仁。

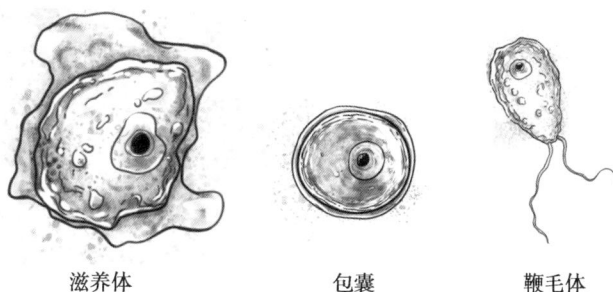

滋养体 包囊 鞭毛体

图 10-2-1 福氏耐格里阿米巴滋养体、包囊和鞭毛体示意图

2）电子显微镜下形态：在透射电子显微镜下，滋养体的细胞膜由双层高电子密度层组成，两层之间隔有透明区。胞质中的亚细胞器排列不规则，粗面内质网呈长管形泡状，表面附有核糖体；胞质中可见大量哑铃状线粒体，但无典型的高尔基体存在。另外，胞质中可见空泡、溶酶体以及内含被吞噬物和细胞碎片的食物泡。叶状伪足区中无囊泡、糖原及磷脂颗粒。细胞核周围可清晰见到两层高电子密度的核膜，核中央区为致密核内体。从病变组织中分离出的福氏耐格里阿米巴细胞内还可见有红细胞、白细胞，以及一些病毒样颗粒。

在扫描电子显微镜下，滋养体细胞膜外表面不规则，可见到吸盘样结构（称为口器 amebastome），该结构与福氏耐格里阿米巴的毒力、侵袭力及吞噬力相关[3]。

3）繁殖方式：滋养体以二分裂方式进行繁殖，具有典型的有丝分裂特征。分裂前期细胞核肿胀，之后核仁拉长，逐渐等分为两部分（称为极化）；在分裂中期，在两个极化质之间有纺锤体形成；进入分裂后期，染色质分为两部分，并各移向两极区，随之极帽消失，但核膜仍然完整；到分裂末期，两个子细胞形成。

4）生物抗性：福氏耐格里阿米巴的滋养体属耐热性原虫，在温度高至 45℃时仍可生存，在 35℃ 的条件下生长与繁殖最为迅速，因此，温热的季节和较高的室温利于其生长繁殖。一般含 10ppm 氯溶液不能杀死虫体，但是 0.7% 盐水可导致滋养体死亡。

（2）鞭毛体：随着水源中离子浓度改变，耐格里属阿米巴滋养体可以转变为鞭毛体。在实验室条件下，将滋养体放入蒸馏水或稀释的生理盐水中，37℃培养 2 小时后，可观察到鞭毛体形成。鞭毛体形态呈梨形或椭圆形，直径 10~16μm，细胞内可见单一细胞核以及明显的核仁；细胞顶端有一对或多根（最多可达 9 根）鞭毛。

鞭毛体可运动，但不进行分裂，也不形成包囊；在形成大约 1 小时后，鞭毛体又会转变回滋养体（此试验也被称为鞭毛体试验）。鞭毛体的出现是福氏耐格里阿米巴与棘阿米巴相互鉴别的重要生物学特征之一。

（3）包囊：滋养体在不利的环境条件下会逐渐转变为包囊,同时其生物代谢率明显降低,且对外界因素的抵抗力明显增强。

1）形态结构：成熟的包囊较小,呈球形,直径约为 9μm。过去认为福氏耐格里阿米巴包囊的囊壁为单层,但是,近年来研究发现其囊壁为双层,在较厚的内壁外面附有一层光滑的外壁。包囊壁上有 1~2 个棘孔,其形态似火山口状或扁平状,在光镜下常不明显。

包囊的胞质呈细小颗粒状,单一的细胞核位于包囊中央区,细胞核内可见明显的核仁。在适宜环境下,包囊可逐渐转变为滋养体,并从包囊的棘孔中脱囊而出,留下空囊。

2）生物抗性：尽管福氏耐格里阿米巴包囊对温度和干燥环境有较强的抵抗力,但是,其生物抗性明显弱于棘阿米巴[4]。

## 二、狒狒巴拉姆希阿米巴

狒狒巴拉姆希阿米巴（*B.mandrillaris*）广泛存在于自然界的淡水水源、土壤和空气中,于 1986 年首次被发现[5],1993 年被命名为新的原生生物种属[6],为人类条件致病性病原体,可以引起致死性、肉芽肿性阿米巴脑膜脑炎。

与棘阿米巴相同,狒狒巴拉姆希阿米巴在自然界以滋养体与包囊两种形式存在,并且二者均可以通过不同途径感染人类而导致疾病,譬如,通过呼吸道或皮肤创口感染[7]、通过配戴角膜接触镜导致角膜感染,以及个别患者通过器官移植途径感染。

有文献报道,被狒狒巴拉姆希阿米巴感染的患者,大多数生活在气候温暖的地区[8],特别是在拉丁美洲和美国西南部,目前我国仅有个别非眼科感染病例报道[9]。

1. **滋养体**　滋养体的直径范围在 60~112μm 之间[10]（图 10-2-2）,其直径明显大于棘阿米巴（棘阿米巴直径范围为 15~45μm）。滋养体细胞内有单一细胞核,细胞核内的核仁较大,且致密,位于细胞核中央区。在感染患者标本分离的滋养体内,也曾发现两个或两个以上核仁,细胞核内出现多核仁是其与棘阿米巴鉴别的重要依据之一。

滋养体细胞内含有丰富的线粒体、核糖体、内质网等亚细胞结构,以及囊泡,当滋养体运动时,可以形成多个伪足和丝状结构[11],其运动速度较其他种类的阿米巴要缓慢。滋养体以二分裂方式进行繁殖,但不形成鞭毛体。狒狒巴拉姆希阿米巴与棘阿米巴生物学特性非常接近,然而却只有 *Balamuthia* 一个种。

在光镜下,很难区分狒狒巴拉姆希阿米巴与棘阿米巴,只能依靠超微结构观察、选择在不同培养条件下培养,以及 PCR 检测进行鉴别。在某些条件下,狒狒巴拉姆希阿米巴细胞内可以携带细菌,如军团病菌[12],导致二者致病性均有所增强。

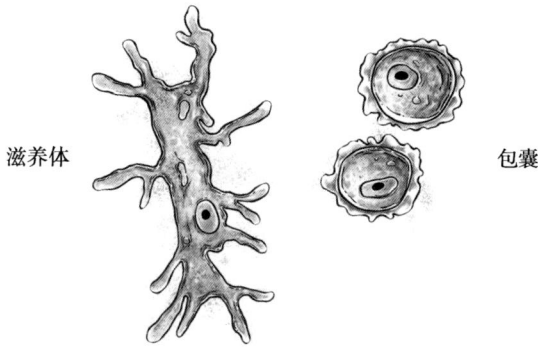

图 10-2-2　狒狒巴拉姆希阿米巴滋养体与包囊示意图

2. **包囊**　包囊呈圆形,平均直径为 20μm,细胞内可见单个核,其平均直径为 1.46μm[13-14]。在光镜下包囊有双层囊壁(图 10-2-2),但是在电子显微镜下,可见包囊具有三层囊壁结构:薄的波浪状外囊壁、纤维性中囊壁及较厚的内囊壁。包囊囊壁含有纤维素或某些未知的寡糖或多聚糖,以及麦角甾醇。

包囊具有很高的抗冻融能力,并可耐受 70℃高温,对洗涤剂、紫外线、含氯消毒剂以及抗阿米巴药物,如羟乙磺酸戊烷脒,均有很强的抵抗力。

## 三、哈式虫属阿米巴

哈式虫属阿米巴(现称为蠕形阿米巴 *Vermamoeba Vermiformis*,以往也称为哈特曼属原虫 *Hartmannella*)在自然界分布广泛,且在全世界均有其分布,是淡水水源(地表淡水、自来水、泉水、游泳池水、饮用水及瓶装水等)中常见原虫[15-16]。有研究发现,在饮用水中分离出哈式虫属阿米巴的浓度要高于棘阿米巴;在人工水处理系统、水传送系统,以及自来水终末系统中均曾分离出过该属阿米巴虫株[17-18]。由于哈式虫属阿米巴属于耐热性阿米巴,所以它也是在热水系统中分离到的主要虫株。

特别需要引起关注的是,在眼科及其他专科医院的环境中,如医院病房、医院空气灰尘、生物膜标本中,以及潮湿区域,均曾分离出过该属阿米巴虫株[19-20]。哈氏虫属阿米巴有两种生存方式:滋养体和包囊。

1. **滋养体**　滋养体呈长条状(俗称为鼻涕虫样阿米巴),滋养体的细胞浆内很少见到颗粒样物质,其运动的前端突起有一透明区(图 10-2-3),运动时常呈单一突起状,当改变运动方向时,可呈双突起状或多突起状[21]。滋养体以二分裂方式进行繁殖。

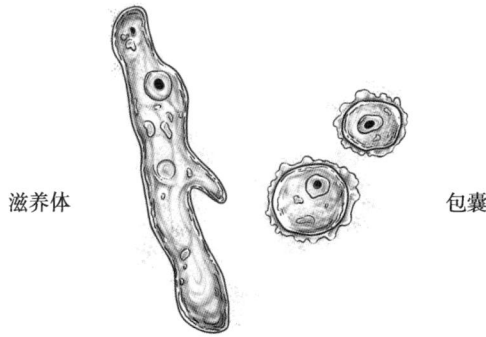

图 10-2-3　哈式虫属阿米巴滋养体和包囊示意图

2. **包囊**　包囊呈圆球形(图 10-2-3),直径较小,大约 6μm,具有双层囊壁结构,其内壁厚度为 50nm,外壁厚度 110~140nm;外壁的成分以蛋白质为主,并含有少量多聚糖,但无纤维素成分,与棘阿米巴不同,哈式虫属阿米巴包囊壁上缺乏壁孔。

3. **滋养体与包囊的相互转化过程**

(1)滋养体转化成包囊的过程:滋养体转化成包囊的过程大约需要 9 个小时;在转化过程中,可观察到虫体有一个聚集性运动,而且,其成囊速率与虫体聚集的数量呈正比[22];另外,成囊速率还会受到环境 pH 和渗透压影响。

(2)包囊转化为滋养体的过程:包囊会转化成滋养体初期,首先见到包囊内出现多量的、含有水解酶和部分分解物质的囊泡形成,之后囊泡逐渐接近囊壁,并导致囊壁通透性增加,随之囊泡中内容物会逐渐释放到细胞外;随着包囊囊壁被水解酶逐渐消化,以及糖原降解,早期滋养体便从包囊中移出,并逐渐发育为成熟滋养体[23]。

4. **基因序列与致病性**

(1)基因序列:尽管在世界范围内均发现有哈式虫属阿米巴存在,而且许多国家曾报道成功获得了分离株,但是,目前仍缺乏对其基因序列的深入研究,而且对其分子生物学及代谢过程仍然了解甚少。

迄今为止,仅在其 18S rRNA 基因研究中,发现哈式虫属阿米巴基因序列具有高度保守性,其属内的变异范围不足 1%。在实验室条件下,以细菌或酵母菌作为食物来源,可以成功培养哈式虫属阿米巴,但是,从环境中分离的虫株在无菌条件下不能生长。

(2)致病性:1994 年 Weekers 等将哈式虫属阿米巴列为人类寄生虫[24],但是,对其致病性仍存在较多争议,一般认为其导致人类疾病的概率很低。目前报道的病例主要为人类角膜感染,包括哈式虫属阿米巴单独感染,以及与其他阿米巴混合感染,而且多数感染病例与配戴角膜接触镜相关[25-31]。研究发现,哈式虫属阿米巴细胞内可携带细菌(如嗜肺军团菌及假单胞菌)、病毒,以及真菌[32-33]。

5. **生物抗性**　哈式虫属阿米巴的包囊对含氯消毒剂、热消毒,以及紫外线均比较敏感,含氯消毒剂、过氧乙酸和过氧化氢均可有效抑制其滋养体增生及包囊活性[34]。值得注意的是,在土耳其的一项临床研究中发现,在无症状的眼科门诊患者的结膜囊及眼睑标本中,曾分离出哈式虫属阿米巴虫株[35]。

## 四、简变虫属阿米巴

简变虫属阿米巴最早在斯洛文尼亚的一个洞穴中被发现,2009 年其被鉴定为新的自生生活阿米巴属种(*Allovahlkampfia spelaea*)[36]。

1. **滋养体**　滋养体呈多种形态,其细胞中央区可见一个卵圆形、泡状细胞核,并带有明显的暗染色质(图 10-2-4)。滋养体运动性较强,且多以单向运动为主,运动时细胞会伸出单一较大伪足,有些滋养体运动时会形成指样突起。在电子显微镜下,滋养体细胞内可见大量颗粒状物质、高尔基体、光面及粗面内质网、线粒体以及糖原[37-38]。

2. **包囊**　包囊呈圆形,有单层包囊壁,细胞内可见单一细胞核,核周围可见清晰核晕,多个包囊倾向于聚集在一处(图 10-2-4)。将包囊放入水中时,其可迅速脱囊渐变成滋养体。

3. **致病性**　利用从患者角膜分离的虫株,可在兔子角膜上建立简变虫属阿米巴感染模型。虽然简变虫属阿米巴单独引起角膜感染的临床病例较少报道,但是,其与棘阿米巴以及与念珠菌混合感染导致角膜炎的病例已有报道。迄今为止,因为在实验室内尚未成功纯培养出该阿米巴,故分子生物学检测是病原学诊断的唯一有效方法[39-40]。

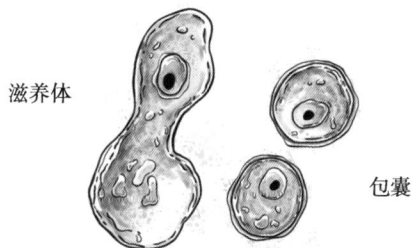

图 10-2-4　简变虫属阿米巴滋养体与包囊示意图

值得关注的是,2017 年意大利萨萨里大学报道了 43 例阿米巴角膜炎患者,其中 39 例(90.7%)为角膜接触镜配戴者,2 例(4.7%)非角膜接触镜配戴者;43 份角膜标本的阿米巴培养均为阳性,种属鉴定结果显示:4 例(9.3%)为棘阿米巴属,24 例(55.8%)为哈式虫属阿米巴,12 例(27.9%)为简变虫属阿米巴,其余 3 例(7.0%)为哈式虫属阿米巴与简变虫属阿米巴混合感染。作者据此认为,棘阿米巴并不是导致角膜感染的唯一自生生活阿米巴种属,因此,在临床诊断中应该考虑到哈式虫属阿米巴和简变虫属阿米巴等感染的可能性；而且，由于上述三种阿米巴角膜炎的临床特征相似，因此利用 PCR 检测是有效鉴定病原属种的方法[41]。

## 五、苏木精阿米巴

1896 年，Dangeard 将苏木精阿米巴属的 *S.pedata* 种确认为带有两个细胞核的阿米巴；1912 年，Alexeieff 发现了同样具有双细胞核的 *S.diploidea* 种[42]。

苏木精阿米巴属于自生生活阿米巴，在世界范围内均有分布，目前在欧洲、北美、埃及、中东、西印度及日本均有报道[43]。从动物（麋鹿、水牛及狗）粪便、腐败的植物垃圾和淡水水源中均分离出过该阿米巴属[44-45]。以往认为苏木精阿米巴为非致病性阿米巴，但是，最近文献报道了该属导致人类脑膜脑炎的病例[46-47]，因此也值得眼科临床关注。

苏木精阿米巴有滋养体和包囊两种生存方式。

1. **滋养体**　滋养体呈卵形或椭圆形，直径较大，在 40~80μm 范围，滋养体细胞膜表面光滑，偶见皱褶，细胞质内可见伸缩泡和食物泡。滋养体细胞内具有两个紧密并列的细胞核，并且每个细胞核内均可见一个明显的核仁（图 10-2-5），双细胞核是其典型的结构特征之一。

2. **包囊**　成熟包囊呈圆形，大小为 15~30μm，包囊内也同样具有两个紧密并列的细胞核，以及每个细胞核内均可见一个明显的核仁（图 10-2-5）。

苏木精阿米巴滋养体及包囊具有紧密并列的两个细胞核，是与其他自生生活阿米巴相互鉴别的重要形态结构之一[48-49]。与棘阿米巴相同，苏木精阿米巴可以在覆盖有细菌或组织培养细胞的非营养培养基上生长。

3. **致病性**　迄今为止已经发现苏木精阿米巴有三个种：*S.pedata*、*S.diploidea* 和 *S.platani*[50]，文献中只报道过唯一一例苏木精阿米巴佩达塔种（*S.pedata*）导致阿米巴性脑炎的病例；患者为免疫功能正常的农民，患病前接触过农场动物，以及被动物粪便污染的土壤；虽然经过治疗后患者得以生存[51-52]，但是对于该病原体确切的感染途径，以及疾病的潜伏期均未能明确；作者推测其可能是经鼻咽部侵入或经血源进入脑部导致疾病。

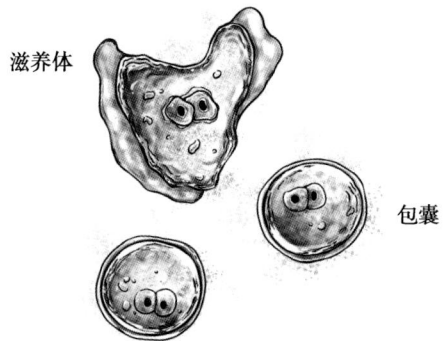

图 10-2-5　苏木精阿米巴滋养体与包囊，虫体内均可见并列两个细胞核（示意图）

有关其他两个种的苏木精阿米巴是否能够引起人类及动物疾病，尚未见文献报道。

---

**本节要点**

与角膜感染相关的非棘阿米巴主要为：
1. 耐格里属阿米巴，其滋养体可转化为鞭毛体，是其特征性结构。
2. 狒狒巴拉姆希阿米巴，其滋养体的直径明显大于棘阿米巴。
3. 哈式虫属阿米巴，是热水系统中分离出的主要虫株。
4. 简变虫属阿米巴，其滋养体呈多种形态。

---

（注：本节示意图由爱尔眼科集团新媒体发展部游佳兴绘制）

（孙旭光）

## 参 考 文 献

1. KHAN NA. *Acanthamoeba*: biology and increasing importance in human health. FEMS Microbiol Rev, 2006, 30 (4): 564-595.
2. 孙旭光, 金秀英. 致病性自生生活阿米巴性角膜炎, 眼科, 2002, 11 (1): 4-6.
3. JULIO MARTINEZ A. Free-living amebas: Natural history, prevention, diagnosis, pathology, and treatment of disease. Boca Raton CRC Press, 1985.
4. SCHUSTER FL, VISVESVARA GS. Free-living amoebae as opportunistic and non-opportunistic pathogens of humans and animals. Int J Parasitol, 2004, 34 (9): 1001-1027.
5. VISVESVARA GS, MARTINEZ AJ, SCHUSTER FL, et al. Leptomyxid ameba, a new agent of amebic meningoencephalitis in humans and animals. J Clin Microbiol, 1990, 28 (2): 2750-2756.
6. VISVESVARA GS, SCHUSTER FL, MARTINEZ AJ. Balamuthia mandrillaris, N. G., N. Sp., agent of amebic meningoencephalitis in humans and other animals. J Eukaryot Microbiol, 1993, 40 (4): 504-514.
7. COPE JR, LANDA J, NETHERCUT H, et al. The epidemiology and clinical features of Balamuthia mandrillaris disease in the United States, 1974-2016. Clin Infect Dis, 2019, 68 (11): 1815-1822.
8. SCHUSTER FL, VISVESVARA GS. Free-living amoebae as opportunistic and non-opportunistic pathogens of humans and animals. Int J Parasitol, 2004, 34 (9): 1001-1027.
9. WANG L, CHENG W, LI B, et al. *Balamuthia mandrillaris* infection in China: A retrospective report of 28 cases. Emerg Microbes Infect, 2020, 9 (1): 2348-2357.
10. VISVESVARA GS. Infections with free-living amoebae//GARCIA H, TANOWITZ H, DEL BO. Neuroparasitology and Tropical Neurology. 3rd. Amsterdam: Elsevier B. V, 2013.
11. JAYASEKERA S, SISSONS J, TUCKER J, et al. Post-mortem culture of *Balamuthia*

40. D AITKEN, J HAY, F B KINNEAR, et al. Amebic keratitis in a wearer of disposable contact lenses due to a mixed Vahlkampfia and Hartmannella infection. Ophthalmology, 1996, 103 (3): 485-494.

41. ANTONIO PINNA, TIZIANA PORCU, FRANCESCO BOSCIA, et al. Free-Living Amoebae Keratitis. Cornea, 2017, 36 (7): 785-790.

42. WALOCHNIK J, WYLEZICH C, MICHEL R, et al. The genus sappinia: History, phylogeny and medical relevance. Exp Parasitol, 2010, 126 (1): 4-13.

43. VISVESVARA GS, MOURA H, SCHUSTER FL. Pathogenic and opportunistic free-living amoebae: Acanthamoeba spp., Balamuthia mandrillaris, Naegleria fowleri, and Sappinia diploidea. FEMS Immunol Med Microbiol, 2007, 50 (1): 1-26.

44. R MICHEL, C WYLEZICH, B HAURODER, et al. Phylogenetic position and notes on the ultrastructure of *Sappinia diploidea* (Thecamoebidae). Protistology, 2006 (4): 319-325.

45. L P GOODFELLOW, J H BELCHER, F C PAGE. A light and electron microscopical study of *Sappinia diploidea*, a sexual amoeba. Protistologica, 1974 (2): 207-216.

46. B B GELMAN, S J RAUF, R NADER, et al. Amoebic encephalitis due to *Sappinia diploidea.* Journal of the American Medical Association, 2001, 285 (19): 2450-2451.

47. B B GELMAN, V POPOV, G CHALJUB, et al. Neuropatho- logical and ultrastructural features of amebic encephalitis caused by *Sappinia diploidea.* Journal of Neuropathology and Experimental Neurology, 2003, 62 (10): 990-998.

48. DIAZ JH. Increasing intracerebral infections caused by free-living amebae in the United States and Worldwide. J Neuroparasitol, 2010, 1 (1): 1-10.

49. DA ROCHA-AZEVEDO B, TANOWITZ HB, MARCIANO-CABRAL F. Diagnosis of infections caused by pathogenic free-living amoebae. InterdiscipPerspect Infect Dis, 2009, 2009: 251406.

50. CORSARO D, WYLEZICH C, WALOCHNIK J, et al. Molecular identification of bacterial endosymbionts of Sappinia strains. Parasitol Res, 2017, 116 (2): 549-558.

51. M W BROWN, F W SPIEGEL, J D SILBERMAN. Amoeba at attention: Phylogenetic affinity of *Sappinia pedata.* Journal of Eukaryotic Microbiology, 2007, 54 (6): 511-519.

52. Y QVARNSTROM, A J DA SILVA, F L SCHUSTER, et al. Molecular confirmation of *Sappinia pedata* as a causative agent of amoebic encephalitis. Journal of Infectious Diseases, 2009, 199 (8): 1139-1142.

# 第三节 非棘阿米巴性阿米巴角膜炎临床表现、诊断与治疗

## 一、临床表现

虽然非棘阿米巴性阿米巴角膜炎的临床表现与棘阿米巴角膜炎相似,但是

一些临床表现可能提示其感染的可能性[1-2]：

- 90%以上的患者为角膜接触镜配戴者；
- 感染早期即可出现角膜基质炎症或溃疡。

1. **症状**　患者的症状并无特异性。

- 早期轻症患者仅有异物感、烧灼或刺痛感,结膜分泌物增多；
- 随着病情发展,会出现明显的眼部充血、刺激征、眼痛以及视力下降。

2. **体征**

- 早期可表现为角膜上皮假树枝状溃疡、上皮糜烂、上皮缺损及混浊。
- 随着病情加重,会出现放射状角膜神经炎、角膜环形浸润、角膜基质炎及角膜溃疡以及角膜水肿混浊。

文献报道病例的临床表现汇总如表 10-3-1 所示。

表 10-3-1　18 例患者非棘阿米巴性阿米巴角膜炎临床表现汇总[3]

| 症状 | 百分比 | 体征 | 百分比 |
|---|---|---|---|
| 眼痛 | 61% | 角膜基质炎及角膜溃疡 | 56% |
| 刺激征 | 61% | 上皮糜烂等上皮病变 | 50% |
| 畏光 | 44% | 角膜环形浸润 | 50% |
| 视力下降 | 44% | 角膜水肿 | 17% |
| 异物感 | 17% | 角膜混浊 | 11% |
| 烧灼感 | 6% | 放射状角膜神经炎 | 6% |
| 分泌物增多 | 6% | 假树枝状角膜炎 | 6% |

## 二、诊断

1. **诊断流程**　仅根据临床表现诊断非棘阿米巴性阿米巴角膜炎较为困难,因此,目前实验室病原学检查是唯一的确诊方法[4],推荐的诊断流程如下[5]：

- ➢ 首先要根据危险因素,特别是配戴角膜接触镜；
- ➢ 缓慢起病、早期非化脓性角膜病灶；
- ➢ 局部抗病毒治疗无效。

2. **实验室检查**　主要检查方法包括：

(1)角膜刮片细胞学检查:在角膜刮片细胞学检查中,较难查见滋养体,而不同种属阿米巴包囊的相互鉴别又较为困难,所以,刮片细胞学检查主要用于鉴定是否为阿米巴感染。

（2）角膜标本的阿米巴培养（培养方法见第四章病原学检查）。培养出的阿米巴虫株可根据其滋养体形态，对阿米巴属种进行初步区分。

1）棘阿米巴滋养体，类椭圆形，有多个伪足和棘突，运动呈多向性，鞭毛体试验阴性。

2）哈式虫属阿米巴滋养体，比棘阿米巴滋养体直径小，属中等大小滋养体，形态为条状，只有单一伪足，并呈单向运动，鞭毛体试验阴性。

3）简变虫属阿米巴，比棘阿米巴滋养体直径小，呈扁平柱状，属中等大小滋养体，运动性较强，且多呈单向运动，运动时细胞会伸出单一较大的伪足，鞭毛体试验阴性。

4）福氏耐格里阿米巴滋养体可转化为鞭毛体，故鞭毛体试验阳性。

5）狒狒巴拉姆希阿米巴滋养体的直径最大，为 60~112μm，鞭毛体试验阴性。

**3. 不同属种阿米巴的鉴定**　对培养出的阿米巴虫株再进行纯培养，之后进行 PCR 检测，以确定阿米巴种属，同时需要注意可能存在不同种属阿米巴混合感染的情况[6]。

目前研究自生生活阿米巴的寡核苷酸序列如表 10-3-2 所示。

表 10-3-2　目前研究自生生活阿米巴的寡核苷酸序

| 持家 *GAPDH* 基因 | | |
|---|---|---|
| GAAGGTGAAGGTCGGAGTCAAC | CAGAGTTAAAAGCAG-CCCTGGT | 380[7] |
| 自生生活阿米巴 18S rRNA 基因 | | |
| CGCGGTAATTCCAGCTCCAATAGC | CAGGTTAAGGTCTCGTTCGTTAAC | 800（哈式虫属阿米巴） |
| | | 900（福氏耐格里阿米巴） |
| | | 950（简变虫属阿米巴）[8] |
| | | 1 080（卡氏棘阿米巴，多棘阿米巴，透镜棘阿米巴，哈切特棘阿米巴） |
| | | 1 350（卡米多棘阿米巴） |
| | | 1 500（阿斯特罗尼棘阿米巴） |

续表

| 棘阿米巴特异性 18S rRNA 基因（JDP基因）[9] | | |
|---|---|---|
| GGCCCAGATCGTTTACCGTGAA | TCTCACAAGCTGCT-AGGGAGT | 450~500 |
| 针对内部转录序列（ITS1 和 ITS2）的耐格里属和福氏耐格里阿米巴特异性引物 | | |
| 属特异性 | | |
| GAACCTGCGTAGGGATCATTT | TTTCTTTTCCTCCC-CTTATTA | 408~457[10] |
| 种特异性 | | |
| GTGAAAACCTTTTTTCCATTTACA | AAATAAAAGATTGA-CCATTTGAAA | 310[10] |
| 狒狒巴拉姆希阿米巴线粒体 16SrRNA基因 | | |
| CGCATGTATGAAGAAGACCA | TTACCTATATAATTG-TCGATACCA | 1 075[11] |
| 狒狒巴拉姆希阿米巴 18SrRNA 基因 | | |
| 属特异性 | | |
| GGTTCGTGCCCCTTGCCTTCTG-3′ | GGTTCGTGCCCCTT-GCCTTCTG | 403 |
| 种特异性 | | |
| GGTTCGTGCCCCTTGCCTTCTG-3′ | GGTCGAGCTCCGAA | 201[12] |

注:持家基因是一种在细胞中表达水平相对稳定的基因,通常用作实验中的内参基因,以便对其他基因的表达进行标准化。

## 三、治疗

1. **治疗原则**　非棘阿米巴性阿米巴角膜炎的治疗原则与棘阿米巴角膜炎相同,请参见第八章棘阿米巴角膜炎的治疗。

2. **治疗药物及治疗方案**　治疗方案请参见第八章棘阿米巴角膜炎的治疗。

**附 1　近期国内非棘阿米巴性阿米巴角膜炎的发现**

1. **病原检测**

2023 年 9 月,首都医科大学附属北京同仁医院眼科中心,北京市眼科研究所眼微生物室张阳等利用病原细胞形态学和 PCR 检测方法(图 10-3-1),对

2016—2021 年期间阿米巴角膜炎患者角膜标本分离培养的 86 株阿米巴虫株进行了分析,结果发现其中有 14 例标本棘阿米巴和 *Hartmannella* 阿米巴同时检测阳性,占 16.3%,实验室诊断为棘阿米巴和 *Hartmannella* 阿米巴混合感染(内部交流资料)。

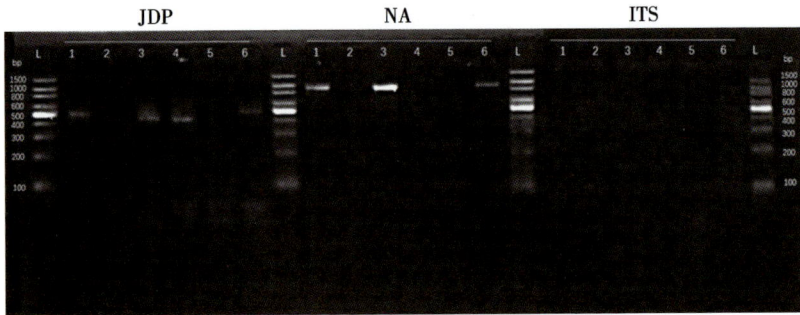

**图 10-3-1　患者角膜标本 PCR 检测结果**

JDP 引物条带,约 450bp,提示棘阿米巴阳性;NA 引物条带,约 800bp,
提示 *Hartmannella* 阿米巴阳性;ITS 为 *Vahlkampfiid* 阿米巴引物,均为阴性。

### 2. 临床表现

在 14 例混合阿米巴感染的患者中,有 11 例(78.6%)为角膜塑形镜不规范配戴者;感染早期、进展期及晚期患者的角膜体征与棘阿米巴角膜炎类似(图 10-3-2~ 图 10-3-4)。

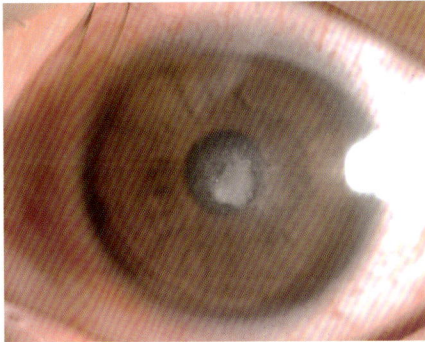

**图 10-3-2　混合感染早期患者眼前节照相**

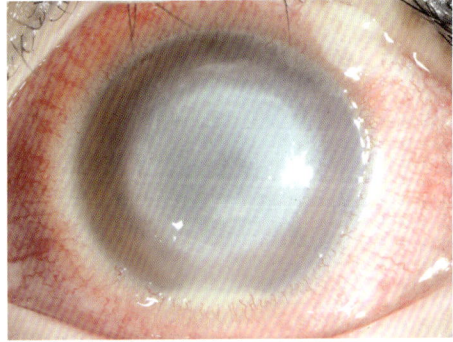

**图 10-3-3　混合感染进展期患者眼前节照相**

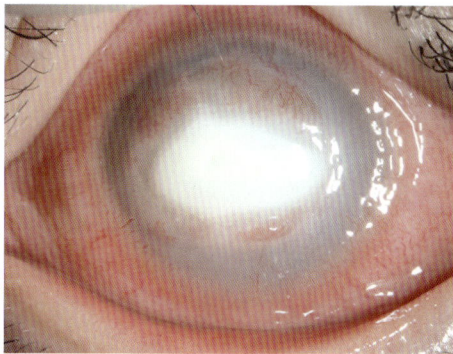

图 10-3-4　混合感染晚期患者眼前节照相

### 3. 研究者提示

➤ 目前尚未发现非棘阿米巴虫株单独感染角膜的病例。

➤ 需要注意两种不同种属阿米巴混合感染的可能性。

➤ 混合感染患者的临床特征性表现仍需扩大病例数继续观察与分析。

➤ 配戴角膜塑形镜为混合阿米巴角膜感染的危险因素,值得进一步关注。

### 附 2　溶组织阿米巴眼部感染

1. **溶组织阿米巴**　与人类感染相关的阿米巴主要包括两大类:内阿米巴和致病性自生生活阿米巴,前者主要是溶组织阿米巴,属于寄生性阿米巴,主要引起人类阿米巴肠道病及阿米巴肝脓疡等,其导致眼部感染的报道极为罕见[13-14]。

2. **溶组织阿米巴眼部感染病例报道**

(1)1995 年,我国山东省曾报道了 1 例溶组织阿米巴肠病、肝脓肿患者并发化脓性全眼球炎的病例,患者为女性,67 岁,因肝脓肿住院治疗,入院 3 天后,突发右眼疼痛,伴头痛恶心,体温 40℃,24 小时后视力完全丧失。

检查发现右眼肿胀、角膜混浊、前房积脓、眼底窥不入,眼球固定,结膜分泌物涂片查见吞噬有红细胞的溶组织阿米巴滋养体,遂即眼科诊断为阿米巴化脓性全眼球炎。虽然经过全身及眼局部抗阿米巴治疗 1 个月,肝脓肿得到有效控制,但是右眼球萎缩;作者认为血行播散是导致全眼球炎的感染途径[15]。

(2)1978 年,Beaver PC 等曾报道 1 例 4 个月女婴,左眼睑被球击伤,导致眼睑皮肤破裂,因左眼睑皮肤大面积溃疡和糜烂收住院。尽管经过抗生素治疗,但是皮肤病变仍然继续扩大,并累及眼眶内组织;最后虽经抢救性治疗,婴儿还是在 2 周后因败血症而死亡;尸检结果发现,在眼睑及眼眶内渗出物和坏死组织中有大量溶组织阿米巴病原[16]。

迄今为止,尚未见到溶组织阿米巴直接感染角膜的病例报道。

**本节要点**

1. 非棘阿米巴性阿米巴角膜炎患者绝大多数为角膜接触镜配戴者,感染早期即可出现角膜基质炎症或溃疡。

2. 诊断主要依靠实验室病原学检测,尤其是 PCR 检测。

3. 治疗原则及治疗方案与棘阿米巴角膜炎相同。

4. 北京市眼科研究所张阳等在国内首先从患者角膜标本中分离出 *Hartmannella* 阿米巴,其感染所导致的临床表现特征需要进一步研究。

(孙旭光 张 阳 姜 超)

## 参 考 文 献

1. PINNA A, PORCU T, BOSCIA F, et al. Free-living amoebae keratitis. Cornea, 2017, 36 (7): 785-790.

2. AITKEN D, HAY J, KINNEAR FB, et al. Amebic keratitis in a wearer of disposable contact lenses due to a mixed Vahlkampfia and Hartmannella infection. Ophthalmology, 1996, 103 (3): 485-494.

3. MORAN S, MOONEY R, HENRIQUEZ FL. Diagnostic considerations for non-*Acanthamoeba* amoebic keratitis and clinical outcomes. Pathogens, 2022, 11 (2): 219.

4. LORENZO-MORALES J, KHAN N A, WALOCHNIK J. An update on Acanthamoeba keratitis: Diagnosis, pathogenesis and treatment. Parasite, 2015, 22: 10.

5. MORAN S, MOONEY R, HENRIQUEZ FL. Diagnostic considerations for non-*Acanthamoeba* amoebic keratitis and clinical outcomes. Pathogens, 2022, 11 (2): 219.

6. INOUE T, ASARI S, TAHARA K, et al. *Acanthamoeba* keratitis with symbiosis of Hartmannella ameba. Am J Ophthalmol, 1998, 125 (5): 721-723.

7. BARBER RD, HARMER DW, COLEMAN RA, et al. GAPDH as a housekeeping gene: Analysis of GAPDH mRNA expression in a panel of 72 human tissues. Physiol Genom, 2005, 21 (3): 389-395.

8. TSVETKOVA N, SCHILD M, PANAIOTOV S, et al. The identification of free-living environmental isolates of amoebae from Bulgaria. Parasitol Res, 2004, 92 (5): 405-413.

9. SCHROEDER JM, BOOTON GC, HAY J, et al. Use of subgenic 18S ribosomal DNA PCR and sequencing for genus and genotype identification of Acantha0moebae from humans with keratitis and from sewage sludge. J Clin Microbiol, 2001, 39 (5): 1903-1911.

10. PELANDAKIS M, SERRE S, PERNIN P. Analysis of the 5. 8 S rRNA gene and the internal transcribed spacers in *Naegleria* spp. and in *N. fowleri*. J Eukaryot Microbiol, 2000, 47 (2): 116-121.

11. BOOTON GC, CARMICHAEL JR, VISVESVARA GS, et al. Identification of Balamuthia mandrillaris by PCR assay using the mitochondrial 16S rRNA gene as a target. J Clin Microbiol, 2003, 41 (1): 453-455.

12. AHMAD AF, ANDREW PW, KILVINGTON S. Development of a nested PCR for environmental detection of the pathogenic free-living amoeba *Balamuthia mandrillaris*. J Eukaryot Microbiol, 2011, 58 (3): 269-271.

13. HOFFMANN DH, ROSSMANN H. Ocular lesions caused by Entamoeba histolytica. Z Tropenmed Parasitol, 1972, 23 (3): 241-244.

14. BÁEZ MENDOZA J, RAMÍREZ BARBA EJ. Cutaneous amebiasis of the face: a case report. Am J Trop Med Hyg, 1986, 35 (1): 69-71.

15. 李志森, 董卉. 溶组织阿米巴致化脓性全眼球炎一例. 中华眼科杂志, 1995, 31 (4): 295.

16. BEAVER PC, VILLEGAS AL, CUELLO C, et al. Cutaneous amebiasis of the eyelid with extension into the orbit. Am J Trop Med Hyg, 1978, 27 (6): 1133-1136.

# 索 引

## F

## G

## H

## P

## Q

## R

## S